COSMÉTICA NATURAL

200 TRUCOS Y RECETAS CASERAS PARA ESTAR MÁS GUAPA

SHANNON BUCK

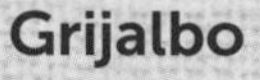

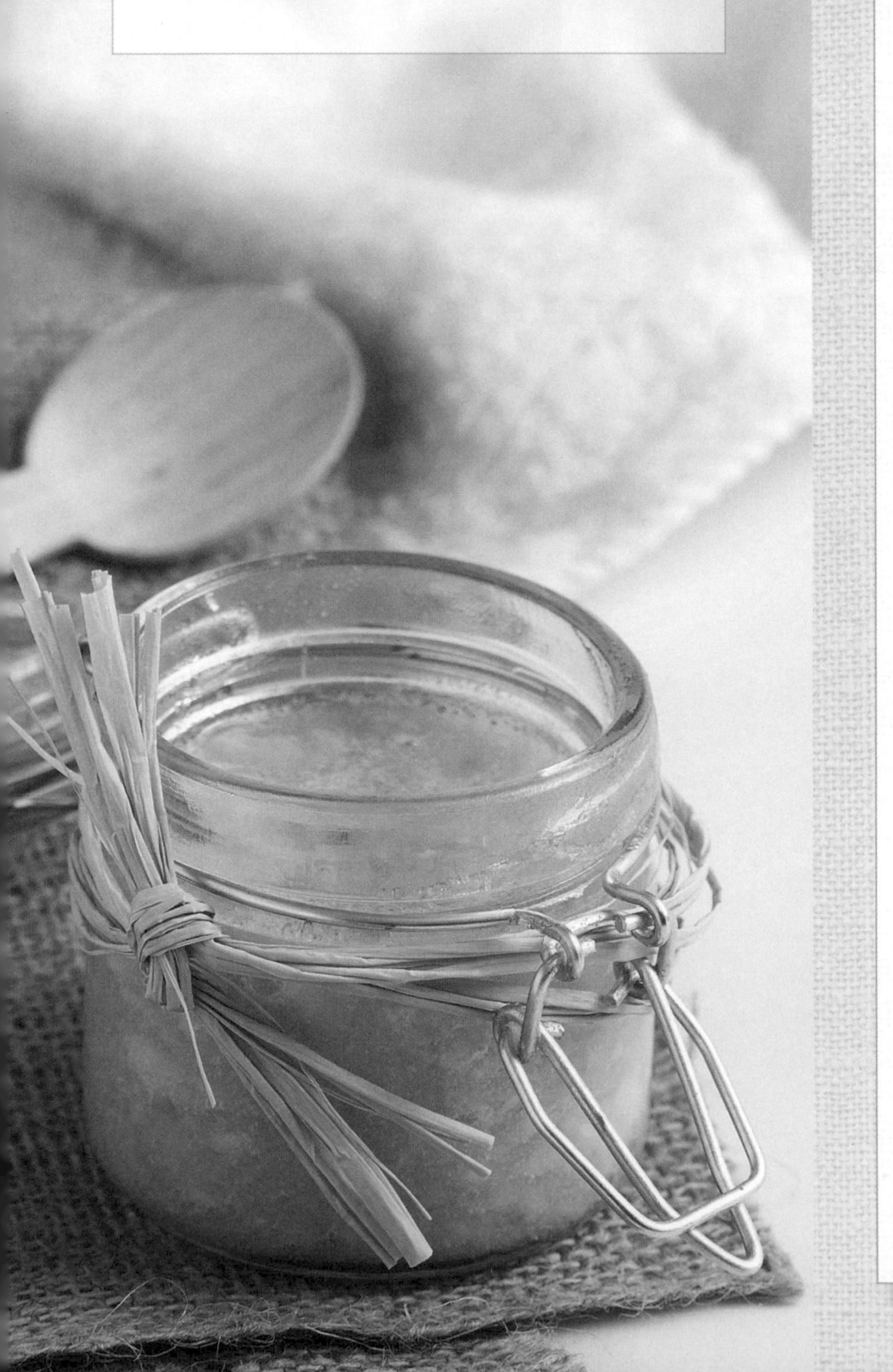

Nota del editor:
La información incluida en este libro no tiene como fin curar, prevenir ni diagnosticar ninguna enfermedad o afección, y no debe emplearse como prescripción. Por favor, consulte con su médico antes de comenzar un tratamiento nuevo. Ninguna de las afirmaciones que se realizan en este libro ha sido evaluada por la *Food and Drug Administration* (Administración de Alimentos y Medicamentos) y el editor no se responsabiliza de las experiencias que usted pueda tener al seguir alguna de ellas. Todas las recetas y sugerencias tienen únicamente finalidad informativa.

Título original: *Natural Beauty*
Primera edición: septiembre de 2015

Publicado por primera vez en
Estados Unidos en 2014 por Fair Winds Press, un sello de
Quarto Publishing Group USA Inc.

Travessera de Gràcia, 47-49. 08021 Barcelona

ISBN: 978-84-16220-80-9
Depósito legal: B-15801-2015

Edición del proyecto: Lily de Gatacre
Dirección de arte y diseño: Julie Francis
Redacción: Caroline West
Fotografías: Simon Pask
Ilustraciones: Tracy Turnball y Juliet Percival
Ayudante de diseño: Martina Calvio
Dirección de arte: Caroline Guest
Dirección creativa: Moira Clinch
Dirección editorial: Paul Carslake

Maquetación: gama, sl
Reproducción de color por Pica Digital Pte Limited, Singapur
Impreso en Gráficas 94, S. L.,
Sant Quirze del Vallès (Barcelona)

DO 2 0 8 0 9

Penguin
Random House
Grupo Editorial

Contenido

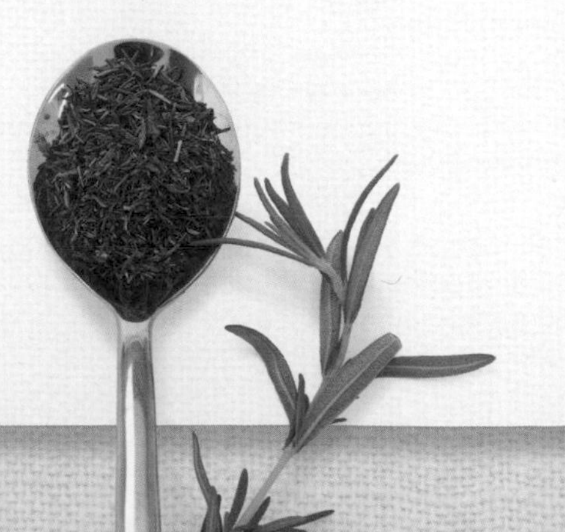

Prólogo

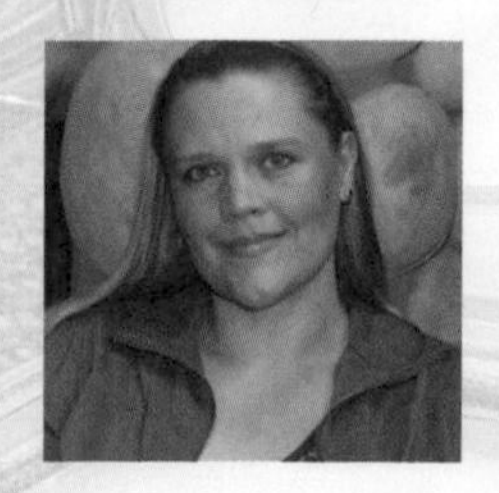

Comencé a interesarme por los productos de belleza naturales bien cumplidos los veinte años. Empecé a desarrollar mis propias fórmulas en la cocina y me di cuenta de que eran mucho más eficaces que los caros productos en que me gasté el dinero durante mis años de instituto y universidad. Todavía no puedo creerme que malgastara tanto dinero en todos aquellos productos de belleza convencionales tan publicitados, ineficaces y llenos de productos químicos para eliminar las arrugas, dar volumen a los labios y reducir los poros, con etiquetas extravagantes y unos precios desorbitados. Cuando mi hijo era un bebé, su piel era extremadamente sensible y tendía a desarrollar eccema e irritaciones. Tras investigar acerca de los aceites esenciales y las medicinas herbales, y únicamente empleando los poderes restauradores de los ingredientes naturales, desarrollé fórmulas que obraron maravillas en la preciosa piel de mi bebé. Trabajo como herbolaria profesional y he cursado estudios de Aromaterapia y Aceites Esenciales en la Universidad de Bastyr. También imparto un curso de iniciación a la aromaterapia y los aceites esenciales y, en 2011, comencé un blog sobre belleza llamado FreshPickedBeauty.com, donde ofrezco tutoriales paso a paso para crear recetas naturales para el cuidado de la piel. Mi blog se ha vuelto bastante popular y cada día lo visitan miles de fantásticos seguidores. Estoy segura de que tú también disfrutarás descubriendo lo divertido que resulta formular tus propias recetas de belleza naturales. ¡Un saludo verde!

Shannon Buck

Acerca de este libro

En sus páginas encontrarás más de 200 consejos, trucos, recetas y soluciones para crear productos personalizados de belleza naturales y orgánicos y que resulte fácil y divertido. El libro se divide en seis capítulos que lo tratan todo desde el cuidado capilar a la pedicura, para que puedas mimarte de pies a cabeza.

1 Seleccionar los ingredientes **páginas 8-41**

En este capítulo encontrarás todo lo que necesitas saber acerca de los ingredientes naturales con que se elaboran los productos de belleza, desde azúcares y sales a aguas florales, pasando por los lujosos aceites esenciales. También encontrarás información acerca de cómo conseguir y almacenar tus ingredientes orgánicos, además de maravillosas ideas para usarlos.

2 Herramientas necesarias **páginas 42-51**

Casi todo lo que necesitas para empezar ya está en tu cocina y este capítulo te servirá de guía para elegir las herramientas y el equipamiento adecuados, y te proporcionará consejos fundamentales sobre seguridad e higiene. Aprenderás cómo elegir un envase respetuoso con el medio ambiente para tus productos terminados y obtendrás algunas ideas sobre cómo envolver tus creaciones para hacer fantásticos regalos.

3 Cabello naturalmente brillante **páginas 52-71**

Tanto si tu cabello es largo o corto, seco o graso, liso o rizado, aquí encontrarás fantásticos consejos y maravillosas recetas para limpiar y acondicionar tu cabello como nunca lo habías hecho.

4 Fabuloso cuidado facial **páginas 102-125**

Este capítulo trata todos los aspectos del cuidado facial, desde tónicos e hidratantes a exfoliantes y mascarillas, pasando por tratamientos especiales para el contorno de ojos y los labios. Estos consejos y recetas dejarán tu cutis libre de imperfecciones, hidratada y radiante.

5 Cuidado corporal acondicionador **páginas 102-125**

Mima todo tu cuerpo con los tratamientos incluidos en este capítulo: olvida tus preocupaciones sumergiéndote en un calmante baño de té, crea tu propio desodorante natural y date un capricho con la pedicura perfecta.

6 Perfumes y aromaterapia **páginas 126-137**

Adéntrate en el embriagador mundo de la aromaterapia y descubre cómo mezclar aceites esenciales para tu cuerpo y tu hogar, creando perfumes, aceites de masaje y ambientadores.

Las mejores recetas

Aquí encontrarás los maravillosos productos que recomienda la autora para crear en casa, con un listado de ingredientes, recomendaciones sobre el tipo de piel y consejos de uso.

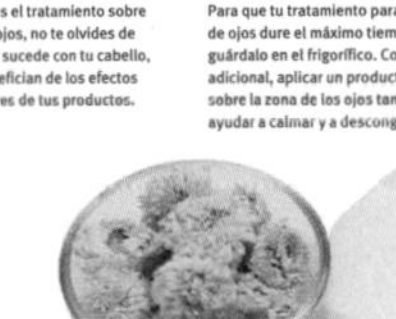

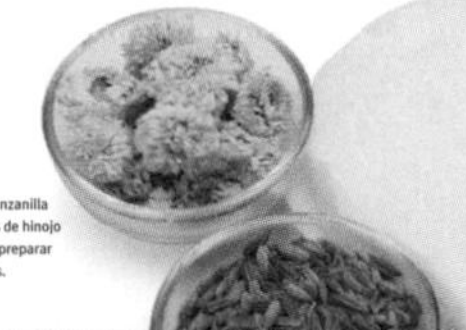

Consejos

Desde indicaciones sobre la selección y el almacenamiento de los ingredientes hasta cómo crear y personalizar los tratamientos o cuál es el mejor modo de aplicar los productos sobre la piel, este libro está repleto de expertos consejos y trucos que te guiarán y te inspirarán.

Haz la prueba

Prueba algo nuevo, descubre una solución rápida para alguna emergencia de belleza o conoce algún nuevo truco que te permita ahorrar tiempo o dinero con estos útiles recuadros que aparecen en todos los capítulos.

Un truco

Estos recuadros aparecen por todo el libro y ofrecen fantásticos trucos que te ayudarán a evitar errores comunes o a reparar productos que se han estropeado.

1 Seleccionar los ingredientes

Los productos que compramos en las tiendas con frecuencia están repletos de ingredientes sintéticos, fragancias artificiales, elementos no naturales y productos químicos que irritan la piel. Lo mejor de crear tus propios productos de belleza es que sabes exactamente lo que aplicas sobre tu piel y puedes confiar en que se trata de un ingrediente nutritivo y puro. Tus productos de belleza artesanales estarán formados por ingredientes naturales, orgánicos y de recolección silvestre. Este capítulo te ayudará a elegir y utilizar los mejores ingredientes que la Madre Naturaleza tiene que ofrecer.

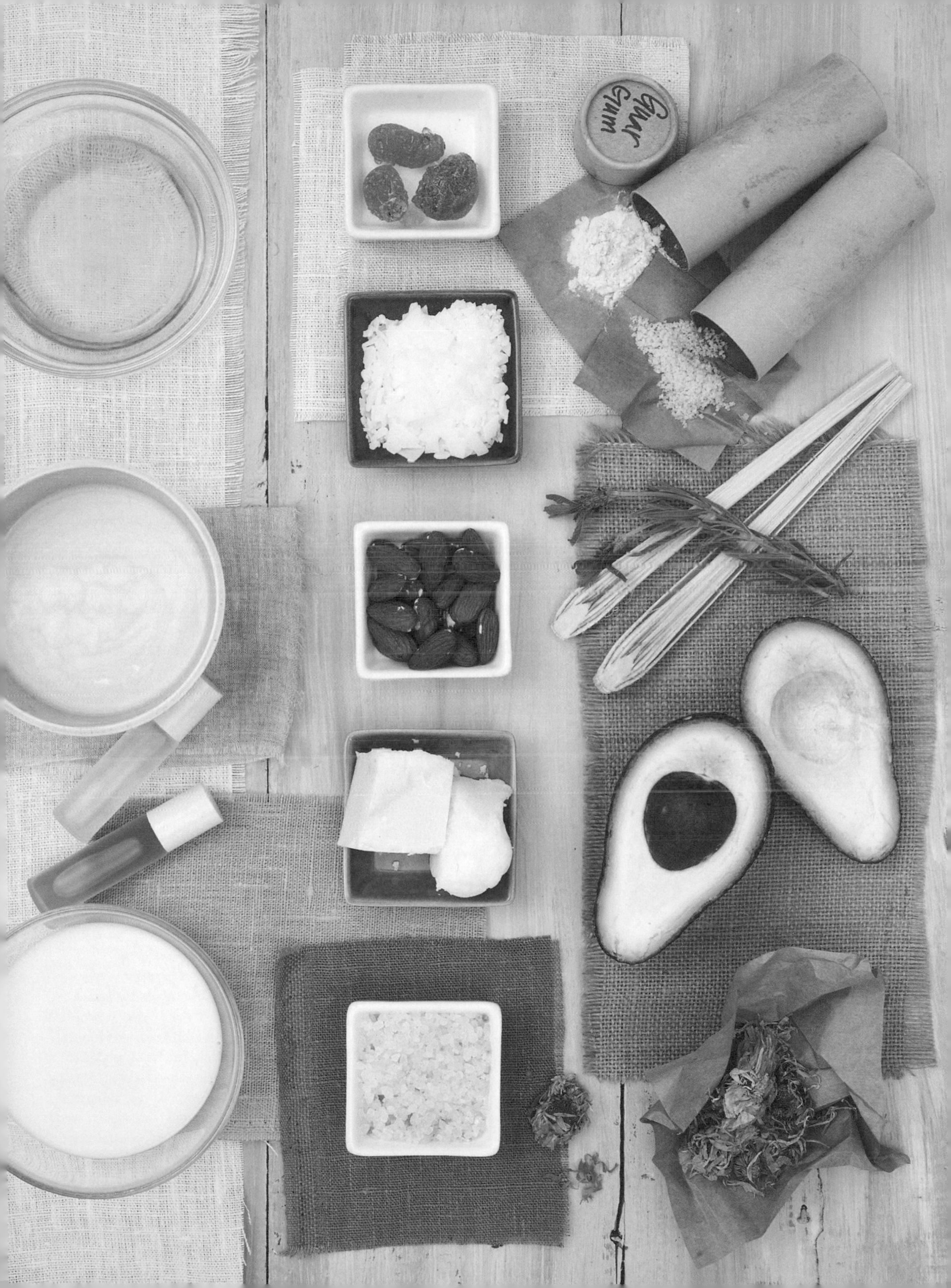
Guar Gum

Comprar ingredientes naturales

Hoy en día es fácil encontrar ingredientes naturales, orgánicos y de recolección silvestre para preparar fórmulas artesanales para el cuidado de la piel. A continuación te indicamos tan solo algunas de las razones por las que deberías utilizar este tipo de ingredientes naturales.

1

¡Cultívalas! ¡Recoléctalas! ¡Cómpralas!

Si eliges cultivar tus propias plantas y hierbas orgánicas, recolectarlas en la naturaleza siempre y cuando sea de forma sostenible o comprarlas a una marca reconocida de productos naturales, entonces te sentirás satisfecho con tu decisión de utilizar los mejores ingredientes disponibles. Será preciso que recurras a marcas de confianza para conseguir muchos de los ingredientes como aceites esenciales, aceites básicos, mantecas, ceras y aguas florales. Aquí te mostramos algunas de las características más importantes que hay que buscar a la hora de decidir a qué empresa comprar tus productos:

- ¿Ofrece principalmente, si no completamente, productos e ingredientes orgánicos y/o de recolección silvestre?
- ¿Es una procesadora orgánica certificada o posee la acreditación del *NOP National Organic Program* (Programa Nacional de Productos Orgánicos de EE. UU.)?
- ¿Ejerce prácticas de Comercio Justo a la hora de tratar con los agricultores y recolectores de sus ingredientes y productos?
- ¿Es respetuosa con el medio ambiente empleando materiales reciclados, materiales de desecho posconsumo, tintas con base de soja y productos químicos no tóxicos en sus materiales impresos, como folletos, catálogos y recibos?
- ¿Usa envases sostenibles para todos sus productos? Los envases de vidrio son preferibles, pero el PET (politereftalato de etileno) es un plástico reciclable que también supone una alternativa práctica.
- ¿Ofrece productos frescos a precios razonables?

¿Por qué elegir productos naturales?

- Evitas así incluir ingredientes que puedan suponer un riesgo para tu salud si se absorben y se introducen en tu sistema.
- Cuando los ingredientes se cultivan de forma orgánica y natural, resultan más saludables, más nutritivos y más beneficiosos para tu cuerpo.
- Estarás apoyando la agricultura orgánica, a los agricultores locales y a la Madre Naturaleza.
- Estarás fomentando un ecosistema más sano al evitar que productos químicos tóxicos contaminen la tierra, el agua y el aire.

Algunas definiciones útiles

Las definiciones que aquí incluimos son específicas de Estados Unidos y podrían ser diferentes en otros países.

100 % orgánico: El producto contiene únicamente ingredientes orgánicos y no se emplearon pesticidas ni fertilizantes durante el proceso de cultivo.
Minorista orgánico certificado: El vendedor de los ingredientes sigue estrictamente la Normativa Orgánica del USDA (Departamento de Agricultura de Estados Unidos) en cuanto a la manipulación, almacenamiento y venta de sus productos.
Elaborado con ingredientes orgánicos: El producto está elaborado con al menos un 70 % de ingredientes orgánicos y ha recibido la certificación conforme a los Estándares Orgánicos Nacionales del USDA.
Ingrediente natural: El ingrediente procede o ha sido elaborado a partir de una fuente natural renovable sin compuestos derivados del petróleo ni de la silicona sintética.
Orgánico: El producto contiene al menos un 95 % de ingredientes orgánicos y ha recibido la certificación conforme a los Estándares Orgánicos Nacionales del USDA.
Cultivos orgánicos: El producto se cultivó sin el uso de irradiación, pesticidas dañinos, organismos modificados genéticamente (OMG), lodos residuales o fertilizantes sintéticos.
De recolección silvestre: Los ingredientes naturales han sido recolectados en su hábitat silvestre. Se tiene especial cuidado de recolectar únicamente lo necesario para que las especies vegetales y animales que viven en el mismo hábitat no resulten dañadas.

Seguridad y pruebas en la piel

La mayoría de ingredientes y métodos que se describen en este libro para crear tus propios productos cosméticos artesanales llevan muchísimos años usándose con éxito. Además, es sabido que son seguros y beneficiosos para la piel y para el cuerpo si se utilizan externamente.

Tu piel es el órgano más grande del cuerpo y absorbe parte de lo que se le aplica. Del mismo modo que puedes elegir consumir alimentos frescos y orgánicos, también te sentirás satisfecho si eliges únicamente ingredientes orgánicos y frescos para elaborar tus propios productos de belleza. Al hacerlo, evitarás introducir sustancias dañinas y sintéticas en tu cuerpo a través de la piel. A la hora de elegir ingredientes naturales, es recomendable que busques aquellos que posean una certificación orgánica o de recolección silvestre ética.

Aunque uses ingredientes naturales y/u orgánicos para elaborar las recetas de este libro, ten presente que deberás evitar ciertos ingredientes en función de algunas de las siguientes situaciones:

- Si eres alérgico o sensible a un ingrediente determinado.
- Si estás embarazada, deseas quedarte embarazada o tu bebé está en período de lactancia.
- Si tienes alguna otra afección que requiera que consultes con un profesional de la salud.
- Si estás tomando alguna medicación con o sin receta.

Nota: Si es necesario, consulta con un profesional médico antes de utilizar cualquier ingrediente recomendado en este libro.

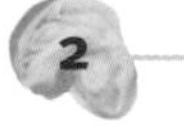

Cómo realizar una prueba sobre la piel

Antes de aplicar o utilizar cualquier ingrediente que no hayas usado nunca, quizá desees realizar lo que comúnmente se denomina «prueba en la piel» para determinar cómo va a reaccionar tu piel. Esto resulta especialmente importante si utilizas aceites esenciales. A continuación te indicamos cómo realizar una prueba en la piel:

1. Si vas a probar un aceite esencial, diluye dos gotas de dicho aceite en una cucharadita de aceite de jojoba. Otros ingredientes pueden aplicarse sin diluir. Con una bola de algodón sanitario, aplica una pequeña cantidad del ingrediente en el pliegue interior de tu codo y déjalo actuar durante 24 horas antes de retirarlo con agua.

2. Supervisa la zona para detectar sensibilidad o una reacción alérgica (como por ejemplo dolor, inflamación, enrojecimiento, sarpullido, picor u otros cambios). Si desarrollas alguno de estos síntomas, visita a un profesional de la salud antes de continuar utilizando dicho ingrediente.

3. Si no experimentas ninguna reacción alérgica, lo más probable es que resulte seguro usar el ingrediente. Sin embargo, la piel puede cambiar con el tiempo por diversas razones; por lo tanto, si crees que estás sufriendo una reacción alérgica a un ingrediente transcurrido cierto tiempo, deja de usarlo y busca el consejo de un médico.

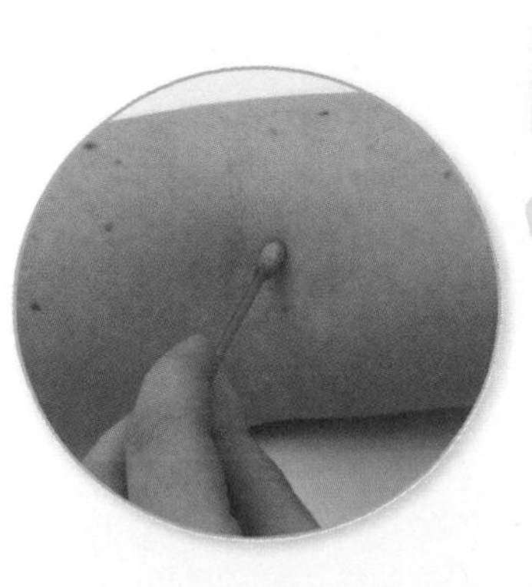

► Aplicar una pequeña cantidad de aceite esencial muy diluido en la parte interior del pliegue del codo te ayudará a determinar si tienes alguna sensibilidad dérmica a dicha sustancia.

Mantecas naturales

Las mantecas naturales son prensadas por expulsión a partir de las semillas y granos de los árboles, y poseen una consistencia sólida a temperatura ambiente. Se usan habitualmente en los productos de belleza para dar una consistencia cremosa, suave y densa a lociones, cremas, bálsamos labiales e incluso jabones. Con frecuencia se emplean solas para acondicionar y cuidar la piel.

Las mantecas de origen natural varían de tono, desde el color blanco hasta el blanco roto, el color crema y el amarillo pálido, e incluso algunas tienen una tonalidad tostada o grisácea. Pueden adquirirse refinadas o sin refinar y con distintas consistencias: desde una muy suave hasta otra más sólida, pasando por una textura intermedia.

«Sin refinar» significa que la manteca no ha pasado por un sistema de filtrado y/o que no ha sido tratada con ningún producto químico o disolvente para alterar su color, textura, aroma, contenido vitamínico y propiedades naturales. Resulta frecuente encontrar a la venta mantecas «refinadas», «ultra-refinadas» y «desodorizadas». Pero si deseas conseguirlas en su forma natural, escoge una sin tratar o sin refinar. Se recomienda el uso de las mantecas naturales para preparar lociones, cremas, mantecas corporales, bálsamos labiales, barras de loción y acondicionadores.

3

Elegir la mejor manteca para diferentes recetas

Manteca de cacao (1): Semisólida, de color entre crema y amarillo pálido, se obtiene mediante presión por expulsión a partir de las semillas del árbol del cacao (*Theobroma cacao*). Desprende un delicioso aroma a chocolate. También resulta un ingrediente magnífico para reducir la sequedad y mejorar la elasticidad de la piel. Se emplea frecuentemente en fórmulas para reducir las estrías. Puede adquirirse en pequeñas porciones que permiten fundirlas de forma más cómoda y práctica.

Manteca de mangostán (2): Sólida, de color blanco, se obtiene mediante presión por expulsión a partir de las semillas del árbol *Garcinia Indica*. Resulta altamente calmante para la piel y se emplea para crear cremas y lociones. Se funde sin esfuerzo con la temperatura corporal y resulta perfecta para preparar bálsamos labiales.

Manteca de illipe (3): Sólida, de color crema o blanco, se obtiene mediante presión por expulsión a partir del árbol *Shorea stenopterea*. Es un extraordinario ingrediente acondicionador e ideal para lociones y cremas que rejuvenecen y refrescan la piel deshidratada y seca.

Manteca de mango (4): Semisólida, de color blanco roto, se obtiene mediante presión por expulsión a partir de las semillas del árbol del mango (*Mangifera indica*). Contiene una cantidad importante de antioxidantes y de ácidos grasos esenciales. Se usa para recetas que nutren y calman la piel seca, así como para alisar las arrugas. Es un excelente ingrediente para lociones, cremas, bálsamos corporales, bálsamos labiales y jabones.

Manteca de murumuru (5): Sólida, de color blanco roto, se obtiene mediante presión por expulsión a partir de los frutos del árbol *Astrocaryum murumuru*. Contiene gran cantidad de ácidos grasos esenciales y se usa en productos para rejuvenecer y reacondicionar la piel seca y madura.

Manteca de karité (6): Suave y aterciopelada, de color entre tostado y amarillo pálido, se obtiene mediante presión por expulsión a partir de los frutos del árbol del karité. Es una de las mantecas más empleadas para el cuidado de la piel. Protege y suaviza la piel y se usa habitualmente en la elaboración de lociones, cremas y bálsamos corporales y labiales.

4

Usar mantecas naturales

El siguiente gráfico muestra el tiempo de conservación de las mantecas naturales más usadas si se almacenan dentro de un envase hermético en un lugar fresco y oscuro. También indica el punto de fundición de las mantecas, dato que resulta importante conocer si vas a crear bálsamos labiales que podrían calentarse y posiblemente derretirse si se mantienen cerca del cuerpo.

Manteca	Conservación	Punto de fundición
Manteca de cacao	Entre 2 y 4 años	34 °C
Manteca de mangostán	1 año	35 °C
Manteca de illipe	Entre 1 y 2 años	37 °C
Manteca de mango	2 años	37 °C
Manteca de murumuru	2 años	31 °C
Manteca de karité	1 año	28 °C

UN TRUCO

Si la manteca está demasiado sólida para incorporarla a tus recetas, derrítela al baño maría a fuego suave.

5

Prepara manteca corporal batida con aroma de limón

Esta manteca corporal penetra al instante en la piel y proporciona protección e hidratación duraderas. Consulta las páginas 94-95 y 112-113 para conseguir más fantásticas recetas hidratantes para el rostro y el cuerpo.

¼ taza de manteca de karité
2 cucharadas de manteca de cacao
2 cucharadas de aceite de jojoba
¼ cucharadita de aceite de vitamina E
40 gotas de aceite esencial de limón
Para unos 100 gramos

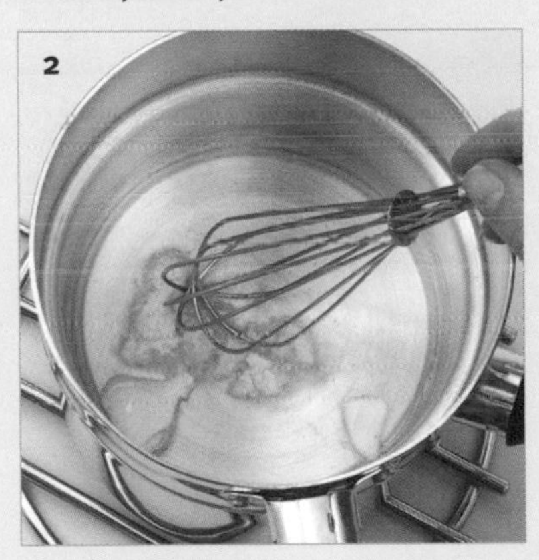

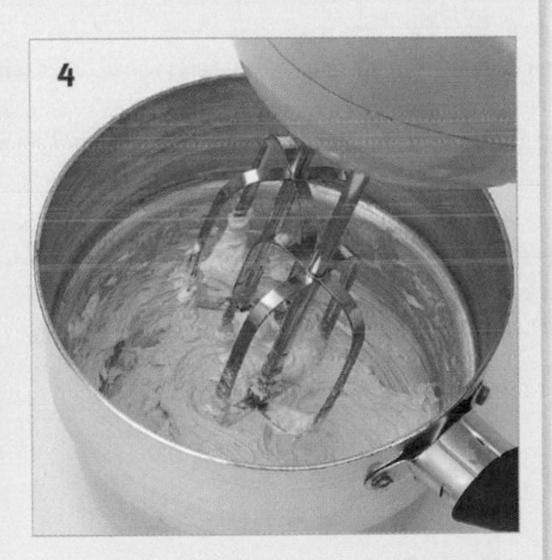

1. Calienta la manteca de karité, la manteca de cacao y el aceite de jojoba al baño maría a fuego suave.
2. Deja que las mantecas se derritan y mézclalas con el aceite. A continuación, retira la mezcla del fuego.
3. Deja que se enfríe a temperatura ambiente y después introduce la manteca en el frigorífico durante 20 minutos.
4. Empleando una batidora manual con accesorio para batir, bate la mezcla durante 10 minutos. Vuelve a introducirla en el frigorífico otros 5 minutos. Bate otros 10 minutos y repite el proceso de batido/refrigeración hasta que obtengas la consistencia de la nata montada. Añade el aceite de vitamina E y el aceite esencial de limón y bate todo para que se mezcle bien.
5. Guarda la manteca corporal en un envase hermético y consérvala en un lugar fresco y oscuro. Úsala en un plazo máximo de seis meses.

6

Consejos y trucos para comprar y almacenar mantecas

- Guarda siempre las mantecas en envases herméticos.
- Almacénalas en un lugar fresco y oscuro.
- Emplea utensilios limpios para sacar la manteca de su envase.
- Tanto la manteca de karité sin refinar como la manteca de cacao natural poseen un aroma distintivo que afectará a la fragancia del producto final. Puedes usar manteca de cacao desodorizada y manteca de karité refinada si deseas añadir una mezcla exclusivamente tuya de aceites esenciales a tu producto.
- Compra solo mantecas 100 % naturales que no hayan sido hidrogenadas ni mezcladas con conservantes, aromas o cualquier otro ingrediente.

HAZ LA PRUEBA

Durante el embarazo, aplica manteca pura de karité sobre tu abdomen mediante un masaje para mantener la piel elástica y prevenir la aparición de estrías.

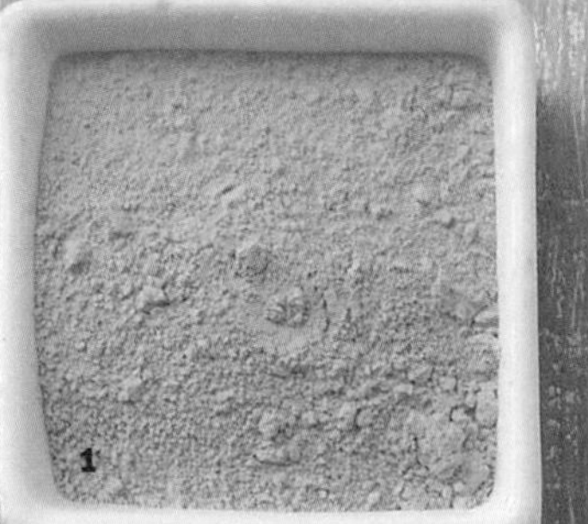

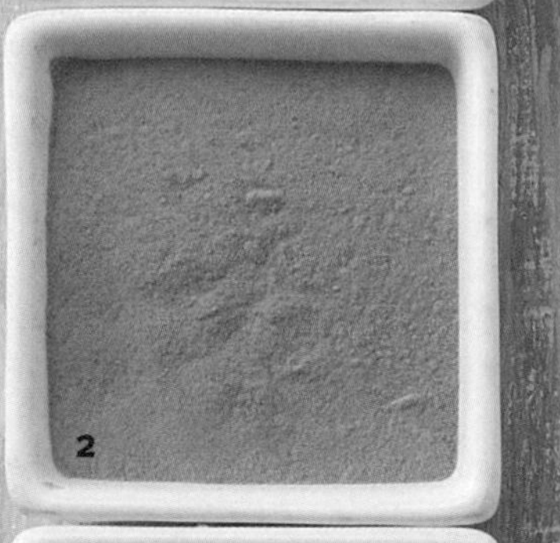

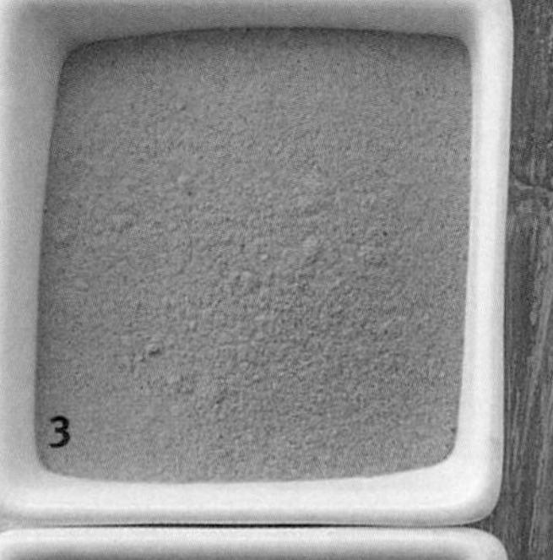

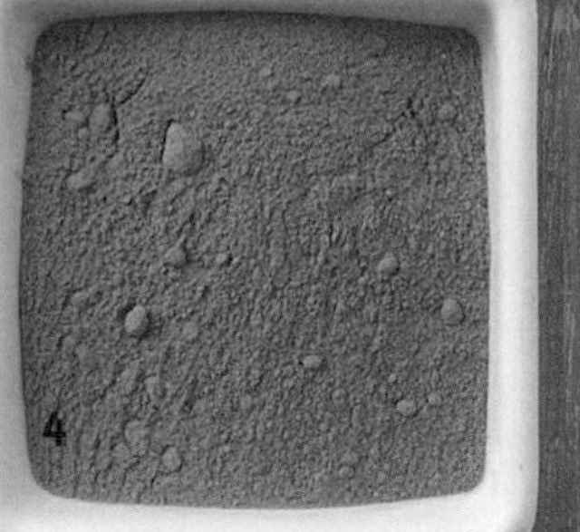

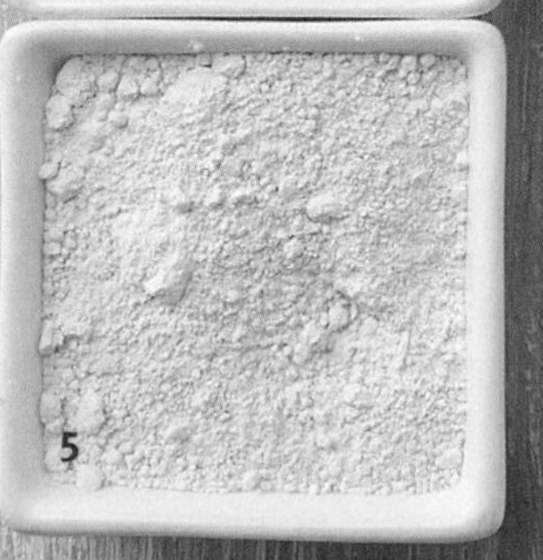

Arcillas

Las arcillas, ricas en minerales, se extraen en canteras naturales y se emplean desde hace cientos de años para limpiar, tonificar y revitalizar la piel del rostro y del cuerpo. Dependiendo del tipo de arcilla, esta puede usarse para exfoliar la piel o para absorber la grasa y cerrar los poros. Existe una arcilla perfecta para cada tipo de piel.

7

Las arcillas más populares

Desde las famosas canteras de roca de Francia, hasta el fértil monte Atlas de Marruecos, pasando por los sedimentos de ceniza volcánica de Estados Unidos, las arcillas originadas de forma natural son ricas en sílice, magnesio, aluminio, calcio y otros minerales beneficiosos que suponen ingredientes perfectos en las recetas cosméticas para el cuidado de la piel.

Arcilla de bentonita (1): También conocida como bentonita sódica y montmorillonita sódica, esta arcilla de color ligeramente gris, inodora y muy fina posee un elevado contenido de sílice y aluminio. Se usa para tratamientos faciales, polvos corporales, champús secos y exfoliantes corporales.
Color: Entre gris pálido y muy pálido
Olor: Neutro
Precio: Económico
País de origen: Wyoming y Montana, Estados Unidos
Principal contenido mineral: Sílice, aluminio, hierro, magnesio

Arcilla verde (2): También conocida como arcilla de illita o arcilla marina, esta arcilla de color verde entre claro y medio se extrae de canteras que pueden hallarse a miles de metros de profundidad. Es rica en sílice, aluminio, calcio, hierro y magnesio. Tiene una textura muy fina que se utiliza para absorber la grasa y las impurezas del rostro y del cuerpo.
Color: Verde, de intensidad entre clara y media
Olor: Neutro
Precio: Elevado
País de origen: Francia, Estados unidos, China
Principal contenido mineral: Sílice, aluminio, calcio, hierro, magnesio, potasio

Arcilla de tierra de batán (3): Contiene una elevada cantidad de sílice, óxido de magnesio y cristal de zafiro. De color blanco roto, es la más popular para las pieles grasas y congestionadas. Posee un gran poder de absorción de la grasa.
Color: Entre blanco roto y pálido
Olor: Neutro
Precio: Moderado
País de origen: Estados Unidos, Japón, México
Principal contenido mineral: Sílice, magnesio, óxido de hierro y cristal de zafiro

Arcilla de rassoul (4): También conocida como arcilla roja marroquí o arcilla roja, es de color ligeramente grisáceo/rosado y tiene un elevado contenido en sílice, magnesio, calcio y aluminio. Esta variedad de arcilla se emplea en spas de todo el mundo para nutrir la piel.
Color: Entre gris suave y rosado
Olor: Neutro
Precio: Entre moderado y elevado
País de origen: Marruecos
Principal contenido mineral: Sílice, aluminio, magnesio, calcio

Arcilla blanca de caolín (5): También conocida como arcilla cosmética blanca o arcilla china, es de color blanco puro y se utiliza en infinidad de productos de belleza, incluyendo jabones, mascarillas faciales, desodorantes naturales y también exfoliantes y polvos para rostro y cuerpo. Tiene un elevado contenido de caolinita, óxido de silicio y óxido de aluminio.
Color: Blanco puro
Olor: Neutro
Precio: Económico
País de origen: Estados Unidos, Alemania, Reino Unido, China, Australia
Principal contenido mineral: Caolinita, óxido de silicio, óxido de aluminio

8

Cómo elegir la mejor arcilla para tu tipo de piel

Las arcillas naturales poseen diferentes niveles de capacidad para eliminar impurezas y revitalizar la piel. Es fundamental elegir aquella que sea más adecuada para nuestro tipo de piel a fin de obtener los mejores resultados de belleza.

Tipo de piel	Tipo de arcilla	Frecuencia de uso
Normal	Bentonita, arcilla verde, tierra de batán, rassoul y caolín blanco	La piel normal tolera el uso de fórmulas que contienen arcillas hasta varias veces a la semana.
Grasa y con tendencia a desarrollar puntos negros	Bentonita, arcilla verde, tierra de batán y rassoul	La arcilla que más limpia y absorbe para las pieles grasas es la tierra de batán. Puede utilizarse hasta dos veces a la semana.
Seca y sensible	Rassoul y caolín blanco	La piel seca y sensible solo debería ser expuesta a fórmulas con contenido de arcilla una o dos veces a la semana y durante un máximo de 15 minutos.

9

Cómo preparar y usar una mascarilla facial básica de arcilla

Esta sencilla mascarilla no precisa pesar los ingredientes; es rápida y fácil de preparar. Encontrarás en las páginas 86-87 más recetas.

1. Pon una cucharada colmada de arcilla en un cuenco pequeño.
2. Añade la cantidad suficiente de agua templada, infusión de hierbas o agua floral (hidrolato) para crear una pasta untable.
3. Aplica una espesa capa de arcilla sobre el rostro limpio (evitando el contorno de ojos).
4. Deja secar la mascarilla y a continuación aclárala con agua templada.

HAZ LA PRUEBA

- Cuando prepares una mascarilla facial para pieles sensibles o secas, añade un poco de leche, miel o aceite básico para ayudar a nutrir e hidratar tu piel.
- Añade avena en polvo, hierbas trituradas y/o cacao en polvo a las mascarillas faciales para disfrutar de una experiencia todavía más agradable.

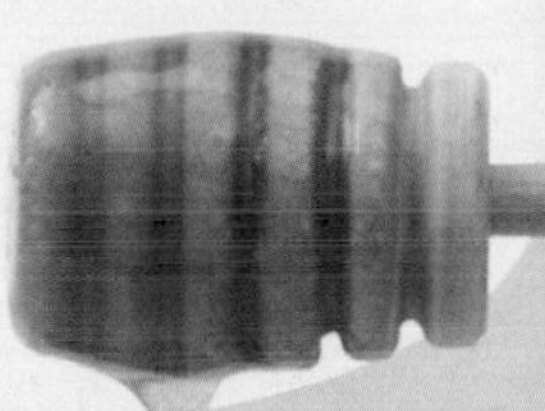

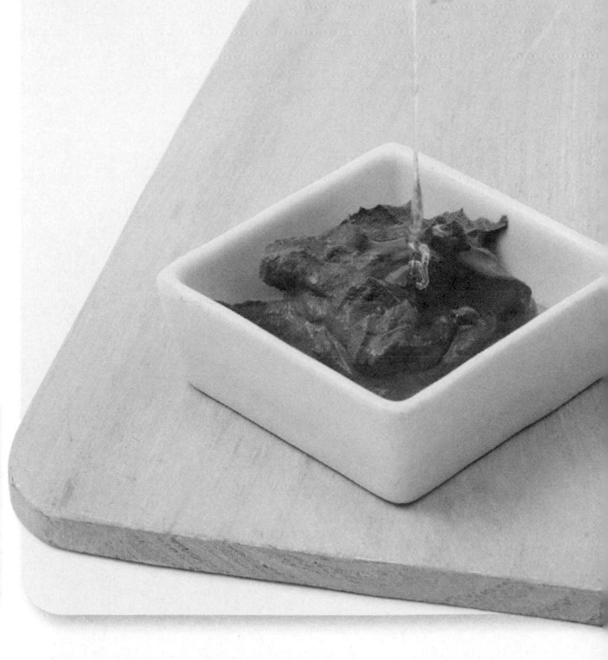

10

Sí a la pureza

Al adquirir arcillas, comprueba que sean de «grado cosmético» para asegurarte de que son puras y no contienen niveles elevados de plomo u otros ingredientes añadidos.

UN TRUCO

Guarda tu arcilla en un envase sellado y a prueba de humedad para maximizar su tiempo de conservación de más de 5 años hasta el infinito.

Azúcares y sales

Los dulces azúcares y las fantásticas sales pueden ser excelentes aditivos en muchas creaciones para el cuidado de la piel. Con el azúcar puedes elaborar un delicioso exfoliante corporal y, si espolvoreas sales marinas ricas en minerales en el agua de la bañera, conseguirás un revitalizante tratamiento *spa*.

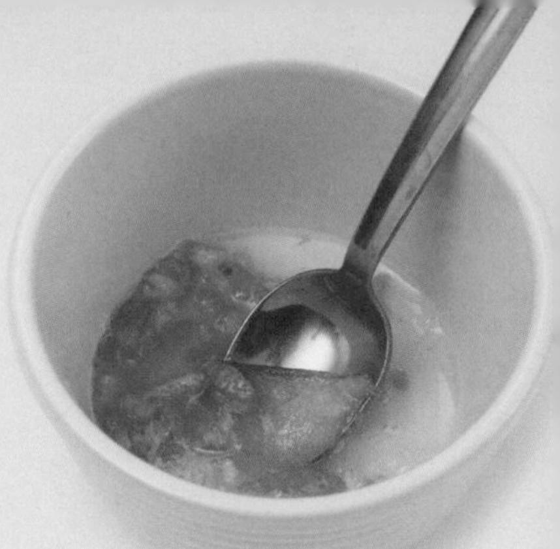

Elegir los azúcares

Existen muchos tipos de azúcares que se utilizan para preparar recetas de cosméticos. Los azúcares de cristales pequeños son los más adecuados para preparar productos para el rostro y pieles sensibles. El azúcar blanco normal se emplea para elaborar exfoliantes corporales, para manos y pies.

Azúcar blanco normal (1): Se encuentra habitualmente en el supermercado y se utiliza para cocinar. Los cristales de este azúcar suelen ser «finos» y es ideal para preparar recetas de exfoliantes corporales, para manos y pies. No debe emplearse en recetas para el rostro ni pieles delicadas.

Azúcar de grano grueso (2): Sus cristales poseen un tamaño mayor que el azúcar blanco normal. Debe usarse únicamente en manos y pies.

Azúcar superfino (3): También conocido como azúcar de pastelería o azúcar en polvo, posee unos cristales de tamaño inferior al azúcar blanco normal y resulta excelente para preparar recetas cosméticas para el rostro y el cuerpo.

Azúcar glas (4): También conocido como azúcar impalpable, se trata de una variedad extremadamente fina. Es la mejor opción para crear exfoliantes faciales para pieles delicadas.

Azúcar turbinado (5): Es un azúcar moreno cuyos cristales son de gran tamaño y supone un excelente ingrediente para los exfoliantes corporales. Es de color marrón claro y posee un aroma similar a la melaza, lo que hace de él un delicioso capricho para la piel. No debe emplearse en pieles sensibles o en el rostro.

Zumo de caña evaporado (6): De color marrón claro y con un aroma similar a la melaza, resulta excelente en recetas para el cuidado corporal. Evita usarlo en pieles delicadas y en el rostro.

Azúcar moreno (claro y oscuro) (7): Es perfecto para preparar exfoliantes corporales. Si se usa para el rostro o pieles delicadas, hay que presionar muy suavemente al exfoliar para evitar una posible irritación.

Azúcar mascabado (8): Es de color muy oscuro y sus cristales son grandes, lo que lo convierte en un ingrediente estupendo en exfoliantes para manos y pies.

HAZ LA PRUEBA

¿Te has ensuciado mucho las manos trabajando en el jardín? Mezcla 1 cucharada de azúcar blanco normal con 1 cucharadita de aceite de oliva, 1 cucharadita de ralladura de naranja y 1 cucharadita de tu jabón de manos favorito para obtener un exfoliante. Masajea y frota las manos suavemente para que la suciedad se desprenda y a continuación acláralas con agua templada.

UN TRUCO

Si no puedes encontrar azúcar superfino o azúcar glas, vierte azúcar blanco normal en un robot de cocina o batidora y tritúralo hasta conseguir un azúcar de grano más fino.

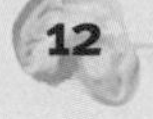

12

Elegir las sales

Existen varios tipos de sales que se usan en tratamientos corporales o para el baño. Desde relajantes inmersiones en la bañera que calman y suavizan la piel hasta exfoliantes corporales para dejarla libre de impurezas, podrás convertir las sales más modestas en extraordinarios secretos de spa.

Sal del mar Muerto (1): De color blanco puro, se recolecta en el mar Muerto, en Israel. Esta variedad posee un contenido en minerales muy elevado y puede adquirirse o bien con grano grueso, que resulta perfecta para recetas de sales de baño, o bien con grano fino, fantástica para exfoliantes corporales.

Sal de baño del Himalaya (2): Esta sal, que combina los colores rojo, rosa y blanco, se extrae del interior de las montañas del Himalaya. Puedes elegir la de grano más grueso para preparar un popurrí aromático con aceites esenciales, la de grano entre medio y pequeño para sales de baño y la más fina para exfoliantes.

Sal marina (3): Se trata de una sal blanca, de textura similar a la sal normal de mesa, que se recolecta a partir de agua marina evaporada. Su precio es muy asequible y resulta perfecta para preparar exfoliantes y bombas de baño. Elige la de grano más pequeño para los exfoliantes corporales.

Sal marina gris (4): Variedad de color gris claro procedente de la isla de Noirmoutier, cerca de la Bretaña francesa. Se vende bajo la marca comercial Breton™ y su precio es entre moderado y elevado. Este tipo de sal posee un elevado contenido mineral. Compra la de grano fino o la tipo «terciopelo» para preparar exfoliantes faciales y corporales y la de grano grueso para tratamientos de baño.

Sales de Epsom (sulfato de magnesio) (5): De color blanco, se emplea con frecuencia para preparar sales de baño relajantes y baños para pies. Mucha gente afirma que sumergirse en una bañera con sales de Epsom les ayuda a relajar las contracturas musculares y a aliviar el estrés. También puede emplearse para exfoliar la piel y eliminar el olor de los pies. Cuando compres este tipo de sal, elige la de grano entre medio y grueso para los baños (tanto de todo el cuerpo como solo de pies) y la de grano extrafino para los exfoliantes corporales.

Nota: Si padeces de diabetes y/o cualquier otra afección, consulta a tu médico antes de utilizar sales de Epsom.

13

Desodorante para los pies

¿Te huelen los pies? Mezcla ½ taza de sales de Epsom y ½ taza de flores de lavanda secas en una bañera con agua templada. Sumerge los pies durante 30 minutos para refrescarlos y revitalizarlos.

14

Baño calmante de sales

Prepara un baño calmante de sales combinando 1 taza de sales de Epsom, 1 cucharada de romero fresco picado y 1 cucharada de hierbabuena fresca picada en una bolsa de malla que pueda cerrarse y ponla en la bañera. ¡Aleja de ti el estrés!

HAZ LA PRUEBA

Si tus codos y rodillas están ásperos y secos, mezcla un puñado de sal marina fina con una pequeña cantidad de gel de baño y frota la mezcla por esas partes del cuerpo para exfoliarlas y suavizarlas.

Ceras, espesantes y emulsionantes

Al preparar productos para el cuidado de la piel, como lociones y acondicionadores, es fundamental incluir ingredientes como ceras, espesantes y/o emulsionantes en la fórmula. Muchos de estos ingredientes únicos —incluyendo la cera de abeja, la lanolina, la lecitina y la goma xantana— son fáciles de encontrar en cualquier mercado local de productos naturales, pero la cera emulsionante, el ácido esteárico y la cera de candelilla pueden comprarse en tiendas especializadas y a través de internet.

UN TRUCO

Purificar la cera de abeja

La cera de abeja de precio más económico viene sin purificar ni filtrar y procede directamente de la sala de extracción, por eso siempre incluirá una cantidad importante de residuos que será necesario eliminar antes de incorporarla a las fórmulas para el cuidado de la piel.

1. Pon la cera de abeja en una cacerola llena de agua hirviendo a fuego lento hasta que se funda.

2. Pasa un colador metálico de malla fina por el agua caliente para eliminar los residuos que floten.

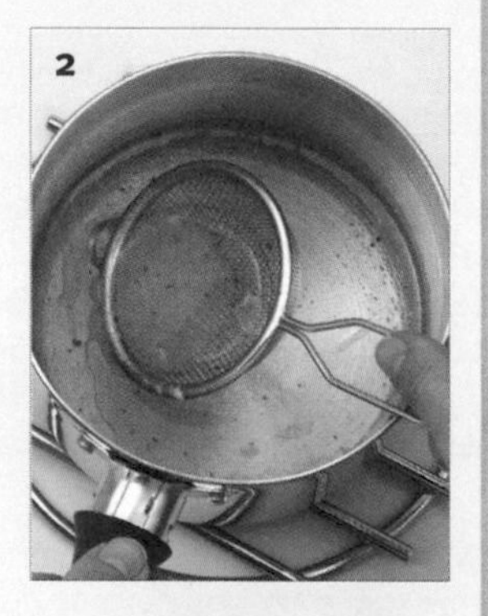

3. Filtra con cuidado la mezcla caliente de cera fundida y agua a través de varias capas de paños colocadas sobre un colador de malla fina para eliminar todos los residuos y el polen.

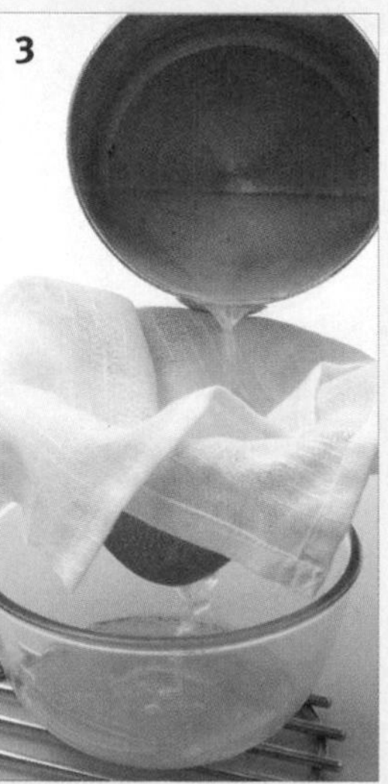

4. Deja enfriar la cera hasta que se solidifique y endurezca. Después solo hay que retirar el disco de cera de abeja endurecida del agua y secarlo con un paño. Es importante utilizar un cuenco diferente para este proceso.

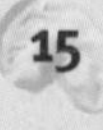

Ceras

Las ceras son mezclas multifacéticas de ésteres, ácidos grasos y alcoholes. Algunas, como la cera de abeja, son sustancias sólidas inmunes a la humedad, lo que las hace resistentes a la degradación. Las ceras se emplean con frecuencia para espesar recetas como bálsamos labiales, pomadas y barras de loción. También poseen propiedades beneficiosas y protectoras para la piel. Su temperatura de fusión es elevada: entre los 40 °C y los 102 °C.

Cera de abeja (1): Producida por las abejas obreras, la cera de abeja se compone de una mezcla de ésteres de cera y ácidos grasos. Su punto de fusión se halla entre los 60 °C y los 68 °C, es soluble en aceite y resulta imprescindible para preparar pomadas y barras de loción. Puede comprarse en bloques, en barras de unos 30 gramos y en prácticas pastillas. La cera de abeja sin refinar es de color amarillo y posee un delicioso aroma a miel. También puede adquirirse en forma de gránulos blancos refinados, que no desprenden ningún aroma. La cera de abeja es perfecta para usarla en lociones, cremas, acondicionadores, bálsamos, mantecas corporales, bálsamos labiales y pomadas.

Cera carnauba (2): Es una cera extremadamente dura producida por las hojas de la palmera brasileña. Está formada por ácidos grasos, ésteres de cera y alcoholes grasos. Posee un tono amarillo claro y carece de aroma. Su temperatura de fusión es elevada (entre los 79 °C y los 88 °C) y resulta perfecta para preparar bálsamos labiales, pomadas, cremas compactas y fórmulas que crean una barrera protectora en la piel.

Cera de candelilla (3): Se trata de una cera vegetal procedente de una planta llamada candelilla (*Euphorbia antisyphilitica*) que crece en México. Es de color amarillo pálido y carece de aroma. Su temperatura de fusión se halla entre los 68 °C y los 74 °C, y resulta perfecta para preparar bálsamos labiales, pomadas, mantecas corporales y fórmulas que crean una barrera protectora en la piel.

16

Espesantes

Los espesantes se utilizan para mejorar la consistencia y/o viscosidad de los productos de belleza. También se emplean como humectantes, que ayudan a retener la hidratación en la piel.

Goma guar (1): Se trata de un polvo de color amarillo pálido procedente de las semillas de una planta llamada guar (*Cyamopsis tetragonoloba*). Se utiliza como espesante y para mejorar la viscosidad de cremas, lociones y acondicionadores. Se disuelve en la fase de las recetas en las que se utiliza agua en una concentración de entre 0,5 % y 2 %.

Goma arábiga (2): También conocida como goma de acacia, este ingrediente soluble en agua procede del árbol africano de la acacia y se emplea en fórmulas con base de agua o aceite y también como emulsionante y espesante. Puede encontrarse en porciones resinosas o molida, en forma de polvo blanco muy fino, y carece de aroma. Elige su versión en polvo siempre que te sea posible porque es más fácil de usar. Normalmente se añade en la fase de las recetas en que se utiliza el agua en una concentración de entre 1 % y 10 %. Resulta perfecta para preparar cremas y lociones.

Goma xantana (3): Es un polvo blanco inodoro, producido por la bacteria *Xanthomas campestris*. Es soluble en agua y se utiliza para mejorar la viscosidad y el volumen de lociones, cremas, champús y productos limpiadores. Normalmente se usa en recetas en una concentración de entre 0,5 % y 2 %.

1

2

3

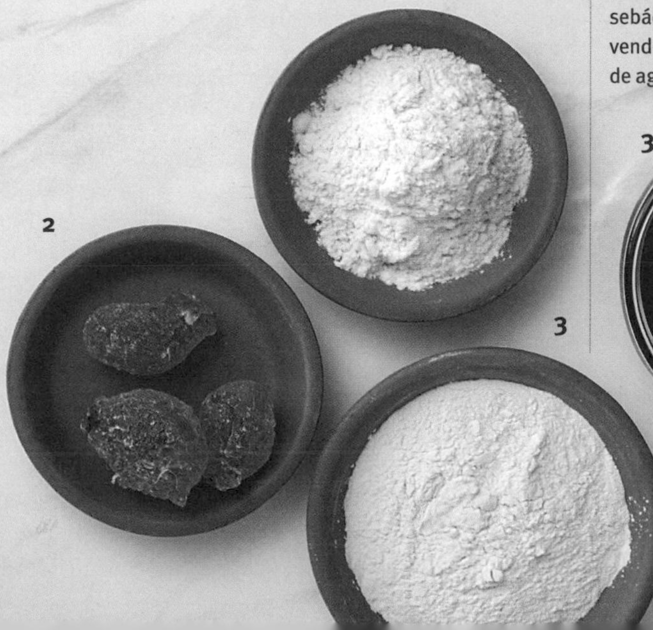

17

Emulsionantes

Se usan para unir el agua y los aceites y obtener de ese modo una sustancia homogénea y estable. La cera emulsionante es el tipo más común y se utiliza para preparar lociones y cremas.

Cera emulsionante NF (1): Es un emulsionante con base vegetal procedente de los ácidos grasos de las grasas de las plantas. Puede adquirirse en forma de pastillas de color blanco sin aroma. Su temperatura de fusión es de 52 °C y resulta perfecta para preparar lociones, cremas y acondicionadores. Su concentración habitual en la mayoría de fórmulas es de entre el 2 % y el 6 %.
Nota: Este ingrediente puede haber sido elaborado mediante un proceso bastante complejo y, además, contiene polisorbatos, por lo que no puede clasificarse como «100 % natural», aunque es un ingrediente muy utilizado en la mayoría de recetas naturales. Las siglas «NF» significan que cumple con los estándares del *National Formulary* estadounidense.

Lanolina anhidra (2): Sustancia cerosa de color amarillo producida por las glándulas sebáceas de las ovejas, se vende sin ningún contenido de agua. Mejora la viscosidad de lociones, cremas y bálsamos labiales y actúa como emulsionante suave. Resulta perfecta para preparar fórmulas que crean una barrera protectora en la piel. Se usa en concentraciones de entre 2 % y 20 %.

Lecitina (3): Es un lípido natural capaz de unir el agua y el aceite obtenido sobre todo de la soja. De color castaño con una consistencia similar a la miel y con aroma a nueces, se usa para emulsionar lociones y cremas, y se añade junto al aceite en una concentración de entre 0,5 % y 5 %. Puede adquirirse en envases o en cápsulas de gel que se exprimen para extraerla. Lo mejor es comprar lecitina de soja no OMG.

Ácido esteárico (4): Copos de color blanco, que se extraen de grasas vegetales. Este ácido graso natural es un emulsionante y espesante perfecto para cremas, lociones y cremas de afeitado. Se emplea en la fase de las recetas en que se añade el aceite en una concentración de entre el 2 % y el 10 %.

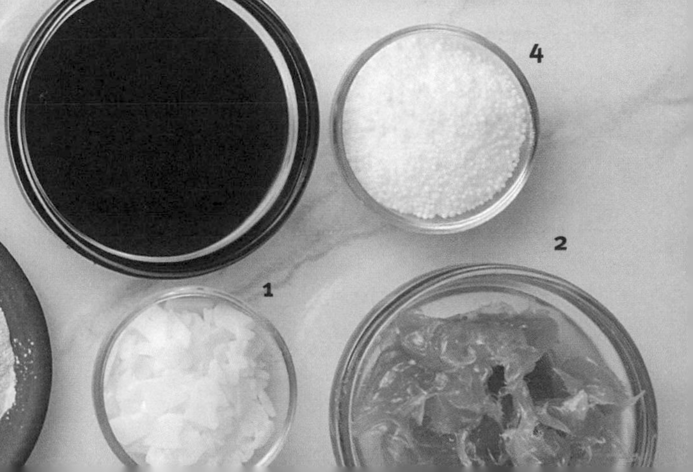

3

4

2

1

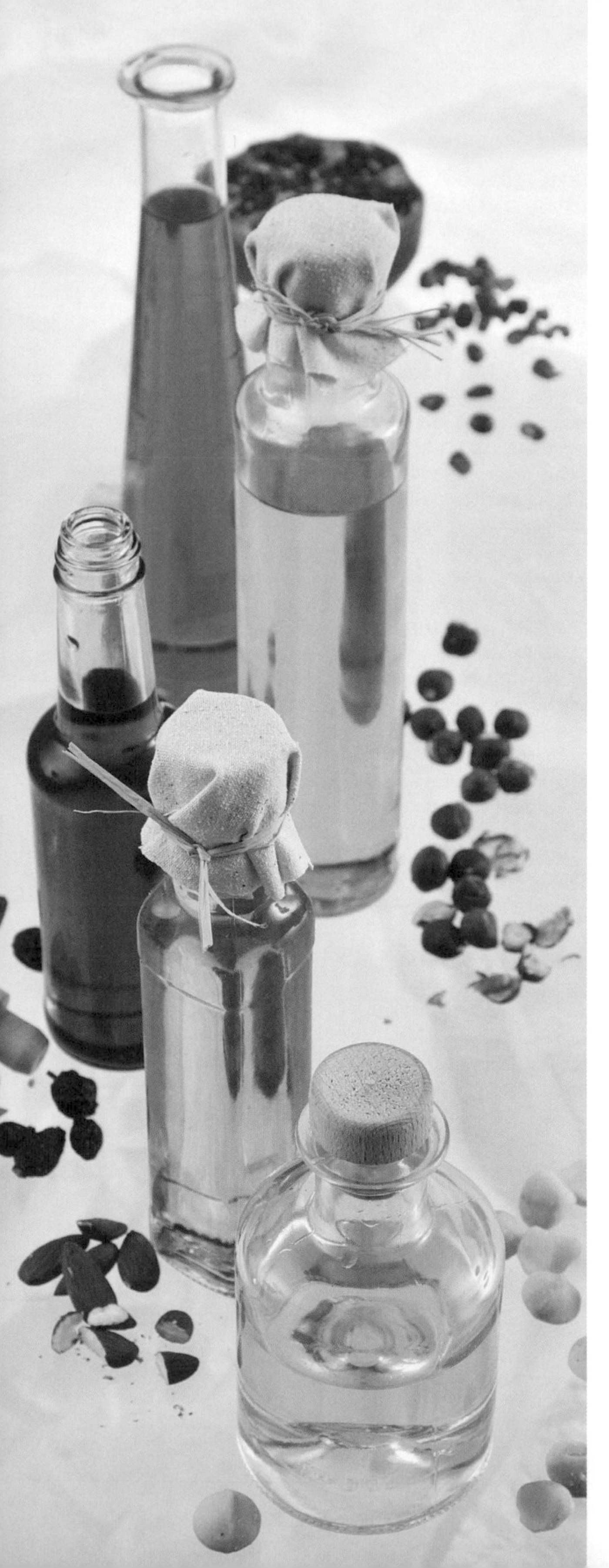

Aceites básicos líquidos

Los aceites básicos naturales se extraen de las abundantes y exóticas semillas, frutos, pepitas, legumbres y pulpas de las plantas. Pueden obtenerse del gran hueso de un aguacate y también de la más diminuta semilla de arándano. Cargados de nutritivas vitaminas, ácidos grasos beneficiosos, tocoferoles naturales (vitamina E) y una gran cantidad de otros componentes capaces de nutrir la piel, los aceites básicos resultan imprescindibles a la hora de preparar innumerables tipos de recetas para el cuidado de la piel.

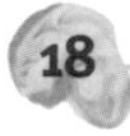
18

Métodos de extracción

Las mejores técnicas para extraer de forma natural los aceites de sus fuentes son el método de prensado en frío y el de prensado por expulsor. Ambos conservan los complejos y saludables componentes de los aceites. Aléjate de aquellos aceites básicos que se hayan obtenido empleando métodos de extracción agresivos, que requieren calor intenso, disolventes, sustancias químicas o una presión extrema. Puedes comprar la versión orgánica de muchos aceites básicos, pero lo más probable es que sea bastante más cara.

El método de prensado por expulsor: La materia prima que contiene el aceite se deposita en un robusto aparato parecido a un barril que activa unos poderosos dientes en forma de tornillo que trituran y mastican dicha materia prima. La presión constante hace que el aceite se separe de la materia prima y fluya hacia afuera. Debido a la potente trituración y a la continuada presión de este método de extracción, la temperatura del aceite puede alcanzar los 93 °C.

El método de prensado en frío: Es idéntico al método de prensado por expulsor excepto por el uso de un dispositivo refrigerador que garantiza que la temperatura del aceite no suba por encima de los 38-43 °C. Debido a la naturaleza delicada de determinados aceites básicos, es muy importante que la temperatura no sea excesiva durante el proceso de extracción para preservar las propiedades beneficiosas del aceite.

◀ Los aceites básicos pueden presentar diversas tonalidades de color, viscosidades y aromas. Ten en cuenta estas diferencias a la hora de usarlos en una fórmula, ya que aportarán sus características al producto.

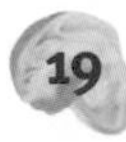

Métodos de refinado del aceite

Tan pronto como se ha extraído el aceite básico, normalmente se refina para filtrarlo, desodorizarlo, blanquearlo o fraccionarlo. En ocasiones se emplea una combinación de estos tratamientos.

Sin refinar: El aceite crudo se filtra a través de un cedazo para eliminar materiales indeseados como fragmentos de cáscara, fibras o pulpa. El color, aroma y sabor natural del aceite crudo quedan intactos.

Parcialmente refinado: El aceite crudo se filtra y se somete a uno o más métodos de refinado adicionales, como la desodorización para eliminar los componentes aromáticos y volátiles, el blanqueamiento natural con arcillas o carbón activado y/o el fraccionamiento para garantizar que el aceite no se enturbie o adquiera una consistencia viscosa al exponerlo al frío.

Completamente refinado: El aceite crudo se filtra, se desodoriza, se blanquea de forma natural y se fracciona. Con frecuencia también se calienta momentáneamente para que conserve su estabilidad. Los aceites de todo refinados se extraen cuando el creador de la fórmula desea obtener un aceite básico que no aporte aroma o color al producto final. Los aceites básicos completamente refinados no son tan beneficiosos para la piel porque muchos de sus componentes curativos se eliminan durante el proceso de refinado.

22

Manos suaves gracias al girasol

Si notas las manos secas y ásperas mientras cocinas, utiliza aceite de girasol y masajea con él tus manos. y sigue cocinando tranquilamente.

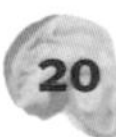

En busca de aceites básicos

Si no encuentras un aceite básico determinado en tu establecimiento habitual, tal vez tengas más suerte en una tienda de alimentación ecológica o en un mercado, donde podrás encontrar una mayor variedad de aceites naturales.

HAZ LA PRUEBA

- Aplica una pequeña cantidad de aceite de jojoba en las puntas abiertas de tu cabello para suavizarlas.

- Masajea una mezcla de 4 gotas de aceite de baobab y 1 gota de aceite de vitamina E en tus uñas y cutículas antes de irte a dormir para nutrirlas y que tengan un aspecto saludable.

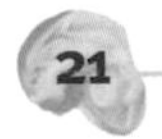

Consejos para ahorrar

¿Los lujosos aceites están desestabilizando tu presupuesto de belleza? Prueba estos consejos para ahorrar y mantén tu alacena llena sin declararte en bancarrota.

- Mezcla un aceite muy caro, como el aceite de granada, con un aceite de precio moderado o económico como el aceite de argán, el de girasol o el de sésamo, además de añadir aceite de almendras dulces.
- Pide frascos pequeños de aceite para probarlo. La mayoría de proveedores ofrecen frascos de muestra.
- Mata dos pájaros de un tiro buscando aceites fabricados para uso tanto culinario como cosmético; por ejemplo, el aceite de oliva, que es tan beneficioso externa como internamente.

▼ El aceite de oliva es un aceite básico muy versátil y nutritivo para cualquier tipo de piel.

Los principales aceites básicos

Aceite básico Nombre común y nombre botánico	Método preferible de extracción	Características y precio	Tipos de piel recomendados y beneficios	Almacenamiento y tiempo de conservación
Aceite de aguacate (*Persea americana*)	Prensado en frío y sin refinar	• Color verde intenso • Aroma a aguacate • Precio económico	**Tipos de piel**: todas, pero especialmente pieles sensibles, secas y maduras **Beneficios**: • Rico en vitaminas, aminoácidos y ácidos grasos • Muy nutritivo para la piel • Perfecto para fórmulas contra eczema y psoriasis	Guardar en el frigorífico durante un máximo de 18 meses.
Aceite de almendra o de almendra dulce (*Prunus dulcis*)	Prensado por expulsor, y puede ser sin refinar o parcialmente refinado	• Color dorado • Aroma a frutos secos • Precio económico	**Tipos de piel**: todas **Beneficios**: • Emoliente, calmante y acondicionador • Se absorbe con facilidad	Guardar en un lugar fresco y oscuro durante un máximo de 2 años.
Aceite de argán (*Argania spinosa*)	Prensado en frío y sin refinar	• Color dorado • Aroma sutil • Precio elevado	**Tipos de piel**: todas **Beneficios**: • Rico en vitamina E, antioxidantes y ácidos grasos • Suavizante, hidratante y fortalecedor • Bueno para fórmulas contra las estrías y las arrugas	Guardar en un lugar fresco y oscuro durante un máximo de 1 año.
Aceite de avellana (*Corylus avellana*)	Prensado por expulsor y parcialmente refinado	• Color transparente • Sutil aroma a frutos secos • Precio económico	**Tipos de piel**: normal, mixta, grasa y con tendencia a desarrollar puntos negros **Beneficios**: • El mejor aceite básico para pieles grasas y con tendencia a los puntos negros debido a su propiedad astringente	Guardar en un lugar fresco y oscuro durante un máximo de 2 años.
Aceite de baobab (*Adansonia digitata*)	Prensado en frío y sin refinar	• Color amarillo dorado • Sutil aroma a frutos secos • Precio elevado	**Tipos de piel**: todas, especialmente pieles secas y maduras **Beneficios**: • Rico en vitaminas • Se absorbe con rapidez • Perfecto tanto en tratamientos para la piel como para el cabello	Guardar en un lugar fresco y oscuro durante un máximo de 2 años.
Aceite de camelina (*Camelina sativa*)	Prensado por expulsor y sin refinar	• Color dorado oscuro • Aroma herbal • Precio económico	**Tipos de piel**: normal, mixta, sensible, seca y madura **Beneficios**: • Rico en antioxidantes y vitamina E • Ideal en recetas tanto para la piel como para el cabello • Calmante e hidratante	Guardar en un lugar fresco y oscuro durante un máximo de 2 años.
Aceite de coco (*Cocos nucifera*)	Prensado en frío o prensado por expulsor y sin refinar o completamente refinado	• Color blanco • Fuerte aroma a coco (sin refinar) o inodoro (completamente refinado) • Precio económico	**Tipos de piel**: normal, mixta, sensible, seca y madura **Beneficios**: • Protege y alivia la piel irritada • Perfecto en bálsamos labiales, lociones, cremas y tratamientos capilares	Guardar en un lugar fresco y oscuro durante un máximo de 2 años.

Aceite básico Nombre común y nombre botánico	Método preferible de extracción	Características y precio	Tipos de piel recomendados y beneficios	Almacenamiento y tiempo de conservación
Aceite de espino amarillo (*Hippophae rhamnoides*)	Prensado en frío y sin refinar	• Color entre ámbar oscuro y rojizo • Fuerte aroma • Precio elevado	**Tipos de piel:** todas, especialmente las pieles sensibles y secas **Beneficios:** • Muy rico en ácidos grasos esenciales, vitamina E y carotenos • Perfecto en fórmulas para combatir el eczema, las arrugas y las pieles problemáticas	Guardar en un lugar fresco y oscuro durante un máximo de 2 años. **Nota:** Debe diluirse mucho para que no manche la piel.
Aceite de germen de trigo (*Triticum vulgare*)	Prensado en frío y sin refinar	• Color entre ámbar oscuro y marrón claro • Fuerte e intenso aroma • Precio elevado	**Tipos de piel:** normal, sensible, seca y madura **Beneficios:** • Rico en vitaminas • Perfecto para pieles secas y castigadas y para fórmulas antiarrugas	Guardar en el frigorífico durante un máximo de 2 años. **Nota:** No usarlo si se tiene alergia al trigo o al gluten.
Aceite de girasol (*Helianthus annuus*)	Prensado por expulsor y completamente refinado	• Color amarillo muy claro • Aroma sutil • Precio económico	**Tipos de piel:** todas **Beneficios:** • Se absorbe fácilmente • Perfecto en fórmulas para pieles secas, agrietadas y maduras • Ideal en recetas tanto para la piel como para el cabello	Guardar en un lugar fresco y oscuro durante un máximo de 2 años.
Aceite de hueso de albaricoque (*Prunus armeniaca*)	Prensado en frío y sin refinar	• Color dorado • Aroma a frutos secos • Precio moderado	**Tipos de piel:** sensible, madura y seca **Beneficios:** • Se absorbe con facilidad • Protector y calmante • Rico en ácido graso oleico	Guardar en un lugar fresco y oscuro durante un máximo de 2 años.
Aceite de jojoba (*Simmondsia chinensis*)	Prensado en frío y sin refinar	• Color dorado • Aroma sutil • Precio elevado	**Tipos de piel:** todas **Beneficios:** • Con frecuencia se usa en recetas de belleza para todo tipo de piel, por lo que resulta una buena inversión • Se absorbe con rapidez porque se parece a nuestro propio sebo natural. Puede utilizarse sin aditamentos para hidratar la piel y el cuero cabelludo	Guardar en un lugar fresco y oscuro durante un máximo de 3 años.
Aceite de nim (*Azadirachta indica*)	Prensado en frío y sin refinar	• Color oscuro • Fuerte aroma a ajo y cacahuete. Normalmente se usa en recetas terapéuticas para la piel y el cuero cabelludo • Precio moderado	**Tipos de piel:** todas **Beneficios:** • Generalmente se mezcla con otros aceites básicos, por lo que dura mucho • Perfecto en fórmulas para combatir granitos y problemas cutáneos	Guardar en un lugar fresco y oscuro durante un máximo de 2 años.
Aceite de nuez de kukui (*Aleurites moluccans*)	Prensado en frío y completamente refinado	• Color dorado claro • Sutil aroma a frutos secos • Precio económico	**Tipos de piel:** todas, especialmente pieles sensibles e irritadas **Beneficios:** • Se absorbe con mucha rapidez y es altamente hidratante y protector	Guardar en un lugar fresco y oscuro durante un máximo de 2 años. **Nota:** Es sensible al calor, por lo que debe añadirse solo en fórmulas que se preparen a temperaturas por debajo de los 38 °C.

Aceite básico Nombre común y nombre botánico	Método preferible de extracción	Características y precio	Tipos de piel recomendados y beneficios	Almacenamiento y tiempo de conservación
Aceite de nuez de macadamia (*Macadamia integrifolia*)	Prensado por expulsor y sin refinar	• Color dorado claro • Dulce aroma a frutos secos • Precio económico	**Tipos de piel:** normal, sensible, seca y madura **Beneficios:** • Aceite básico perfecto para preparar recetas que nutren y regeneran la piel • Se absorbe fácilmente y resulta ideal para usar en fórmulas protectoras, cicatrizantes y rejuvenecedoras	Guardar en un lugar fresco y oscuro durante un máximo de 2 años.
Aceite de oliva (*Olea europaea*)	Prensado en frío y sin refinar	• Profundo color verde • Rico aroma a aceituna • Precio económico	**Tipos de piel:** normal, sensible, seca y madura **Beneficios:** • Maravilloso aceite básico que puede usarse en todas las recetas de belleza que precisen un aceite nutritivo y protector	Guardar en un lugar fresco y oscuro durante un máximo de 2 años.
Aceite de ricino (*Ricinus communis*)	Prensado por expulsor y refinado	• Color dorado muy claro • Aroma inapreciable • Precio económico	**Tipos de piel:** todas, especialmente pieles irritadas y sensibles **Beneficios:** • Muy protector, crea una barrera en la piel • Usado en cantidades pequeñas junto con otros aceites básicos, pueden crearse maravillosas cremas y lociones protectoras y rejuvenecedoras • Añade una textura perfecta a las pomadas espesas	Guardar en un lugar fresco y oscuro durante un máximo de 2 años. **Nota:** ¡No ingerir!
Aceite de semilla de arándano azul (*Vaccinium corymbosum*)	Prensado en frío y sin refinar	• Color verde claro • Aroma sutil • Precio elevado	**Tipos de piel:** todas **Beneficios:** • Potente efecto antioxidante • Rico en vitamina E • Ideal para bálsamos labiales, cremas faciales y cremas para el contorno de ojos	Guardar en un lugar fresco y oscuro durante un máximo de 1 año.
Aceite de semilla de calabaza (*Cucurbita pepo L.*)	Prensado en frío y sin refinar	• Rico color verde • Sutil aroma a frutos secos • Precio moderado	**Tipos de piel:** todas **Beneficios:** • Nutritivo • Rico en vitaminas y ácidos grasos	Guardar en el frigorífico durante un máximo de 2 años.
Aceite de semilla de cáñamo (*Cannabis sativa*)	Prensado en frío y sin refinar	• Color verde oscuro • Sutil aroma a frutos secos • Precio económico	**Tipos de piel:** todas, especialmente pieles secas y maduras **Beneficios:** • Se absorbe fácilmente • Rico en vitaminas y ácidos grasos • Rejuvenecedor y protector	Guardar en el frigorífico durante un máximo de 2 años.
Aceite de semilla de granada (*Punica granatum*)	Prensado en frío y sin refinar	• Color ámbar claro • Sutil aroma afrutado • Precio elevado	**Tipos de piel:** todas **Beneficios:** • Aceite suntuoso y nutritivo con grandes propiedades antioxidantes	Guardar en un lugar fresco y oscuro durante un máximo de 2 años.
Aceite de semilla de Limnanthes alba (*Limnanthes alba*)	Prensado por expulsor y completamente refinado	• Color dorado claro • Aroma inapreciable • Precio moderado	**Tipos de piel:** todas **Beneficios:** • Perfecto en recetas para piel y cabello • Se absorbe fácilmente sin dejar residuo graso	Guardar en el frigorífico durante un máximo de 2 años.

Aceite básico Nombre común y nombre botánico	Método preferible de extracción	Características y precio	Tipos de piel recomendados y beneficios	Almacenamiento y tiempo de conservación
Aceite de semilla de onagra (*Oenothera biennis*)	Prensado en frío y parcialmente refinado	• Color amarillo dorado • Sutil aroma a frutos secos • Precio moderado	**Tipos de piel**: normal, sensible, seca y madura **Beneficios**: • Protector, calmante y rejuvenecedor • Perfecto en fórmulas para pieles secas e irritadas	Guardar en el frigorífico durante un máximo de 1 año.
Aceite de semilla de arándano rojo (*Vaccinium macrocarpon*)	Prensado en frío y sin refinar	• Ligero color verde • Aroma sutil • Precio elevado	**Tipos de piel**: todas **Beneficios**: • Rico en ácidos grasos omega • Rico en antioxidantes y vitamina E • No graso y de rápida absorción	Guardar en un lugar fresco y oscuro durante un máximo de 1 año.
Aceite de semilla de rosa mosqueta (*Rosa canina*)	Prensado en frío y parcialmente refinado	• Rico color ámbar • Fuerte aroma • Precio elevado	**Tipos de piel**: normal, sensible, seca y madura **Beneficios**: • Nutritivo y protector • Rico en ácidos grasos esenciales • Perfecto en recetas para rejuvenecer la piel y en tratamientos para las arrugas y las pieles maduras	Guardar en el frigorífico durante un máximo de 2 años.
Aceite de semilla de uva (*Vitis vinifera*)	Prensado en frío y sin refinar o parcialmente refinado	• Color entre verde claro y verde oscuro • Sutil aroma a frutos secos • Precio económico	**Tipos de piel**: todas, especialmente pieles secas y sensibles **Beneficios**: • Se absorbe rápidamente • Añade una sensación sedosa a lociones y cremas • Bueno para fórmulas contra el eczema y la psoriasis	Guardar en un lugar fresco y oscuro durante un máximo de 2 años.
Aceite de semillas de mora (*Rubus fruticosus*)	Prensado en frío y sin refinar	• De color verde entre claro y medio • Sutil aroma a frutos secos • Precio elevado	**Tipos de piel**: todas **Beneficios**: • Potente efecto antioxidante • Rico en vitamina E • Ideal para bálsamos labiales, cremas faciales y cremas para el contorno de ojos	Guardar en un lugar fresco y oscuro durante un máximo de 1 año.
Aceite de sésamo (*Sesamum indicum*)	Prensado por expulsor y sin refinar	• Color dorado oscuro • Fuerte aroma a frutos secos • Precio moderado	**Tipos de piel**: todas **Beneficios**: • Se absorbe fácilmente • Aporta una sensación sedosa a cremas y lociones • Perfecto para aceites de masaje y tratamientos capilares	Guardar en un lugar fresco y oscuro durante un máximo de 2 años.
Aceite de tamanu (*Calophyllum inophyllum*)	Prensado en frío y sin refinar	• Color verde oscuro • Fuerte e intenso aroma • Precio elevado	**Tipos de piel**: todas **Beneficios**: • Potencia la sanación de la piel y es perfecto en fórmulas para combatir arrugas, eczema, estrías y para pieles maduras	Guardar en un lugar fresco y oscuro durante un máximo de 2 años.
Aceite de vitamina E (*Tocopherol*)	Los tocoferoles mezclados sin refinar de fuentes OMG son los mejores	• Ligero color ámbar • Fuerte e intenso aroma • Precio elevado	**Tipos de piel**: todas **Beneficios**: • Maravilloso ingrediente para todos los productos de cuidado de la piel por su elevado efecto antioxidante • Ayuda a prolongar el tiempo de conservación de cremas, lociones, pomadas y otros productos de belleza previniendo la ranciedad de sus aceites	Guardar en un lugar fresco y oscuro durante un máximo de 2 años. **Nota:** No usar sobre la piel sin haberlo diluido.

Aceites básicos con infusión de hierbas

Muchas recetas naturales de belleza cuentan con aceites con infusión de hierbas como ingrediente básico. Al crear una infusión en el aceite con las propiedades sanadoras y curativas de las hierbas, podrás elaborar fórmulas naturales de belleza suaves, protectoras, reparadoras y cicatrizantes. Descubre qué hierbas son las mejores y el modo de crear una infusión con ellas en tus aceites favoritos.

◀ Tomillo fresco

23

Cómo preparar un aceite con infusión de hierbas secas: método popular

Para este método no es preciso medir ni pesar los ingredientes, por lo que es un modo sencillo de crear un aceite con infusión.

1. Coloca la hierba seca en un frasco de conservas esterilizado de tamaño pequeño con tapa.

2. Vierte la cantidad suficiente de aceite básico en el frasco para que cubra la hierba al menos 2 centímetros y medio por encima de ella. Remueve la mezcla para empapar completamente la hierba con el aceite. Añade más aceite si es necesario. Cierra bien la tapa del frasco y mételo en una bolsa de papel.

3. Pon el frasco en un lugar cálido, como una ventana. Agita el frasco todos los días durante seis semanas.

4. Cuela el aceite a través de un paño fino y viértelo en un frasco limpio y esterilizado. Cierra con fuerza la tapa y guárdalo en un lugar fresco y oscuro durante un máximo de seis meses.

24

Cómo preparar un aceite con infusión de hierbas secas: método rápido

Si no puedes esperar seis semanas a que se haga la infusión del aceite, usa el método rápido para obtener resultados el mismo día de la preparación.

1. Coloca la hierba seca en un recipiente al baño maría. Vierte la cantidad suficiente de aceite básico para que cubra la hierba al menos 2 centímetros y medio por encima de ella. Calienta la mezcla de hierba y aceite a fuego bajo (entre 38 °C y 54 °C) durante 8 horas, removiendo con frecuencia. Deja enfriar las hierbas hasta que alcancen la temperatura ambiente.

2. Cuela el aceite a través de un paño fino y viértelo en un frasco limpio y esterilizado. Cierra bien la tapa y guárdalo en un lugar fresco y oscuro durante un máximo de seis meses.

25

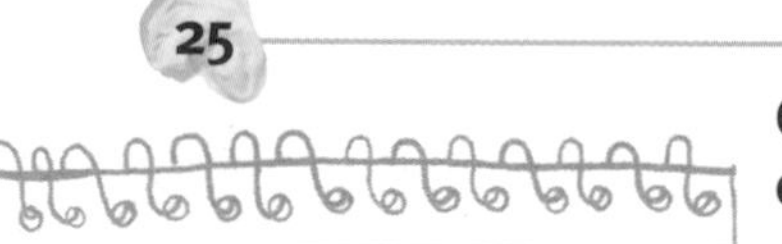

Cómo preparar la pomada multiusos cicatrizante perfecta

Ingredientes:

¼ de taza de aceite de oliva con infusión de hierbas

2 cucharadas colmadas de cera de abeja

10 gotas de aceite esencial de lavanda

10 gotas de aceite esencial de árbol del té

10 gotas de aceite esencial de mirra

Para unos 85 gramos

Esta pomada es perfecta para las excursiones. Primero, crea una infusión de aceite de oliva con raíz de bardana, flores de caléndula, flores de manzanilla, cerastio, sello de oro, ortigas, raíz de mahonia (también conocida como uva de Oregón), plátano macho, tomillo y milenrama. La pomada se espesa empleando cera de abeja y aceites esenciales de lavanda, árbol del té y mirra. Estas hierbas poseen propiedades antibacterianas, antiinflamatorias, antisépticas y antitóxicas, así como propiedades calmantes para la piel.

1. Tritura las hierbas hasta formar un polvo y crea una infusión en aceite siguiendo uno de los métodos arriba descritos.

2. Una vez preparado, calienta el aceite con infusión de hierbas y la cera de abeja hasta que se haya derretido. Luego añade el resto de ingredientes y mezcla todo bien.

3. Vierte la mezcla en un envase y déjala enfriar.

UN TRUCO

Para evitar que tu aceite con infusión de hierbas se ponga rancio, asegúrate de usar hierbas secas, como las que se encuentran en el supermercado, y elige un aceite que tenga un largo período de conservación, como el aceite de oliva o el de jojoba.

Cómo elegir hierbas beneficiosas para crear infusiones de aceite

Nombre botánico	Nombre común	Cualidades en infusión de aceite
Achillea millefolium	**Milenrama**	Buen aceite básico para preparar recetas que calmen la piel seca y dañada.
Althaea officinalis	**Raíz de malvavisco**	Buen aceite básico para preparar recetas ideadas para pieles secas y maduras.
Arctium lappa	**Raíz de bardana**	Buen aceite básico para tratamientos capilares.
Calendula officinalis	**Flores de caléndula**	Bueno para pieles secas y dañadas y para preparar pomadas y cremas calmantes.
Hydrastis canadensis	**Sello de oro**	Buen aceite básico para preparar recetas contra el acné o para pieles con tendencia a los puntos negros.
Lavandula x intermedia	**Flores de lavanda**	Buen aceite básico para preparar todo tipo de productos de belleza. Tiene un aroma delicioso y resulta perfecto para aceites de masaje.
Mahonia aquifolium	**Raíz de mahonia o uva de Oregón**	Buen aceite básico para recetas que combatan la piel grasa, el acné y las pieles con tendencia a los puntos negros.
Matricaria recutita	**Flores de manzanilla**	Buen aceite básico para preparar todo tipo de productos de belleza. Tiene un aroma maravilloso y es perfecto para aceites de masaje.
Melissa officiinalis	**Citronela**	Bueno para recetas calmantes de la piel. Perfecto para bálsamos labiales que suavicen las úlceras.
Mentha piperita	**Menta piperita**	Excelente aceite básico para los productos del cuidado de los pies.
Plantago major	**Plátano macho**	Excelente aceite básico para todo tipo de piel.
Rosmarinus officinalis	**Romero**	Excelente aceite básico para tratamientos capilares.
Sambucus nigra	**Saúco**	Buen aceite básico para preparar todo tipo de productos de belleza. Tiene un aroma maravilloso y resulta perfecto para aceites de masaje.
Stellaria media	**Cerastio**	Excelente para sanar y proteger pieles secas y dañadas. Fantástico para tratamientos del cuero cabelludo.
Symphytum officinale	**Raíz y hoja de consuelda**	Buen aceite básico para crear recetas contra las quemaduras solares, el eczema, las picaduras de insectos, las estrías y la piel seca. **Nota:** No emplear en heridas sin limpiar o en la piel agrietada.
Thymus vulgaris	**Tomillo**	Buen aceite básico para preparar recetas contra el acné y la piel con tendencia a los puntos negros.

Aceites esenciales

El arte de la aromaterapia se basa en el uso de aceites esenciales muy complejos y concentrados, que se extraen de diversas fuentes vegetales como hojas, flores, bayas, pétalos y frutas. Estos compuestos volátiles son el «alma» o la esencia de la planta de la que se extraen. Cuando dejas de oler una hermosa rosa, es el aceite esencial de las células de sus pétalos el que produce ese delicioso y embriagador aroma que persiste. Los aceites esenciales se usan con frecuencia en productos naturales de belleza; pueden utilizarse para formular perfumes y fragancias (consulta las páginas 128-135), para que la piel luzca más saludable y radiante, e incluso pueden atomizarse en el aire para estimular la mente o calmar los nervios.

26

Comprar aceites esenciales para aplicaciones de cuidado de la piel y belleza

Es importante adquirir y usar únicamente aceites esenciales de gran calidad, genuinos y terapéuticos, procedentes de fuentes fiables y ampliamente establecidas en el mercado. Por desgracia, existen empresas que comercializan aceites esenciales adulterados y/o sintéticos, que resultan ineficaces y también pueden ser peligrosos. A continuación te ofrecemos algunos trucos para elegir aceites esenciales auténticos y de gran calidad:

- Elige aceites esenciales con certificación orgánica o de recolección silvestre siempre que sea posible.
- Guarda los aceites esenciales en botellas de cristal de color ámbar o de color oscuro, con tapones a prueba de niños si tienes niños pequeños en casa.
- Elige botellas pequeñas (de aproximadamente 15 ml), ya que muchos aceites esenciales deben usarse en un plazo no superior a uno o dos años desde su compra.
- Compra aceites esenciales puros sin diluir que no se hayan mezclado con otros aceites básicos ni con otros líquidos.
- Cómpralos a empresas de reputación y que estén disponibles para responder cualquier pregunta que pueda surgirte.
- Muchos lugares que venden aceites esenciales disponen de frascos de muestra para que los pruebes antes de comprarlos. Es una forma genial de familiarizarte con su aroma.

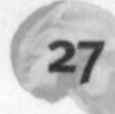

27

Elegir los aceites esenciales en función de su precio

Uno de los factores fundamentales que determinan el precio de un aceite esencial es la cantidad de plantas necesaria para producir el aceite. Por ejemplo, el aceite esencial de rosa de Damasco (*Rosa damascena*) es uno de los más caros del mercado, ya que es preciso usar aproximadamente 4.500 kg de pétalos recién recolectados para destilar mediante vapor unos 450 gramos de aceite esencial. Por el contrario, el aceite esencial de naranja dulce (*Citrus sinensis*) es muy económico debido a que se dispone de una gran cantidad de pieles de naranja que producen grandes niveles de aceite esencial al prensarlas en frío.

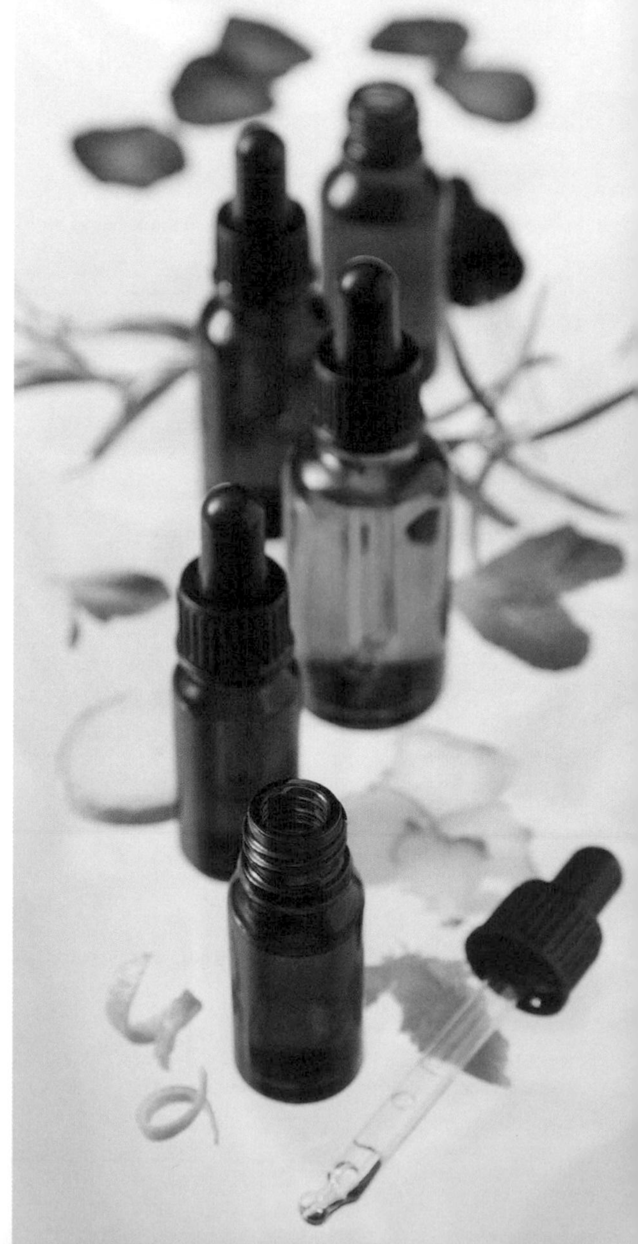

ACEITES ESENCIALES DE PRECIO ECONÓMICO (10 € o menos)	ACEITES ESENCIALES DE PRECIO MODERADO (11-20 €)	ACEITES ESENCIALES DE PRECIO ELEVADO (20 € o más)
Aceite de resina de benjuí	Amaro	Abeto de Douglas
Aguja de abeto	Baya de enebro	Abeto de Vancuver
Ajedrea	Bergamota	Absoluto de jazmín
Albahaca	Ciprés	Absoluto de musgo de roble
Bálsamo de copaiba	Clementina	Absoluto de rosa
Bálsamo del Perú	Corteza de canela	Absoluto de vainilla
Cáscara de lima	Gálbano	Aceite esencial de rosa búlgara
Cedro de Virginia	Hinojo	Cardamomo
Cedro del Atlas	Hisopo	Davana
Citronela	Jengibre	Flor de lúpulo
Clavo	Laurel	Flor de papel
Elemí	Lavanda	Hipérico o hierba de San Juan
Estragón	Mejorana dulce	Jara
Eucalipto	Nuez moscada	Manuka
Eucalipto de limón	Olíbano	Manzanilla azul
Hierbabuena	Opopanax o mirra dulce	Manzanilla marroquí
Hoja de canela	Pachuli	Manzanilla romana
Lavanda 40/42	Pimienta negra	Melisa
Lavanda portuguesa	Rosa geranio	Milenrama azul
Limón	Salvia común	Mirra
Limoncillo o hierba limón	Tomillo rojo	Mirto
Litsea cubeba	Vetiver	Nardo
Mandarina	Ylang ylang	Neroli/flor de naranjo
Menta piperita		Raíz de angélica
Naranja amarga		Sándalo australiano
Naranja dulce		Semilla de zanahoria
Niaouli o niaulí		Toronjil
Palmarosa		
Palo de rosa		
Petitgrain		
Pícea		
Pino silvestre		
Pomelo		
Ravensara		
Romero		
Semilla de anís		
Semilla de cilantro		

• *Ten en cuenta que en esta tabla se muestra el nombre común de los aceites esenciales, pero los precios se corresponden a frascos de unos 15 ml según los precios de 2014. Por favor, consulta la tabla completa de aceites esenciales de las páginas 32-37 para conocer los nombres botánicos de todos los aceites.*

UN TRUCO

• Si un aceite esencial te parece demasiado económico, es muy posible que no merezca la pena comprarlo. Solo deberías adquirir aceites de gran calidad, cuyo precio se encuentre dentro de los parámetros que marca el mercado (consulta la lista de la izquierda).

• Puedes probar aceites de precio elevado sin acabar con tu presupuesto comprando frascos pequeños de 4 ml o incluso menos.

Algunas definiciones útiles

Aceite esencial: Líquido concentrado que se extrae de algunas partes de las plantas. Los aceites esenciales contienen componentes volátiles que aportan aroma y que no son solubles en agua. Sus moléculas son muy pequeñas y pueden evaporarse rápidamente, lo que les permite absorberse dentro de nuestros cuerpos mediante inhalación y/o mediante la aplicación sobre la piel. Los aceites esenciales se extraen mediante destilación por vapor o mediante presión.

Absolutos: Se trata de extractos disolventes procedentes de material botánico. El absoluto de jazmín es un ejemplo en el que un solvente hidrocarbonado se usa para extraer las moléculas aromáticas de las flores. Los absolutos suelen utilizarse sobre todo para fabricar perfumes y en aplicaciones aromáticas.

Extractos de CO_2: También conocidos como extractos supercríticos de CO_2, son muy similares a los aceites esenciales destilados por vapor. La extracción mediante CO_2 es una forma moderna de extraer los aceites volátiles empleando dióxido de carbono supercrítico presurizado.

Aceites esenciales de cítricos: La mayoría de los aceites esenciales de frutas cítricas se obtienen mediante prensado en frío de las cáscaras y pieles. Es importante elegir aquellos aceites esenciales de frutas cítricas con certificado orgánico siempre que sea posible.

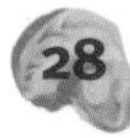

¿Un poco de leche?

Los aceites esenciales no se mezclan bien con el agua, así que lo mejor es que los mezcles con una cucharada de nata espesa o leche antes de añadirlos al agua de la bañera.

Respira feliz

Aspirar aceites esenciales puede producir una sensación de equilibrio fisiológico. Prueba a poner unas gotas de aceite esencial en un pañuelo de papel y luego aspira los vapores. Por ejemplo, pon unas gotas de lavanda para obtener un efecto calmante, unas gotas de albahaca para un efecto energizante, unas gotas de rosa geranio para despabilarte cuando estás cansado a mitad del día o unas pocas gotas de menta piperita para aliviar los efectos de una cefalea.

UN TRUCO

- Guarda tus aceites esenciales en un lugar fresco y oscuro para mantenerlos frescos. Evita exponerlos a la luz solar.
- Los aceites cítricos tienden a oxidarse, lo que puede provocar sensibilidad en la piel. Por eso deben guardarse en el frigorífico y usarse en un plazo no superior a nueve meses.

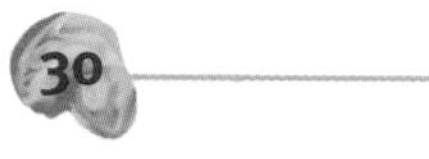

Evita la irritación

Cuando uses aceites esenciales para tus recetas durante un período prolongado de tiempo, utiliza un par de guantes desechables para evitar el contacto directo con las manos, pues podría provocar irritaciones en la piel.

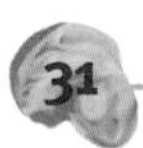

Conversiones de medidas de peso de aceites esenciales

En función de la viscosidad del aceite esencial a utilizar, hay aproximadamente entre 20 y 30 gotas de aceite esencial por mililitro (ml). Los aceites esenciales se miden normalmente en gotas o por el orificio de extracción de su envase o a través de un cuentagotas. Las medidas y pesos que se muestran en la siguiente tabla son aproximados.

Cucharaditas	Mililitros	Gotas de un cuentagotas o del orificio del envase
¾ de cucharadita	3,75 ml	De 75 a 112 gotas
1 cucharadita	7,5 ml	De 150 a 224 gotas
3 cucharaditas	15 ml	De 300 a 448 gotas
6 cucharaditas	30 ml	De 600 a 896 gotas

Recuerda: 1 mililitro de aceite esencial = entre 20 y 30 gotas

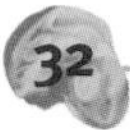

Consejos para emplear aceites esenciales de forma segura

Ya hace mucho que los aceites esenciales se usan de forma segura. A continuación te ofrecemos algunas directrices que deberás seguir a la hora de utilizar aceites esenciales:

- Mantén todos los aceites esenciales fuera del alcance de niños y mascotas o guárdalos en envases a prueba de niños.
- Nunca apliques un aceite esencial sin diluir. Sigue las instrucciones para su correcta disolución.
- No uses aceites esenciales en bebés o niños a menos que estés asesorado por un médico cualificado.
- Haz siempre una prueba en la piel usando el aceite esencial diluido al 2 % en un aceite básico aplicándolo en la parte interior del codo. Espera 24 horas para comprobar que no aparece enrojecimiento, irritación u otra reacción adversa. Si es así, busca ayuda médica (véase página 11).
- No utilices nunca los aceites esenciales de forma interna a menos que recibas asesoramiento de un médico cualificado.
- Evita que los aceites esenciales entren en contacto con tus ojos, orejas, nariz y boca, ni con otras membranas mucosas sensibles.
- Si tienes la piel sensible, problemas cardiovasculares o renales, epilepsia u otra afección médica, no uses aceites esenciales a menos que tu médico te confirme que es seguro hacerlo.
- Si estás embarazada o en período de lactancia, consulta a tu médico antes de usar aceites esenciales.
- Si tomas algún medicamento, no uses aceites esenciales salvo que tu médico te haya dicho que es seguro.
- No te expongas a la luz solar directa durante al menos ocho horas después de haber aplicado un producto que contenga un aceite fotosensibilizante.
- Si te entra aceite esencial en el ojo, lávalo inmediatamente con leche fría o aceite vegetal para diluirlo. Busca asistencia médica lo antes posible.
- Si un aceite esencial entra en contacto con tu piel, usa una crema o un aceite vegetal para diluirlo y eliminarlo y a continuación lava la zona con agua y jabón
- Si por accidente ingieres un aceite esencial, avisa inmediatamente a tu centro local de intoxicaciones y busca el tratamiento médico adecuado.

UN TRUCO

- Atomizar aceites esenciales en el aire es una forma maravillosa de experimentar sus efectos terapéuticos. Sigue las instrucciones de tu nebulizador o atomizador para obtener los mejores resultados (página 135).

- Si tu popurrí se ha echado a perder, rocíalo con unas gotas de tu aceite esencial favorito para revivirlo y que las habitaciones vuelvan a oler de maravilla.

Aceites esenciales «esenciales»

Tanto si te acabas de adentrar en el mundo de los aceites esenciales y te gustaría crear un «kit para principiantes» como si posees un amplio conocimiento de la aromaterapia y te apetecería complementar tu colección actual, aquí te muestro mis aceites esenciales favoritos. Mi criterio para decidir esta selección se basa en incorporar una gama equilibrada de aceites esenciales que generalmente se consideran seguros, se emplean tradicionalmente por sus cualidades reparadoras de la piel, poseen un delicioso aroma y poseen certificación orgánica.

Si tu presupuesto solo te permite comprar uno o dos aceites esenciales al principio, elige el de lavanda y/o el de olíbano. Ambos tienen un precio moderado y son ideales para la mayoría de productos para el cuidado de la piel. Uno de ellos o ambos ofrecen beneficios para los puntos negros, la piel seca, las cicatrices, las arrugas, las quemaduras solares y mucho más.

1. **Lavanda** (*Lavandula angustifolia*)
2. **Olíbano** (*Boswellia carterii*)
3. **Flor de papel** (*Helichrysum italicum*)
4. **Semilla de zanahoria** (*Daucus carota*)
5. **Rosa búlgara** (*Rosa damascena*)
6. **Árbol del té** (*Melaleuca alternifolia*)
7. **Manzanilla azul** (*Matricaria recutita*)
8. **Sándalo** (*Santalum spicatum*)
9. **Geranio** (*Pelargonium graveolens*)
10. **Palmarosa** (*Cymbopogon martinii*)

34

Características de los aceites esenciales

Esta tabla ofrece información sobre el método de extracción, la parte de la planta empleada, las propiedades y las consideraciones sobre seguridad de cada aceite esencial. Tiene únicamente fines informativos y no pretende, en ningún caso, tratar, curar, prevenir o diagnosticar ninguna enfermedad o afección, así como tampoco prescribir tratamiento alguno. Esta información no ha sido evaluada por la *Food and Drug Administration* estadounidense. Ten en cuenta que todos los aceites esenciales incluidos en las siguientes seis páginas deben utilizarse altamente diluidos.

Aceite esencial	Método de extracción y parte de la planta empleada	Propiedades y beneficios terapéuticos potenciales	Precauciones especiales
Absoluto de jazmín (*Jasminum grandiflorum*)	Disolvente de alcohol etílico extraído de las flores	Analgésico, antiinflamatorio, afrodisíaco, tónico	• Evitar durante el embarazo.
Absoluto de musgo de roble (*Evernia prunastri*)	Extracción con disolvente del liquen de roble	Antiséptico, emoliente, fijador	• Evitar durante el embarazo.
Absoluto de rosa (*Rosa damascena*)	Extracción con disolvente de alcohol de los pétalos de la flor	Antivírico, afrodisíaco, astringente, sedante, tónico	• Evitar durante el embarazo.
Absoluto de vainilla (*Vanilla planifolia*)	Semilla y/o vaina extraídas con disolvente de alcohol etílico	Empleado en la creación de perfumes	
Aceite de resina de benjuí (*Styrax tonkinensis*)	Extracción con etanol de la resina	Antiinflamatorio, antioxidante, antiséptico, astringente, desodorante, sedante, estíptico	• Evitar durante el embarazo. • No usar internamente.
Aceite esencial de rosa búlgara (*Rosa damascena*)	Pétalos de la flor destilados por vapor	Analgésico, antibacteriano, antimicrobiano, antiséptico, antivírico, afrodisíaco, astringente, bactericida, desodorante, desinfectante, sedante, tónico	• Evitar durante el embarazo.
Aguja de abeto (*Abies balsamea*)	Agujas destiladas por vapor	Analgésico, antiséptico, antitusivo, astringente, desodorante, estimulante, tónico	• Evitar durante el embarazo.
Albahaca (*Ocimum basilicum*)	Planta con flor destilada por vapor	Antibacteriano, antiséptico, antiespasmódico, estimulante, tónico	• Evitar si se padece epilepsia o durante el embarazo. • Puede provocar irritación de la piel.
Amaro (*Salvia sclarea*)	Hojas y flores destiladas por vapor	Antibacteriano, antiséptico, antiespasmódico, afrodisíaco, astringente, desodorante, eufórico, sedante	• Evitar durante el embarazo.
Árbol del té (*Melaleuca alternifolia*)	Hojas y ramas destiladas por vapor	Analgésico, antibacteriano, antifúngico, antiinflamatorio, antimicrobiano, antiséptico, antivírico, desodorante, fungicida	
Bálsamo de copaiba (*Copaifera officinalis*)	Bálsamo en bruto destilado por vapor	Antibacteriano, antiinflamatorio, desinfectante, estimulante	• Evitar durante el embarazo. • Puede provocar irritación de la piel.
Bálsamo del Perú (*Myroxylon balsamum*)	Bálsamo en bruto destilado por vapor	Antiinflamatorio, antiséptico, estimulante	• Evitar durante el embarazo.

Aceite esencial	Método de extracción y parte de la planta empleada	Propiedades y beneficios terapéuticos potenciales	Precauciones especiales
Baya de enebro (*Juniperus communis*)	Bayas destiladas por vapor	Analgésico, antimicrobiano, antiséptico, antiespasmódico, astringente, sedante	• Evitar si se padecen enfermedades renales o hepáticas y durante el embarazo.
Bergamota (*Citrus bergamia*)	Piel del fruto prensada en frío	Analgésico, antibacteriano, antidepresivo, antiséptico, antiespasmódico, astringente, desodorante, sedante, estimulante, tónico	• Evitar durante el embarazo. • Puede ser fotosensibilizante.
Cardamomo (*Elettaria cardamomum*)	Fruto destilado por vapor	Antiséptico, antiespasmódico, tonificador del sistema nervioso, estimulante	
Cáscara de lima (*Citrus aurantifolia*)	Piel del fruto prensada en frío	Antibacteriano, antiséptico, antiespasmódico, antivírico, astringente, bactericida, desodorante, restaurador, tónico	• Evitar durante el embarazo. • Puede ser fotosensibilizante.
Cedro de Virginia (*Juniperus virginiana*)	Madera destilada por vapor	Antiséptico, antiespasmódico, astringente, estimulante de la circulación, sedante	• Evitar durante el embarazo.
Cedro del Atlas (*Cedrus atlantica*)	Madera y serrín destilados por vapor	Antifúngico, antiséptico, afrodisíaco, astringente, vigorizante, sedante, tónico	• Evitar durante el embarazo.
Ciprés (*Cupressus sempervirens*)	Agujas y ramas destiladas por vapor	Antibacteriano, antiinflamatorio, antiséptico, antiespasmódico, astringente, desodorante, sedante, tónico	• Evitar durante el embarazo.
Citronela (*Cymbopogon winterianus*)	Hierba destilada por vapor	Analgésico, antiséptico, astringente, desodorante	• Evitar durante el embarazo. • Puede provocar irritación de la piel.
Clavo (*Syzygium aromaticum*)	Capullos de flor destilados por vapor	Analgésico, antiedad, antibacteriano, antifúngico, antiinflamatorio, antimicrobiano, antiespasmódico, antioxidante, antiséptico, antivírico, estimulante	• Evitar durante el embarazo y si se padecen enfermedades hepáticas o renales. • Puede provocar irritación de la piel.
Clementina (*Citrus reticulata*)	Piel del fruto prensada en frío	Antiséptico, antiespasmódico, hipnótico, estimulante del sistema linfático, sedante, tónico	• Evitar durante el embarazo.
Corteza de canela (*Cinnamomum zeylanicum*)	Corteza interior desecada destilada por vapor	Analgésico, antibacteriano, antifúngico, antiinflamatorio, antimicrobiano, antiséptico, antiespasmódico, afrodisíaco, astringente, estimulante	• Evitar durante el embarazo o si se padecen enfermedades hepáticas o renales. • No utilizar sobre la piel a menos que esté altamente diluido. • No usar internamente.
Davana (*Artemisia pallens*)	Hojas y flores destiladas por vapor	Antiséptico, antivírico, afrodisíaco, desinfectante, sedante	• Evitar durante el embarazo.
Elemí (*Canarium luzonicum*)	Goma destilada por vapor	Analgésico, antiséptico, antivírico, fungicida, vigorizane, estimulante, tónico	• Evitar durante el embarazo.
Estragón (*Artemisia dracunculus*)	Planta con flor destilada por vapor	Antiséptico, antiespasmódico, hipnótico, estimulante	• Evitar durante el embarazo.

Aceite esencial	Método de extracción y parte de la planta empleada	Propiedades y beneficios terapéuticos potenciales	Precauciones especiales
Eucalipto (*Eucalyptus globulus*)	Hojas y ramas destiladas por vapor	Analgésico, antibacteriano, antifúngico, antiséptico, antiespasmódico, antivírico, desodorante, estimulante	• Evitar durante el embarazo y con homeopatía. • Puede provocar irritación de la piel.
Eucalipto de limón (*Eucalyptus citriodora*)	Hojas y ramas destiladas por vapor	Antiséptico, antivírico, bactericida, calmante, desodorante, fungicida	• Evitar durante el embarazo y con homeopatía.
Flor de lúpulo (*Humulus lupulus*)	Flores destiladas por vapor	Antimicrobiano, antiséptico, antiespasmódico, astringente, bactericida, sedante	• Evitar si se padece depresión y durante el embarazo. • Puede provocar irritación de la piel.
Flor de papel (*Helichrysum italicum*)	Flores destiladas por vapor	Antibacteriano, antiinflamatorio, antimicrobiano, antioxidante, antiespasmódico, astringente, estimulante	• Evitar durante el embarazo.
Gálbano (*Ferula galbaniflua*)	Resina destilada por vapor	Analgésico, antiinflamatorio, antimicrobiano, antiséptico, antiespasmódico, hipotensivo, vigorizante, tónico	
Hierbabuena (*Mentha spicata*)	Planta con flor destilada por vapor	Analgésico, anestésico, antibacteriano, antiinflamatorio, antiséptico, antiespasmódico, astringente, estimulante, tónico	
Hisopo (*Hyssopus officinalis*)	Planta con flor destilada por vapor	Antibacteriano, antiséptico, antiespasmódico, antivírico, astringente, sedante, tónico	• Evitar durante el embarazo.
Hoja de canela (*Cinnamomum zeylanicum*)	Hojas destiladas por vapor	Analgésico, antibacteriano, antiinflamatorio, antiséptico, antiespasmódico, estimulante	• Evitar durante el embarazo. • Puede provocar irritación de la piel.
Jara (*Cistus ladaniferus*)	Parte aérea destilada por vapor	Antimicrobiano, antiséptico, astringente, tónico	• Evitar durante el embarazo.
Jengibre (*Zingiber officinale*)	Raíz destilada por vapor	Analgésico, antibacteriano, antiinflamatorio, antioxidante, antiséptico, antiespasmódico, afrodisíaco, astringente, estimulante, tónico	• Puede provocar irritación de la piel. • Puede ser fototóxico.
Laurel (*Laurus nobilis*)	Hojas y ramas destiladas por vapor	Analgésico, anestésico, antibacteriano, antifúngico, antimicrobiano, antiséptico, sedante	• Evitar durante el embarazo. • Puede provocar irritación de la piel.
Lavanda (*Lavandula angustifolia*)	Sumidades floridas destiladas por vapor	Analgésico, antibacteriano, antiinflamatorio, antimicrobiano, antiséptico, antiespasmódico, aromático, desodorante, sedante, estimulante	
Lavanda portuguesa (*Lavandula latifolia*)	Sumidades floridas destiladas por vapor	Analgésico, antibacteriano, antiinflamatorio, antimicrobiano, antiséptico, antiespasmódico, aromático, desodorante, estimulante	• Evitar durante el embarazo.
Limón (*Citrus limon*)	Piel del fruto prensada en frío	Antibacteriano, antifúngico, antiinflamatorio, antimicrobiano, antiséptico, antiespasmódico, astringente, sedante	• Evitar durante el embarazo. • Puede ser fotosensibilizante.

Aceite esencial	Método de extracción y parte de la planta empleada	Propiedades y beneficios terapéuticos potenciales	Precauciones especiales
Limoncillo o hierba limón (*Cymbopogon flexuosus*)	Hierba destilada por vapor	Analgésico, antifúngico, antiinflamatorio, antimicrobiano, antioxidante, antiséptico, antivírico, astringente, bactericida, desodorante, fungicida, sedante, tónico	• Evitar durante el embarazo. • Puede ser fotosensibilizante.
Litsea cubeba (*Litsea cubeba*)	Fruto destilado por vapor	Antibiótico, antiinfeccioso, antiinflamatorio, antiséptico, desodorante, sedante, estimulante	• Evitar durante el embarazo.
Mandarina (*Citrus reticulata*)	Piel del fruto prensada en frío	Antimicrobiano, antiséptico, antiespasmódico, hipnótico, estimulante, tónico	• Puede ser fotosensibilizante.
Manuka (*Leptospermum scoparium*)	Hojas y ramas destiladas por vapor	Analgésico, anestésico, antibacteriano, antifúngico, antiinflamatorio, antimicrobiano, antiséptico, antivírico, desodorante, sedante	• Evitar durante el embarazo.
Manzanilla azul (*Matricaria recutita*)	Flores destiladas por vapor	Analgésico, antiinflamatorio, antiespasmódico, bactericida, fungicida, sedante	
Manzanilla marroquí (*Ormensis mixta*)	Flores destiladas por vapor	Antiespasmódico, sedante	
Manzanilla romana (*Anthemis nobilis*)	Flores destiladas por vapor	Analgésico, antibacteriano, antiinflamatorio, antimicrobiano, antiséptico, antiespasmódico, sedante, tónico	
Mejorana dulce (*Marjorana hortensis*)	Planta con flor destilada por vapor	Analgésico, antioxidante, antiséptico, antiespasmódico, antivírico, sedante, tónico	• Evitar durante el embarazo.
Melisa (*Melissa officinalis*)	Véase Toronjil		
Menta piperita (*Mentha piperita*)	Planta con flor destilada por vapor	Analgésico, antibacteriano, antiinflamatorio, antifúngico, antimicrobiano, antiséptico, antiespasmódico, astringente, sedante, estimulante, vasoconstrictor	• Evitar durante el embarazo.
Milenrama azul (*Achillea millefollum*)	Flores destiladas por vapor	Antiinflamatorio, antibacteriano, antifúngico, antipirético, antiséptico, antiespasmódico, astringente, estimulante, tónico	• Evitar durante el embarazo.
Mirra (*Commiphora myrrha*)	Goma destilada por vapor	Antifúngico, antiinflamatorio, antimicrobiano, antiséptico, antiespasmódico, antivírico, astringente, fungicida, sedante, tónico	• Evitar durante el embarazo.
Mirto (*Myrtus communis*)	Hojas y ramas destiladas por vapor	Antiséptico, astringente, bactericida, sedante, tónico	• Evitar durante el embarazo.
Naranja amarga (*Citrus aurantium*)	Piel del fruto prensada en frío	Antiinflamatorio, antiséptico, antiespasmódico, astringente, bactericida, desodorante, fungicida, estimulante	• Puede provocar irritación de la piel. • Puede ser fotosensibilizante.
Naranja dulce (*Citrus sinensis*)	Piel del fruto prensada en frío	Antiinflamatorio, antiséptico, antiespasmódico, bactericida, fungicida, estimulante, tónico	• Puede ser fotosensibilizante.
Nardo (*Nardostachus jatamansi*)	Raíces destiladas por vapor	Antibiótico, antifúngico, antiinfeccioso, antiinflamatorio, antiséptico, bactericida, desodorante, fungicida, sedante, tónico	

Aceite esencial	Método de extracción y parte de la planta empleada	Propiedades y beneficios terapéuticos potenciales	Precauciones especiales
Neroli/flor de naranjo (*Citrus aurantium*)	Flores destiladas por vapor	Antibacteriano, antiinflamatorio, antiséptico, antiespasmódico, afrodisíaco, fungicida, sedante, tónico	• Evitar durante el embarazo.
Niaouli o niaulí (*Melaleuca viridiflora*)	Hojas y ramas destiladas por vapor	Analgésico, antiséptico, antiespasmódico, bactericida, estimulante	• Evitar durante el embarazo.
Nuez moscada (*Myristica fragrans*)	Semillas destiladas por vapor	Analgésico, antioxidante, antiséptico, antiespasmódico, afrodisíaco, estimulante, tónico	• Evitar durante el embarazo.
Olíbano (*Boswellia carterii*)	Resina destilada por vapor	Analgésico, antifúngico, antiinflamatorio, antioxidante, antiséptico, astringente, sedante, tónico	
Opopanax o mirra dulce (*Commiphora holtziana*)	Resina destilada por vapor	Antifúngico, antiinflamatorio, antimicrobiano, antiséptico, antiespasmódico, sedante	• Evitar durante el embarazo. • Puede ser fotosensibilizante.
Pachuli (*Pogostemon cablin*)	Hojas destiladas por vapor	Antibacteriano, antiinflamatorio, antimicrobiano, antiséptico, antivírico, bactericida, desodorante, estimulante, tónico	
Palmarosa (*Cymbopogon martinii*)	Hierba destilada por vapor	Antibacteriano, antifúngico, antiséptico, antivírico, estimulante, tónico	• Evitar durante el embarazo. • Puede ser fotosensibilizante.
Petitgrain (*Citrus aurantium*)	Hojas y ramas destiladas por vapor	Antiséptico, antiespasmódico, desodorante, estimulante, tónico	• Evitar durante el embarazo.
Pícea (*Tsuga canadensis*)	Agujas destiladas por vapor	Antimicrobiano, antiséptico, astringente, tónico	• Evitar durante el embarazo.
Pimienta negra (*Piper nigrum*)	Fruto desecado destilado por vapor	Analgésico, antibacteriano, antimicrobiano, antiséptico, antiespasmódico, afrodisíaco, estimulante, tónico	• Evitar emplear en homeopatía, si se padecen enfermedades renales o hepáticas y durante el embarazo. • Puede provocar irritación de la piel.
Pomelo (*Citrus paradisi*)	Piel del fruto prensada en frío	Antibacteriano, antidepresivo, antiséptico, astringente, vigorizante, estimulante, tónico	• Puede provocar irritación de la piel. • Puede ser fototóxico.
Raíz de angélica (*Angelica archangelica*)	Raíces destiladas por vapor	Antibacteriano, antifúngico, antiespasmódico, estimulante, tónico	• Evitar durante el embarazo. • Puede ser fotosensibilizante.
Ravensara (*Agathophyllum aromatica*)	Hojas destiladas por vapor	Analgésico, antibacteriano, antiinfeccioso, antiséptico, antivírico, estimulante	• Evitar durante el embarazo.
Romero (*Rosmarinus officinalis*)	Sumidades floridas destiladas por vapor	Analgésico, antibacteriano, antioxidante, antiséptico, antiespasmódico, afrodisíaco, astringente, fungicida, vigorizante, estimulante, tónico	• Evitar durante el embarazo y si se padece hipertensión.
Rosa geranio (*Pelargonium graveolens*)	Flores y hojas destiladas por vapor	Analgésico, antibacteriano, antidepresivo, antiinflamatorio, antiséptico, astringente, desodorante, vigorizante, sedante, estíptico, tónico, vasoconstrictor	• Evitar durante el embarazo. • Puede provocar irritación de la piel.

Aceite esencial	Método de extracción y parte de la planta empleada	Propiedades y beneficios terapéuticos potenciales	Precauciones especiales
Salvia común (*Salvia officinalis*)	Hojas destiladas por vapor	Antibacteriano, antiinflamatorio, antimicrobiano, tónico, antioxidante, antiséptico, antiespasmódico, astringente	• Evitar durante el embarazo.
Sándalo australiano (*Santalum spicatum*)	Raíces y duramen destilados por vapor	Antiséptico, antiespasmódico, afrodisíaco, astringente, bactericida, emoliente, fungicida, sedante, tónico	
Semilla de anís (*Pimpinella anisum*)	Semillas destiladas por vapor	Analgésico, antiséptico	• Evitar durante el embarazo y la lactancia. • Puede provocar irritación de la piel.
Semilla de cilantro (*Coriandrum sativum*)	Semillas destiladas por vapor	Analgésico, antibacteriano, antirreumático, antiespasmódico, afrodisíaco, fungicida, revitalizante, estimulante, tónico	• Evitar durante el embarazo.
Semilla de zanahoria (*Daucus carota*)	Semillas destiladas por vapor	Antiséptico, estimulante, tónico	• Evitar durante el embarazo. • Puede ser fotosensibilizante.
Tomillo rojo (*Thymus zygis*)	Planta con flor destilada por vapor	Analgésico, antibacteriano, antifúngico, antiinflamatorio, antimicrobiano, antioxidante, antiséptico, antiespasmódico, antivírico, bactericida, estimulador de la regeneración celular, desodorante, estimulante, tónico	• Evitar durante el embarazo. • Puede irritar la piel.
Toronjil (*Melissa officinalis*)	Planta con flor destilada por vapor	Antibacteriano, antihistamínico, antiinflamatorio, antiséptico, antiespasmódico, antivírico, bactericida, sedante, tónico	• Evitar durante el embarazo.
Vetiver (*Vetiveria zizanoides*)	Raíces destiladas por vapor	Analgésico, antibacteriano, antifúngico, antiinflamatorio, antimicrobiano, antioxidante, antiséptico, antiespasmódico, estimulador de la regeneración celular, sedante, estimulante, tónico	
Ylang ylang (*Cananga odorata*)	Flores destiladas por vapor	Empleado en la creación de perfumes	• Evitar durante el embarazo.

35

Aplicación y disolución de los aceites esenciales

No apliques nunca aceites esenciales sobre la piel sin haberlos diluido antes. Consulta esta tabla de disolución para obtener resultados seguros y efectivos. Si tu piel es sensible, prueba una proporción de disolución del 0,5 % (entre 4 y 5 gotas por cada 30 ml de aceite básico) para evitar una posible irritación.

Aplicación	Proporción de disolución	Cantidad de aceite esencial añadida al aceite básico
Aceite de masaje	2,5 %	20-25 gotas por cada 30 ml de aceite
Tratamiento para el baño	5 %	45-50 gotas por cada 30 ml de aceite básico añadido al agua
Baño para pies	5 %	45-50 gotas por cada 30 ml de aceite básico añadido al agua
Baño para manicura	3 %	27-30 gotas por cada 30 ml de aceite básico añadido al agua
Vapor facial	1,5 %	34-40 gotas añadidas a un cuenco de agua
Mascarilla facial	2,5 %	20-25 gotas por cada 30 ml de aceite básico
Aceite para tratamiento facial (sin aclarado)	2 %	18-20 gotas por cada 30 ml de aceite básico
Aceite para limpieza facial (con aclarado)	3 %	30-35 gotas añadidas al aceite básico
Tratamiento capilar	2,5 %	20-25 gotas por cada 30 ml de aceite básico
Perfume corporal	Entre 5 % y 10 %	45-100 gotas añadidas al aceite básico o alcohol básico
Loción corporal	2,5 %	20-25 gotas por cada 30 ml de aceite básico

Aguas florales

Las aguas florales o hidrolatos son las aguas aromáticas que se producen al destilar por vapor diversas plantas y flores en alambiques de cobre. El término «hidrolato» procede del latín y significa «solución de agua». Estas aguas florales contienen todas las maravillosas esencias de las plantas, pero son mucho más suaves y normalmente incluyen menos de un 1 por ciento de aceite esencial, lo que las convierte en un ingrediente perfecto de las recetas para mimar y cuidar la piel.

36

Ocho formas de usar las aguas florales

Existen distintos modos de usar las aguas florales. A continuación te desvelamos unos cuantos:

1. Úsalas como tonificador facial y corporal, ya sea solas o combinadas con otros ingredientes.
2. Úsalas como base de lociones y cremas que contengan agua para proporcionar un beneficio extra o para añadir un toque aromático a las recetas.
3. Úsalas impregnadas en una compresa para calmar los ojos cansados e hinchados.
4. Úsalas como base cuando prepares mascarillas faciales.
5. Úsalas como ingrediente añadido en baños capilares y champús.
6. Úsalas como base para espráis y perfumes corporales.
7. Úsalas para preparar tus propias bombas y espumas de baño.
8. Aplícalas sobre discos de algodón para eliminar el maquillaje.

37

El proceso de destilación

Esta ilustración de un alambique convencional explica cómo el vapor atraviesa las plantas y transporta sus componentes volátiles a través del túnel superior de la cámara de destilación. Luego, el destilado se condensa y crea un hidrolato (agua floral) y un aceite esencial. El aceite esencial se acumula en la superficie del hidrolato y, después, ambos se evacúan y se separan en contenedores individuales.

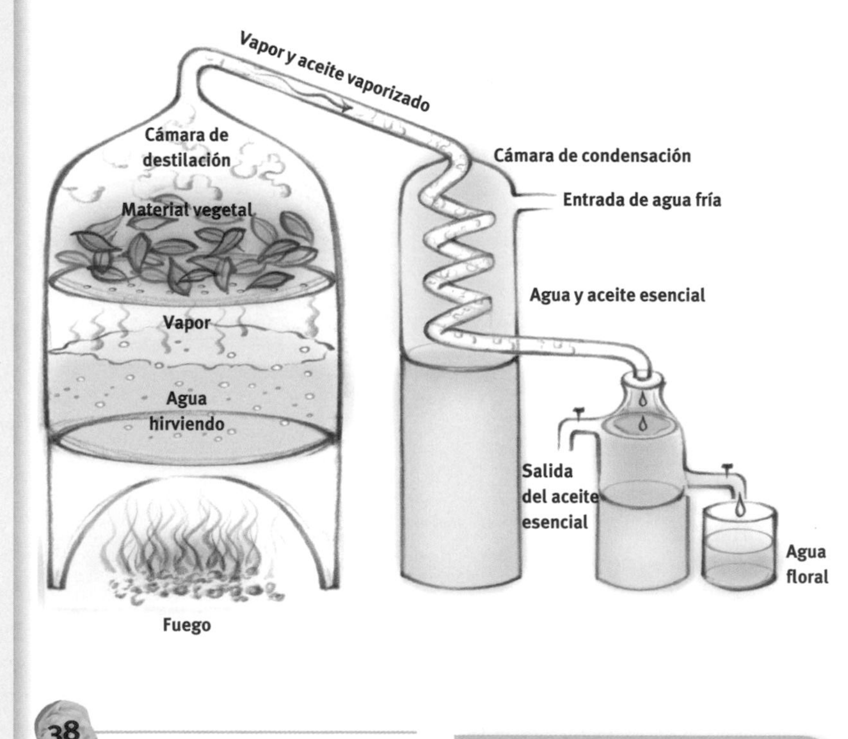

38

¡Dedos fuera!

No uses nunca los dedos ni utensilios antihigiénicos para tocar los hidrolatos. Emplea pipetas limpias o frascos con cuentagotas para medir las aguas florales.

HAZ LA PRUEBA

Mezcla agua floral de neroli y de rosa a partes iguales en un frasco con atomizador y conseguirás un ligero y sensual espray corporal.

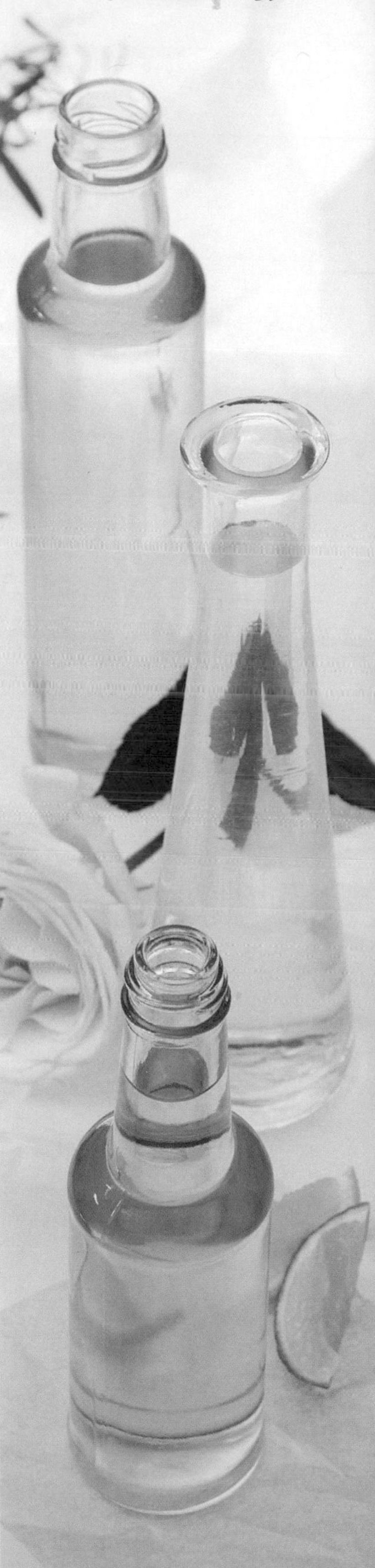

39

Elegir el agua floral adecuada

Hidrolato de albahaca: Destilado a partir de las hojas del *Ocimum basilicum*. Es excelente para las pieles con tendencia a los puntos negros, ya que tiene propiedades antibacterianas.
Hidrolato de caléndula: Destilado a partir de las flores de la *Calendula officinalis*. Para pieles con tendencia a los puntos negros.
Hidrolato de hierba gatera: Destilado a partir de las flores y las hojas de la *Nepeta cataria*. Es excelente como repelente de insectos.
Hidrolato de manzanilla: Destilado a partir de las flores de la *Matricaria recutita*. Es maravilloso para el cuidado de la piel. Rocíalo sobre la piel quemada por el sol.
Hidrolato de amaro: Destilado a partir de la *Salvia sclarea*. Para pieles grasas.
Hidrolato de pepino: Destilado a partir del fruto del *Cucumis sativus*. Prueba a refrigerarlo y úsalo como loción para después del sol.
Hidrolato de lavanda: Destilado a partir de las flores de la *Lavandula angustifolia*. Pruébalo como base de recetas para cremas o lociones que contengan agua.
Hidrolato de toronjil: Destilado a partir de las hojas de la *Melissa officinalis*. Pruébalo en recetas de cremas de masaje para relajarte y levantarte el ánimo.
Hidrolato de hierba luisa: Destilado a partir de las hojas de la *Aloysia citriodora*. Para la piel con tendencia a los puntos negros.
Hidrolato de lima: Destilado a partir del fruto de la *Citrus latifolia*. Para las pieles quemadas.
Hidrolato de neroli (flor de naranjo): Destilado a partir de las flores del *Citrus aurantium*. Pruébalo como espray corporal tras un baño relajante para calmar y revitalizar tu piel.
Hidrolato de menta piperita: Destilado a partir de las partes aéreas de la *Mentha piperita*. Rocíalo sobre tus pies cansados; notarás un alivio instantáneo.
Hidrolato de rosa geranio: Destilado a partir de la parte aérea del *Pelargonium capitatum*. Es perfecto como base en mascarillas de arcilla para pieles grasas.
Hidrolato de rosa: Destilado a partir de los pétalos de la *Rosa damascena*. Es perfecto como espray capilar refrescante.
Hidrolato de romero: Destilado a partir de las hojas del *Rosmarinus officinalis*. Perfecto en cremas y lociones para rejuvenecer la piel.
Hidrolato de tulsi (albahaca sagrada): Destilado a partir del *Ocimum tenuiflorum*. Para pieles con puntos negros.
Hidrolato de hamamelis: Destilado a partir de las ramas y la corteza de la *Hamamelis virginiana*. Para pieles grasas y con puntos negros.
Hidrolato de milenrama: Destilado a partir de la *Achillea millefolium*. Para aliviar afecciones de la piel como el eczema.

Cómo guardar las aguas florales

Las aguas florales son muy delicadas debido a su importante contenido en agua y a la ausencia de conservantes. Duran menos que los aceites esenciales, por lo que hay que almacenarlas correctamente: permanecerán perfecta hasta un año.

- Guárdalas en frascos de cristal ámbar bien cerrados para protegerlas de los rayos UVA y UVB.
- Deben estar en un lugar fresco y oscuro, como una alacena o una despensa.
- Si observas algún cambio —enturbiamiento, moho, partículas flotantes, florecimiento de bacterias o un cambio en su aroma— deséchalas, porque han perdido su integridad higiénica.
- Si crees que tus hidrolatos se conservan poco tiempo, guárdalos en envases con atomizador; así evitas abrir el frasco y exponerlos al oxígeno y los gérmenes.

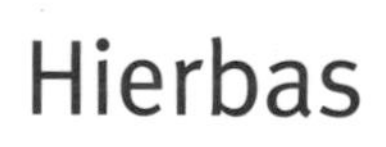

Hierbas

Si estás familiarizado con la botánica y eres capaz de identificar con precisión las diversas especies de plantas, es posible que te resulte divertido recolectar de forma silvestre las hierbas que vayas a emplear. No obstante, si prefieres comprarlas a proveedores de confianza existen varias formas de hacerlo.

41

Dónde comprar hierbas frescas

Puedes adquirir hierbas frescas en muchos lugares, por ejemplo:

Tiendas de alimentación: Venden manojos de hierbas frescas como albahaca, menta, eneldo, hierba limón, tomillo, romero y otras hierbas culinarias. Las hierbas frescas con frecuencia son orgánicas y se venden al peso.

Mercados agrícolas: Lugar maravilloso donde encontrar hierbas frescas. Suelen comenzar en primavera y duran todo el verano. Se venden a granel, así que podrás comprar tantas como necesites.

Agricultores locales: Los granjeros que cultivan determinadas hierbas normalmente se sienten encantados de venderlas al público. Si necesitas lavanda fresca, por ejemplo, busca a agricultores de lavanda por tu zona.

A través de internet: Existen empresas online que envían hierbas frescas a tu casa. Normalmente es necesario realizar una compra mínima y los gastos de envío suelen ser bastante caros.

42

Dónde comprar hierbas secas

Puedes obtener hierbas secas en diversos lugares, por ejemplo:

Tiendas de alimentación: El pasillo de las especias de tu supermercado más cercano suele incluir una gran variedad de hierbas secas. Muchas tiendas de alimentación también las ofrecen a granel.

Tiendas de nutrición: Con frecuencia tienen una amplia variedad de hierbas secas y en ocasiones incluso puedes encontrarlas a granel.

Herboristerías: Normalmente al frente de estos establecimientos hay un herborista con profundos conocimientos botánicos que puede sugerirte determinadas hierbas y ofrecerte información detallada de cada una que vende.

A través de internet: Las tiendas online que se especializan en hierbas secas son una buena opción, ya que las hierbas suelen ser de buena calidad y el equipo de ventas posee amplios conocimientos sobre las diversas especies que ofrecen.

▲ Tomillo fresco (1), bergamota (2), levístico (3), mejorana (4), perejil (5) y romero (6). Estas hierbas pueden ser ingredientes maravillosos para tus creaciones caseras de belleza.

43

Cultiva tus propias hierbas

Los viveros y tiendas de plantas suelen ofrecer paquetes de semillas de hierbas que puedes sembrar en tu jardín para cultivar tus propios ejemplares. Las empresas de venta de semillas de hierbas online son también una forma fantástica de encontrar una gran variedad de semillas de plantas.

44

Uso de hierbas en aplicaciones tópicas para el cuidado de la piel

Las hierbas pueden ser muy calmantes y sanadoras si se aplican tópicamente sobre la piel. A continuación mostramos algunos ejemplos de preparaciones herbales tópicas:

- Lociones con infusión de hierbas
- Cremas con infusión de hierbas
- Baños con infusión de hierbas
- Pomadas y bálsamos con infusión de hierbas
- Aceites con infusión de hierbas
- Aguas florales (hidrolatos)
- Compresas herbales

◄ Las hierbas secas como la raíz de alkanet (1), la hoja de nim (2), el tomillo seco (3) y el toronjil (4) deben almacenarse en un lugar fresco y oscuro.

45

Consejos para comprar y almacenar hierbas

Las mejores hierbas son las que poseen certificación orgánica o las de recolección silvestre. Hay que evitar aquellas que hayan sido tratadas con productos químicos dañinos. A continuación te ofrecemos algunos consejos útiles para comprar y guardar las hierbas:

- Cuando necesites hierbas frescas, compra solo la cantidad que vayas a usar. Salvo que quieras desecarlas tú mismo, lo mejor es comprarlas en pequeñas cantidades.
- Elige hierbas frescas de aroma fuerte e intenso y con aspecto de haber sido cortadas recientemente y de estar sanas.
- Guarda las hierbas frescas en un lugar fresco y seco como el frigorífico. Las hierbas secas deben guardarse dentro de envases herméticos, en un lugar fresco, oscuro y seco.
- Las hierbas frescas deben usarse en una semana o dos. Cuando empiecen a mustiarse o muestren zonas oscuras ya no sirven.
- Las flores, hojas y raíces secas duran hasta 12 meses si se almacenan correctamente, mientras que las semillas y cortezas secas se conservan hasta 30 meses.
- Etiqueta siempre las hierbas, especialmente las secas. Una vez cortadas y separadas, muchas flores y hojas pueden tener un aspecto muy similar entre sí.
- Infórmate de las posibles contraindicaciones de las diversas hierbas. Muchas veces alguna de ellas puede estar contraindicada por diversos motivos. Por ejemplo, se recomienda evitar el jengibre y el milenrama durante el embarazo, de modo que si padeces alguna afección médica, tomas algún medicamento o estás embarazada, asegúrate de que las hierbas que uses sean no perjudiquen tu salud.

2 Herramientas necesarias

Una de las principales ventajas de crear productos de belleza caseros es que con toda probabilidad ya tendrás en la cocina muchos de los utensilios y equipamiento necesarios para preparar las recetas de este libro, aunque algunas personas prefieren contar con un juego de utensilios exclusivamente para elaborar sus productos de belleza. En este capítulo te mostraremos qué herramientas necesitas y aprenderás algunos trucos útiles para conseguir calidad a precios razonables.

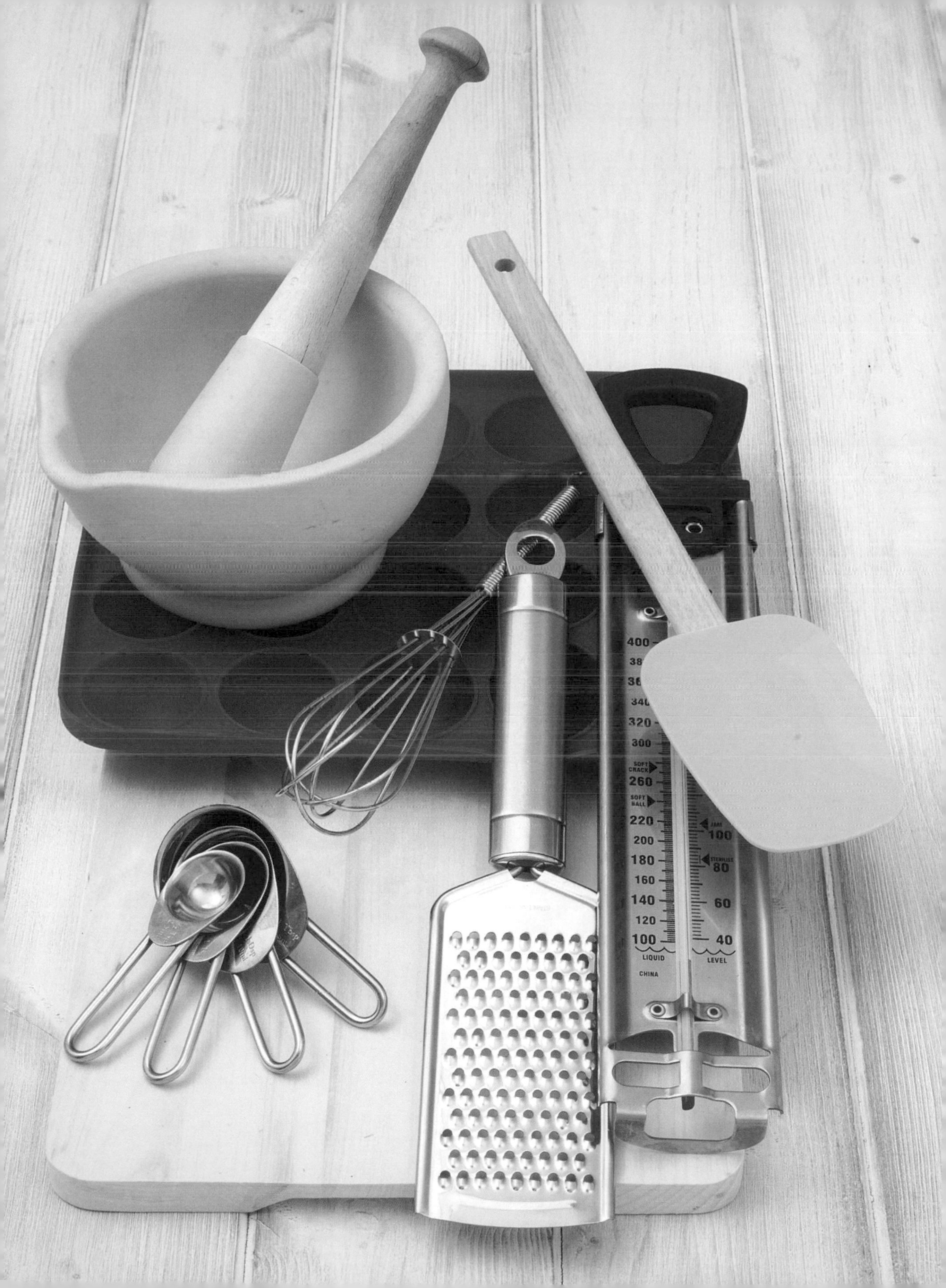
400
340
320
300
SOFT CRACK
260
SOFT BALL
220
200
180
160
140
120
100
LIQUID
CHINA
100
80
60
40
LEVEL

Equipamiento básico para la cocina

Existen dos categorías básicas de utensilios y equipamiento indispensables para preparar productos de belleza a mano. Usarás determinados utensilios para elaborar las recetas y necesitarás envases específicos para guardar tus productos de belleza. Veamos ahora las herramientas de «preparación».

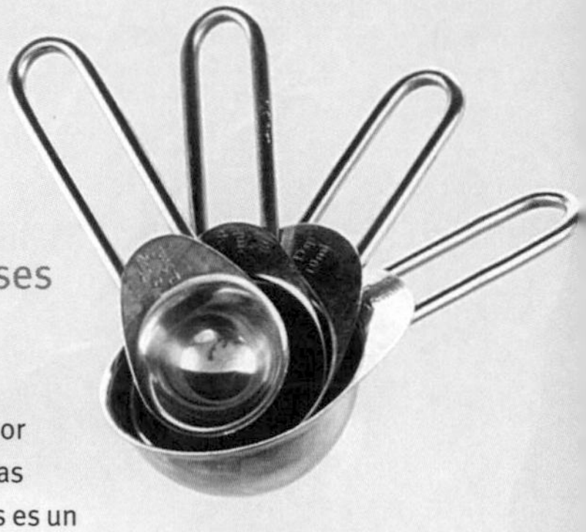

46

Herramientas esenciales para la preparación de los productos

Lo mejor de preparar productos de belleza en nuestra propia cocina es que ya tendrás a mano muchas de las herramientas necesarias para poder empezar inmediatamente.

Cucharas de medir: La mejor opción para medir pequeñas cantidades de ingredientes es un juego de cucharas de medir de buena calidad hechas de algún material apto para lavavajillas como el acero inoxidable, la melamina o el plástico. Las cucharas de medir vienen en tamaños estándar y en otros menos comunes. Busca mejor los siguientes tamaños: 1/8 de cucharadita, 1/4 de cucharadita, 1/2 cucharadita, 1/2 cucharada y 1 cucharada. También hay disponibles cucharas de medir con mediciones de «chorrito», «pellizco» y «pizca». Un «chorrito» corresponde a 1/8 de cucharadita, un «pellizco» a 1/16 de cucharadita y una «pizca» a 1/32 de cucharadita.

Tazas de medir: Necesitarás un juego de tazas para medir líquidos y otro para los sólidos. Las mejores tazas de medir líquidos son las que están hechas de vidrio templado y marcadas con indicadores de cantidad en gramos, tazas y mililitros que sean fáciles de leer. Es importante que tengan mango para poder agarrarlas y verter su contenido de forma segura. Las tazas de medir líquidos deberán ser aptas para el microondas, para el horno y para el lavavajillas. Los tamaños estándar de las tazas para medir líquidos son: 1 taza (con capacidad para unos 235 ml), 2 tazas (con capacidad para unos 470 ml) y 4 tazas (con capacidad para unos 940 ml). Contar con al menos dos tazas de medir de 1 taza de capacidad es un buen punto de partida para tu colección.

Las tazas para medir sólidos vienen en los tamaños estándar de 1/4 de taza, 1/3 de taza, 1/2 taza y 1 taza de capacidad. También puedes encontrar medidas menos frecuentes, con capacidades de 2/3 de taza, 3/4 de taza y 1 1/2 tazas. Elige tazas hechas de un material duradero y apto para el lavavajillas, como el acero inoxidable, el plástico o la melamina.

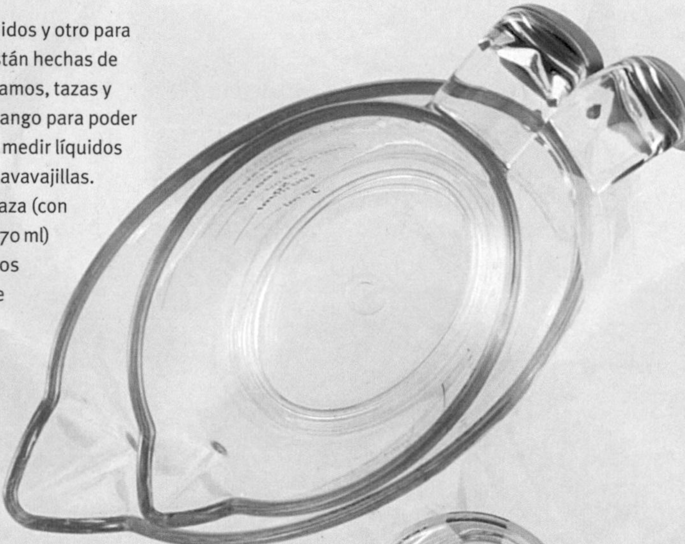

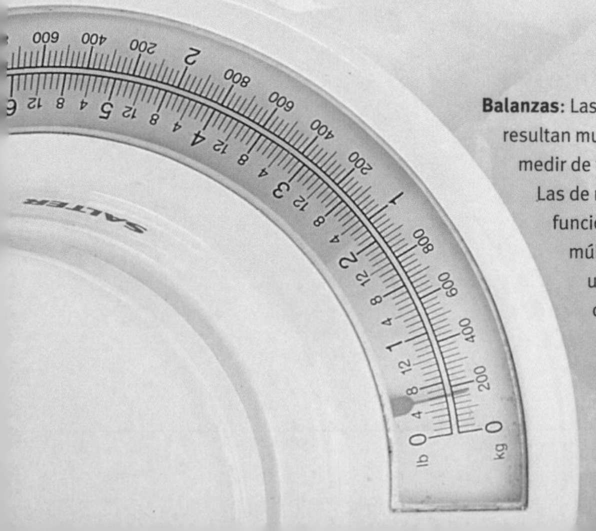

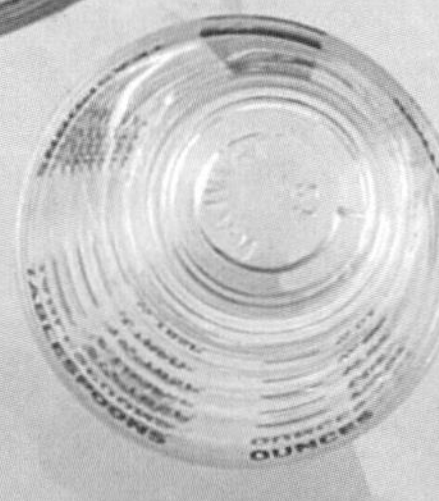

Balanzas: Las balanzas son muy importantes y resultan muy prácticas cuando es necesario medir de forma exacta los ingredientes. Las de mejor calidad cuentan con la función de tara, lo que permite medir múltiples ingredientes dentro de un solo recipiente. Las balanzas digitales con batería son las más precisas.

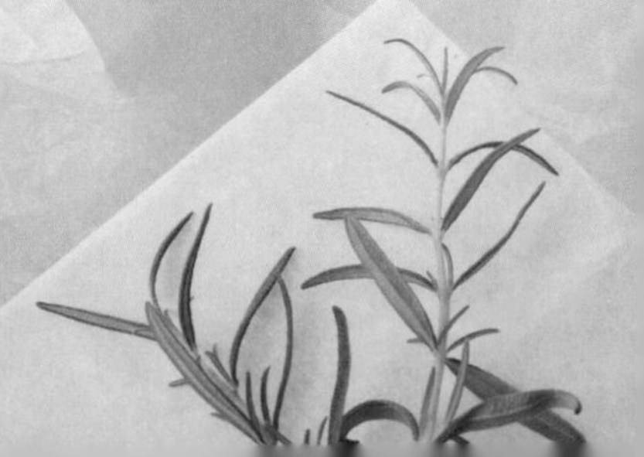

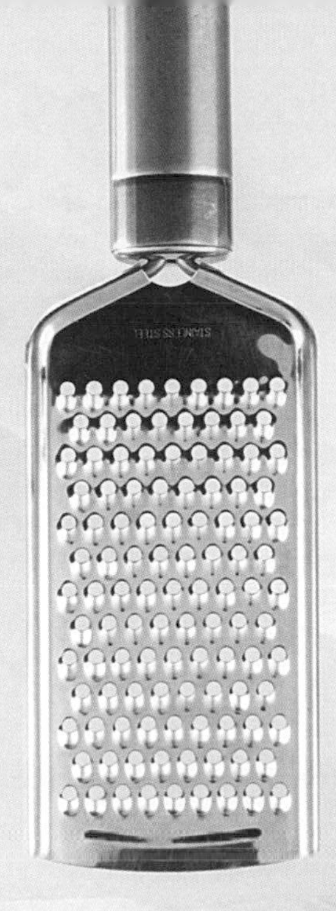

Morteros: El mortero, con su correspondiente mano, es una herramienta fundamental para triturar semillas y hierbas, también fruta y mezclar aceites esenciales con ingredientes secos como las arcillas. Es aconsejable comprar un mortero y una mano de granito o de porcelana no porosa. No uses los de madera porque absorben los aceites esenciales.

Molinillos: Usar un pequeño molinillo para especias es una forma maravillosa de triturar especias enteras, frutos secos, avena, flores secas, azúcares y sales. Puedes encontrar modelos eléctricos y manuales.

Utensilios de cocina: Esta categoría incluye varillas de batir, cucharas para remover, espumaderas, espátulas, cazos y otros utensilios que se utilizan para preparar productos de belleza. Puedes encontrar utensilios de silicona, plástico, cerámica y acero inoxidable no reactivo, pero es preciso que sean aptos para el lavavajillas y resistentes al calor.

Herramientas para hierbas: Muchas recetas necesitan la adición de hierbas frescas y/o secas. Algunas herramientas opcionales para las hierbas que pueden resultar muy útiles son las tijeras, los picadores y los molinillos. Si deseas desecar tus propias hierbas frescas te será útil contar con un deshidratador para alimentos.

Tablas de cortar: Suelen estar hechas de madera, plástico, mármol o incluso de piedra. Puedes emplearlas para picar los ingredientes de las recetas. Muchas personas tienen una exclusivamente para preparar sus recetas de belleza.

Ralladores: Son la herramienta ideal para rallar cera de abeja. Elige un rallador apto para lavavajillas con dientes afilados de acero inoxidable y un mango cómodo.

Termómetros: Los hay digitales o analógicos. Los termómetros resultan muy útiles para determinar la temperatura de los líquidos.

Palillos chinos de madera: Herramienta fantástica y económica para remover las mezclas. Son una buena opción cuando hay que mezclar cantidades pequeñas.

Pipetas y cuentagotas: De cristal o de plástico, resultan muy útiles para medir pequeñas cantidades de aceites esenciales. Los tamaños más comunes son de 1 ml y 3 ml.

Moldes de silicona: Los hay de muchos tamaños y formas diferentes y son muy útiles para preparar barritas sólidas de loción y bombas espumantes de baño. Están hechos de silicona plegable, lo que facilita retirar después el producto.

Cacerolas para baño maría: El acero inoxidable es una buena opción al elegir una cacerola para el baño maría. Encontrarás muchas recetas que precisan del baño maría para derretir ceras y fundirlas con aceites. También es muy útil para ablandar mantecas muy sólidas como la de karité y la de coco.

Cuencos para mezclar: Nunca se tienen suficientes cuencos en la cocina. Una buena opción son los cuencos de acero inoxidable o de vidrio templado, que son aptos para ingredientes tanto calientes como fríos, así como para usar con una batidora eléctrica. Tener al menos un cuenco de cada uno de los siguientes tamaños (o similar) es un buen comienzo para tu colección: cuenco pequeño para mezclar (18 cm de diámetro / 1,5 litros de capacidad), cuenco mediano para mezclar (20 cm de diámetro / 3 litros de capacidad) y cuenco grande para mezclar (25 cm de diámetro / 4,5 litros de capacidad).

Hervidores de agua: Perfectos para hervir agua y preparar infusiones herbales.

Temporizadores de cocina: Útiles para contabilizar el tiempo de las infusiones y decocciones.

Embudos y coladores: Los embudos son la herramienta perfecta para transferir los productos líquidos ya terminados a envases de almacenamiento de cuello estrecho como frascos y botellas. Los coladores de malla fina resultan muy útiles para separar los líquidos de las hierbas.

Batidoras manuales, batidoras de vaso, robots de cocina y batidoras de inmersión: Mezclar cremas y lociones es fácil con una batidora manual, una batidora de vaso o una batidora de inmersión. El robot de cocina resulta práctico para mezclar mascarillas faciales y exfoliantes a base de azúcar o sal. También puede usarse para triturar avena, sales y azúcares hasta formar un polvo fino.

Gafas de seguridad: Ofrecen protección para tus ojos y resultan útiles al mezclar ingredientes, ya que impiden que los aceites esenciales y otros componentes te salpiquen en los ojos.

Guantes desechables: Pueden proteger tus manos del contacto con aceites esenciales y otros ingredientes.

Delantales: Protegen tu ropa de salpicaduras, derrames y manchas.

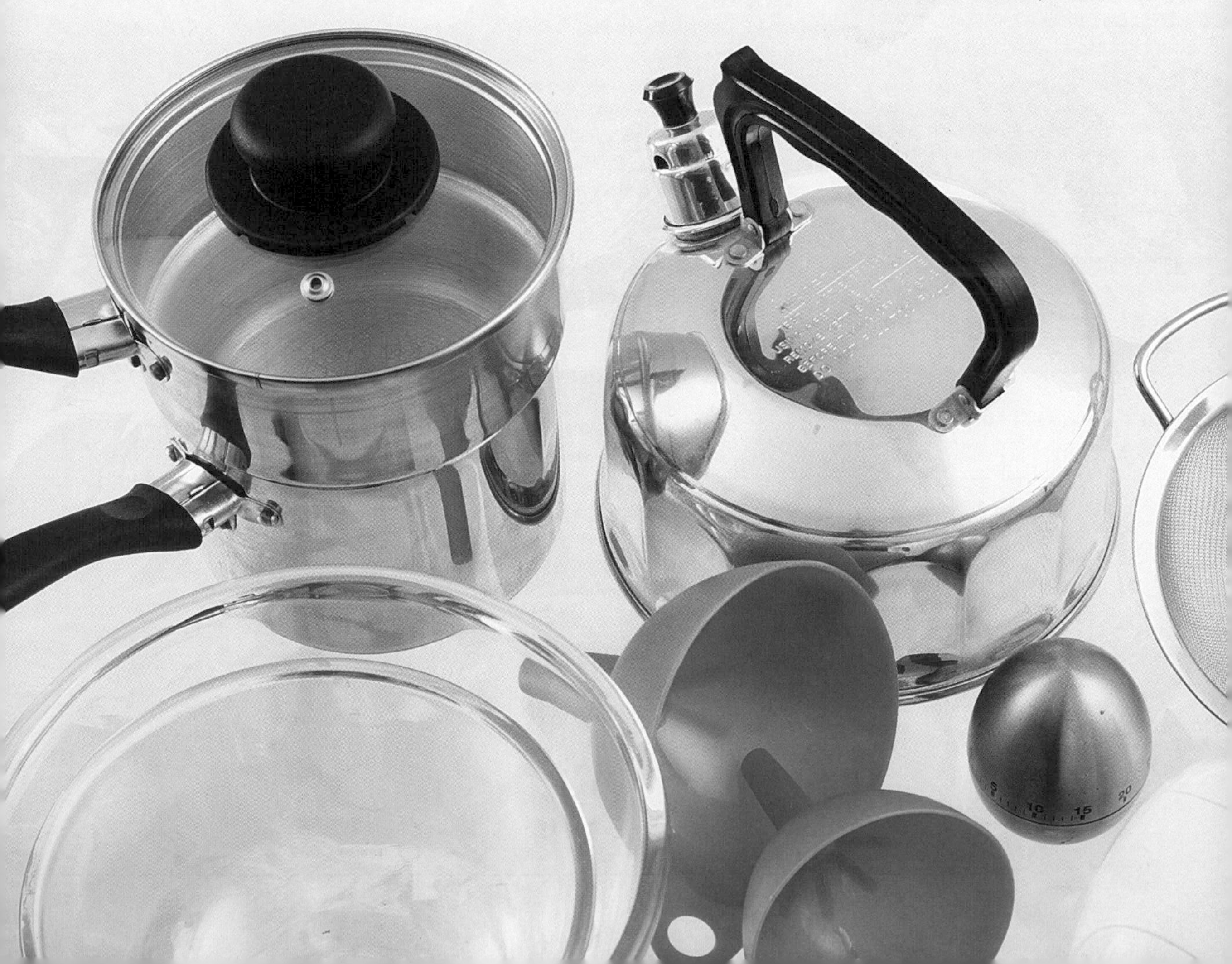

47

Práctico kit para principiantes

- Taza de medir de cristal de 2 tazas de capacidad
- Juego de tazas para medir sólidos con capacidades de ¼ de taza, ½ taza y 1 taza
- Juego de cucharas de medir con capacidades de ⅛, ¼, ½ y 1 cucharadita, y 1 cucharada
- 2 cuencos para mezclar de tamaño mediano
- 2 cacerolas pequeñas o medianas
- Varillas de batir
- Espátula
- Cucharas para remover
- Colador
- Embudo
- Gafas de seguridad
- Batidora manual

UN TRUCO

- Haz tus compras en tiendas con descuento, tiendas de ahorro e incluso en mercadillos vecinales para conseguir utensilios de cocina de buena calidad a precios económicos.

- Elige utensilios aptos para lavavajillas y equipamiento que pueda desinfectarse para mantener tus recetas de belleza puras y seguras.

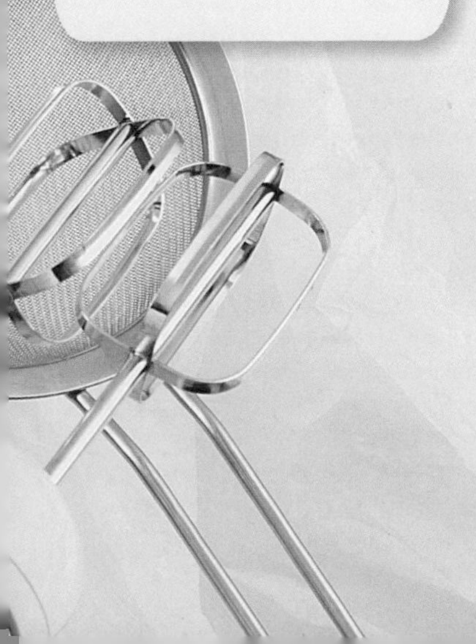

Seguridad e higiene

Las recetas de este libro no usan conservantes y muchas poseen una corta vida. Los productos naturales para la piel son muy sensibles a las bacterias y los gérmenes, de modo que debes trabajar en un entorno desinfectado, de forma limpia y guardar tus productos en envases también desinfectados. Así ampliarás su duración y tus creaciones no se contaminarán.

48

Consejos sobre limpieza y almacenamiento

La desinfección lo primero: Deberás desinfectar las superficies de trabajo, el equipamiento, los utensilios, tus manos y los envases de almacenamiento. En otras palabras, deberás desinfectar todo lo que vaya a estar en contacto con tus ingredientes. Una de las mejores formas de hacerlo es con alcohol al 70 %: puedes rociarlo sobre encimeras y otras superficies duras, sobre tus utensilios e incluso sobre tus manos. El alcohol es muy inflamable, de modo que pon mucha atención y no lo uses cerca de una llama viva. Los objetos que rocíes con alcohol deben secarse al aire antes de usarlos. Si tu lavavajillas cuenta con un programa «desinfectante», puedes usarlo para lavar tus recipientes y utensilios. Otro buen método de desinfección es la lejía: basta con añadir una cucharada a 4 litros de agua. Debes sumergir los envases de almacenamiento y los utensilios 20 minutos, aclararlos con agua caliente y dejar que se sequen al aire. Sigue las instrucciones de la botella de lejía para obtener más información sobre cómo desinfectar superficies.

Mantén la desinfección: Durante el proceso de creación de productos de belleza tu lugar de trabajo y tus manos deben estar limpios. Ten cerca un desinfectante con base de alcohol. Entre usos, deja tus utensilios y tu equipamiento sobre toallitas de papel en lugar de ponerlos sobre superficies en las que puedan entrar en contacto con gérmenes y bacterias. No dejes ventanas abiertas ni ventiladores encendidos en aquellos lugares donde los hongos puedan circular por el aire y depositarse en tu producto.

Almacena de forma higiénica: Debes desinfectar tus envases de almacenamiento antes de transferir a ellos los productos terminados. También es esencial que no introduzcas bacterias, gérmenes, hongos o moho en el producto mientras lo uses. No emplees los dedos para extraer el producto del envase, utiliza una cucharita o un utensilio desinfectados. Evita que el agua entre en contacto con tus productos ya que una mínima cantidad puede albergar gérmenes y echarlos a perder. Guarda los productos terminados en un lugar fresco y oscuro. La mayoría de cremas, lociones y otros productos con base de agua deben guardarse en el frigorífico y utilizarse en un plazo breve. Es posible que no sepas cuándo un producto de belleza se ha contaminado con gérmenes, ya que la mayoría de ellos son microscópicos, pero si observas que un producto cambia de color, textura o consistencia, o si el olor es diferente, entonces ya no es seguro utilizarlo y hay que tirarlo.

Nota: Estas recetas son para tu propio disfrute personal o para regalar a tus amigos, no pueden venderse. Las empresas que comercializan con productos de belleza someten a estos a pruebas para asegurarse de que son estériles y no están contaminados con gérmenes.

Recipientes y envases respetuosos con el medio ambiente

La mayoría de personas que aprecian la cosmética natural también ven con buenos ojos los envases respetuosos con el medio ambiente. También conocidos como envases naturales, sostenibles o verdes, es fácil encontrar este tipo de recipientes y envases para guardar tus creaciones de belleza. Casi todas estas opciones no solo son reciclables sino que también están fabricadas con materiales reciclados. Los envases respetuosos con el medio ambiente están disponibles en una gran variedad de tamaños, formas, materiales y colores.

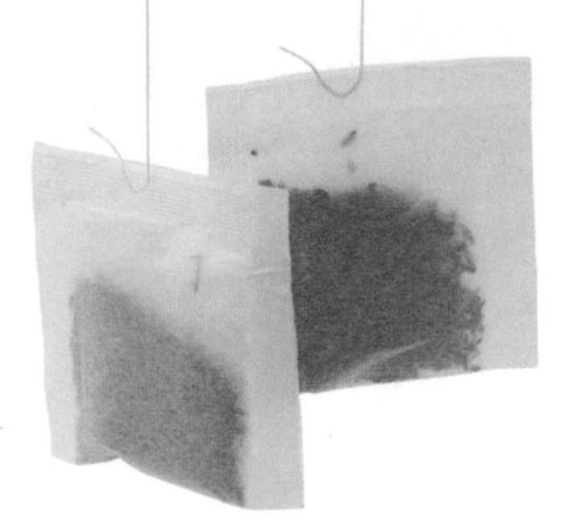

▲ Bolsitas de té compostables

Cómo elegir los mejores recipientes de almacenamiento

Botellas de cristal: Son una opción respetuosa con el medio ambiente para guardar aceites esenciales, tónicos, limpiadoras y otros productos líquidos.

La mayoría de botellas de cristal son reciclables y con frecuencia se fabrican a partir de material reciclado. Vienen en tamaños diferentes, desde botellas con capacidad de 2 ml hasta de 1 litro. Puedes encontrarlas en variedades de color ámbar y azul cobalto, diseñadas para resistir cierto nivel de contaminación UV. También puedes usar botellas de cristal transparente si quieres que se vea el producto que contienen. Existen varios tipos de tapas para botellas de cristal: tapas estándar, tapones con cuentagotas, atomizadores, bombas, corchos, tapones de rosca y tapones oscilantes tipo *swing top*.

Frascos de cristal: Perfectos para guardar cremas, pomadas, mantecas corporales, bálsamos, lociones espesas, exfoliantes a base de azúcar, exfoliantes a base de sal y otras recetas que necesiten una tapa que se ajuste firmemente. Al igual que las botellas de cristal, puedes encontrarlos en color ámbar, azul cobalto o transparentes. También se comercializan en una gran variedad de tamaños, desde menos de 30 ml de capacidad hasta 250 ml. Normalmente puede elegirse entre tapas de plástico o de metal. Los frascos de cristal presentan asimismo un sinfín de formas divertidas: los hay redondeados, con aristas, hexagonales, ovalados y cuadrados.

HAZ LA PRUEBA

Guarda los frascos de potitos y otras conservas para reutilizarlos como recipientes para guardar tus productos. Desinféctalos antes de usarlos y tendrás una opción divertida y respetuosa con el medio ambiente.

Viales de cristal: Resultan perfectos para guardar sérums, perfumes y pequeñas cantidades de productos líquidos. Puedes encontrar viales para perfume en varios tamaños, con aplicadores tipo *roll-on* o con cuentagotas. La mayoría de viales de tamaño pequeño vienen con boquilla. Los hay de color ámbar, azul cobalto, transparente y verde. Sus tamaños oscilan entre los de 1 ml de capacidad hasta los 30 ml.

Recipientes metálicos: Estos versátiles envases poseen una base y una tapa. Son perfectos para bálsamos labiales, pomadas, lociones, cremas y barras de loción sólidas. Pueden encontrarse en una gran cantidad de tamaños, desde 15 ml hasta 450 ml de capacidad. Están disponibles con una gran variedad de tapas metálicas como cubiertas deslizantes, tapas cuadradas, con bisagra, de rosca, de medio giro y transparentes.

Botellas de plástico reciclable: Fabricadas a partir de plástico opaco, son una buena opción para lociones, champús, lociones corporales, tónicos y otros productos de belleza. Pero las más apropiadas son las botellas hechas a partir de polietileno de alta densidad. Se comercializan en una gran cantidad de tamaños y con tapas basculantes, con bombas, atomizadores y espumantes. Algunas empresas las ofrecen en color ámbar, azul, transparente, negro y verde.

Envases de papel respetuosos con el medio ambiente: Emplean fibras recicladas para fabricar envases reciclables. Existen envases con base de papel para polvos corporales, bálsamos labiales, sales de baño e incluso para contener fragancias.

Bolsas: Ideales para las hierbas sueltas, los tés de baño y otros ingredientes secos. Las hay de celofán transparente, de celulosa vegetal, de muselina de algodón, de arpillera y bolsitas de té compostables.

► Hay disponible numerosos envases respetuosos con el medio ambiente. Elige los de cristal, metal y tela para almacenar ingredientes y productos terminados. Las botellas y recipientes de plástico de polietileno de alta densidad son una excelente opción y se encuentran en cualquier tamaño.

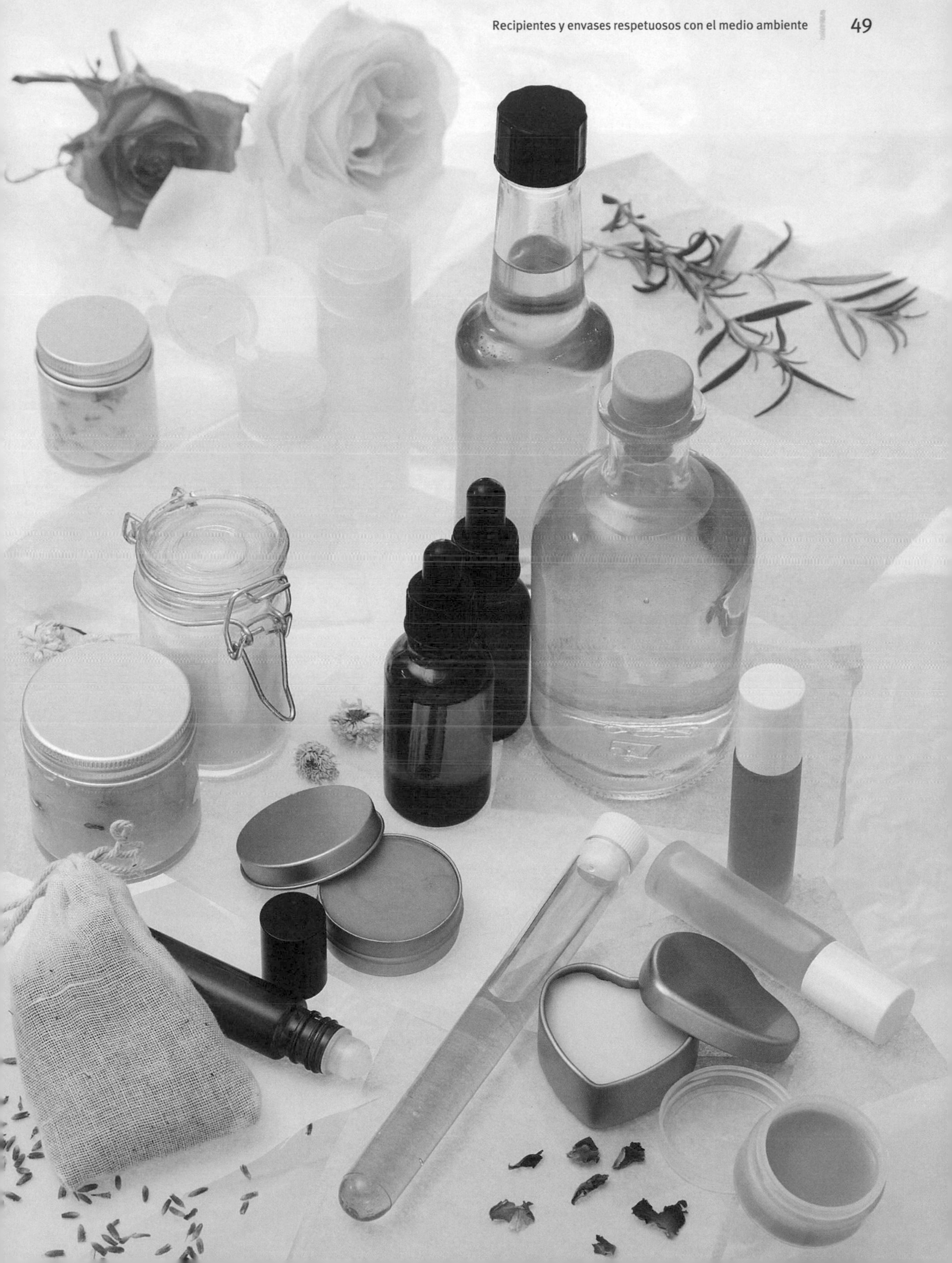

Crear etiquetas y regalos

Uno de los aspectos más divertidos de crear artesanalmente productos de belleza es elaborar etiquetas, placas y envoltorios para ellos. No hay límites en cuanto a lo imaginativo y original que puedes ser a la hora de idear accesorios perfectos para tus productos caseros. Quizá te inclines más por crear una etiqueta modesta y escrita a mano en papel reciclado, o quizá prefieras optar por todo un surtido de cintas, adornos, lazos y cordeles para que sea algo realmente especial.

Cómo etiquetar los productos de belleza

Etiqueta siempre tus productos naturales de belleza, ya que no es agradable andar adivinando qué hay dentro de un frasco sin identificar. La información de la etiqueta puede incluir lo siguiente:

- **Nombre del producto**: Por ejemplo, *Espesa y suntuosa limpiadora de almendra y zanahoria*
- **Ingredientes**: Es común incluir los ingredientes en la etiqueta de mayor a menor presencia en la mezcla. También es buena idea escribirlos con el nombre común y con el nombre botánico. Por ejemplo, el aceite de almendra dulce aparecería como «Aceite de almendra dulce (*Prunus dulcis*)».
- **Instrucciones de uso**: Debe incluirse una frase corta que explique cómo usar el producto. Por ejemplo, si el producto es una crema de manos, podrías escribir: «Masajear una cantidad generosa de crema de manos según sea necesario».
- **Advertencias y precauciones**: Quizá quieras incluir advertencias en tu etiqueta como «Mantener fuera del alcance de niños y mascotas», «Solo para uso externo» o «Evitar la zona del contorno de ojos».
- **Fecha de caducidad**: Dado que los productos naturales de belleza no contienen conservantes, su vida útil no suele ser muy prolongada. Quizá desees incluir notas del tipo: «No contiene conservantes. Mantener refrigerado y usar en un plazo máximo de dos semanas».

Si has creado el producto para tu uso, es posible que decidas usar una etiqueta sencilla que únicamente indique el nombre del producto. Sin embargo, si el producto es para hacer un regalo, deberías incluir tanta información como sea posible. Si vas a vender tus productos artesanales al público, es importante que sigas los requisitos de etiquetado dictaminados por el gobierno del país donde los vayas a comercializar. Muchos estados poseen normas y regulaciones muy estrictas en cuanto a la información necesaria en las etiquetas a la hora de comerciar con productos cosméticos y para el cuidado de la piel.

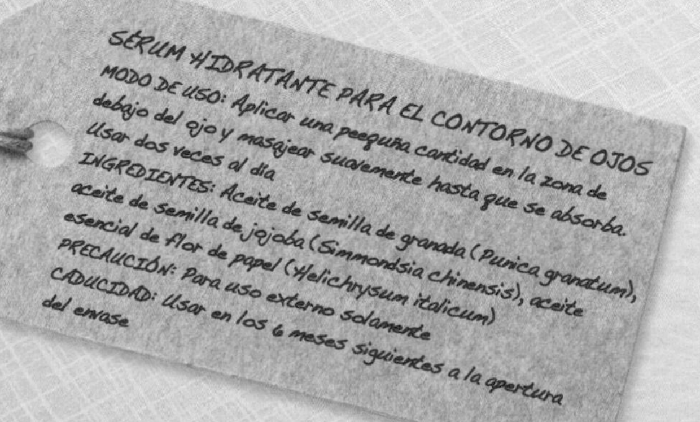

◄ Aquí te mostramos un ejemplo de un producto de belleza correctamente etiquetado, que puede utilizarse tanto para uso personal como para hacer un regalo.

▼ Existen incontables formas muy imaginativas de envolver tus creaciones artesanales de belleza. Cinta, papel tisú, organza, hierbas frescas y secas y flores pueden aportar ese toque personal adicional.

Ideas para envolver regalos

Cuando presentes tu producto etiquetado como regalo, quizá desees convertirlo en algo superespecial introduciéndolo en una caja o envase decorativo, o envolviéndolo con un papel especial atado con cordel y cintas. Elegir envases reciclados o dar un nuevo uso a un envase antiguo es una maravillosa opción ecológica. Existen numerosas opciones de envases «libres de árboles» creados a base de fibras vegetales sostenibles como el algodón, la hoja de palma y el bambú.

A continuación te indicamos algunos artículos que pueden ayudarte a crear el envase ecológico perfecto para tu regalo especial:

- Papel tisú
- Asas de bolsas de papel kraft hechas de papel retorcido
- Bolsas de organza transparente con cordones de satén
- Bolsas de tela de saco natural
- Bolsas de muselina de algodón natural
- Bolsas de lino natural
- Bolsas de arpillera natural
- Cajas para joyas de diversos tamaños
- Cajas de cartón con asas
- Cajas en forma de almohada
- Tiras de papel de forma ondulada
- Madera de álamo desmenuzada
- Cordel de cáñamo retorcido
- Papel de rafia
- Cinta de malla de organza
- Cinta de acetato de celulosa
- Cinta de arpillera natural
- Cordel de cocinero
- Cinta rizada de algodón
- Bolsas de celofán biodegradable

51

Ideas para pegatinas, *clipart* y estampaciones

Si deseas crear las etiquetas con el ordenador, existe una larga lista de productos de software que pueden ayudarte con tu creatividad. Aprovecha los numerosos *clipart* y fuentes elaboradas que hay disponibles. Las tiendas de material de papelería suelen tener variedad de etiquetas en diversas texturas, colores y tamaños, aunque si prefieres que tengan un aspecto más artesanal visita tu tienda de manualidades más cercana y elige sellos y tintas para crear tus etiquetas.

52

Buenas ideas para regalos

- Envuelve los paquetes con unas ramitas de romero, flores de lavanda, palitos de canela o rosas secas para darle un toque herbal superespecial.
- Dispon varios productos artesanales dentro de un macetero de terracota. Es el regalo perfecto para un ávido jardinero.
- Si te gusta coser, guarda retales de tela para envolver bellos regalos.
- Usa un paño de cocina de algodón, atado con cordel de cocinero.
- Envuelve un frasco de pomada para los pies con un par de calcetines de regalo y átalos con cinta o cordel incluyendo una etiqueta decorativa con las instrucciones pertinentes.

3 Cabello naturalmente brillante

Cuidar de tus maravillosos mechones y de tus adorables rizos es muy sencillo si lo haces de forma natural. Tu cabello es más feliz cuando dejas a un lado los productos químicos sintéticos, los sulfatos tan dañinos y las sofocantes siliconas y eliges en su lugar nutrir tu magnífica melena con beneficiosos ingredientes botánicos. Deléitate con esta suntuosa mezcla de fórmulas para el cuidado del cabello preparadas a base de plantas que limpian, acondicionan, tratan y nutren.

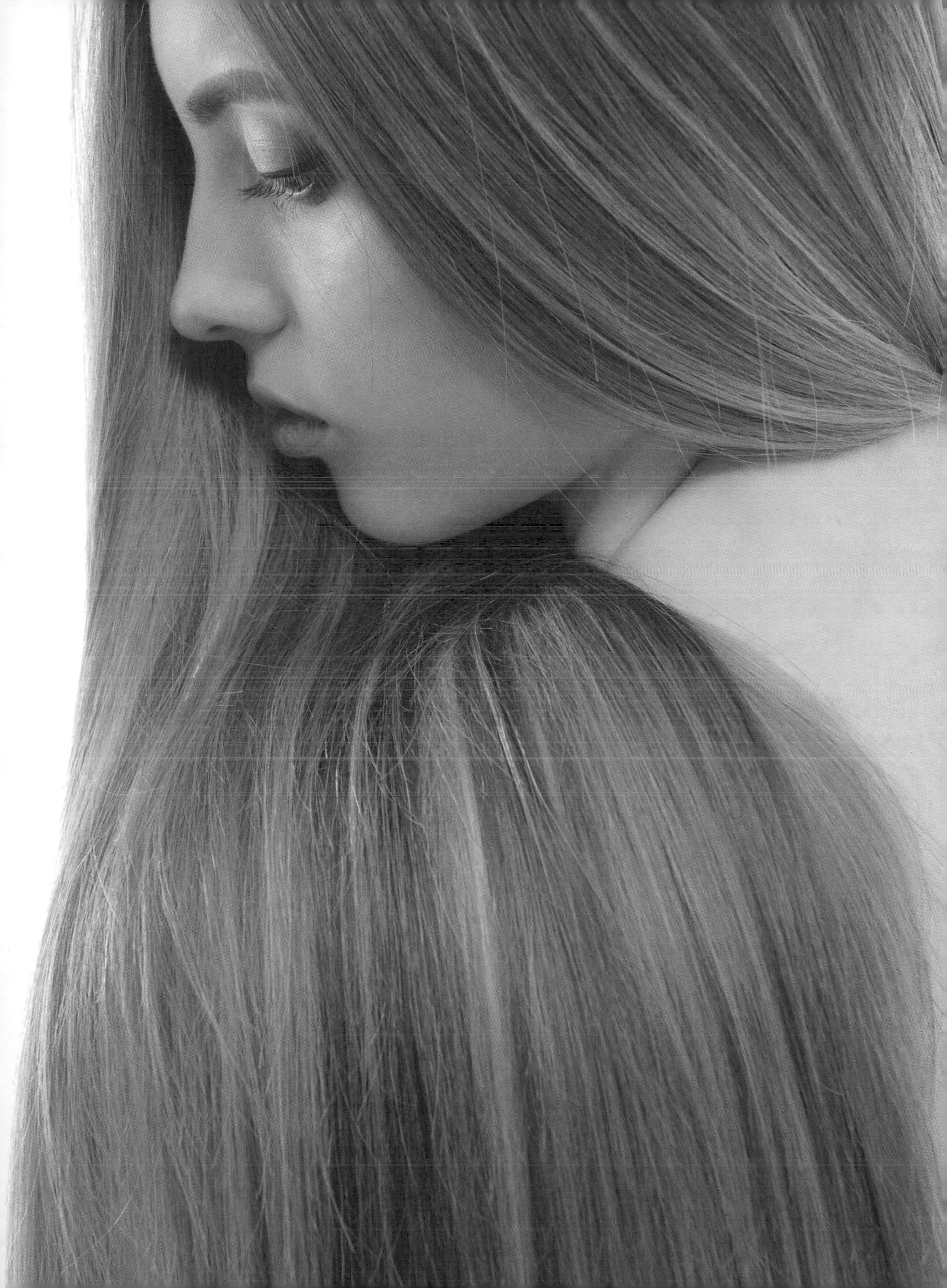

Tratamientos capilares naturales

Si tratas tu cabello con cuidado y atenciones, estará sano y tendrá buen aspecto. Lo mejor que puedes hacer por él es cuidarlo de forma natural y evitar los productos convencionales que contienen sustancias químicas agresivas, productos derivados del petróleo, sulfatos, tintes sintéticos y otros ingredientes potencialmente dañinos. Así que, elige cuidar de tu cabello con ingredientes a base de plantas que lo fortalecerán, suavizarán e hidratarán.

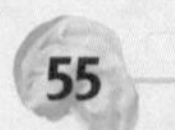

Combatir el cloro

- El agua con cloro puede causar estragos en tu cabello. Considera la posibilidad de instalar un filtro en el cabezal de la ducha para eliminar las sustancias químicas agresivas antes de que lleguen a tu cabello y a tu piel.
- Aplica una generosa cantidad de aceite o de sérum capilar en tu pelo y cuero cabelludo antes de ir a nadar para protegerlos de las agresivos productos químicos de la piscina y del cloro. Aplícalo tantas veces como sea necesario.

54

Elegir entre productos capilares naturales y convencionales

Productos naturales: Los productos naturales para el cuidado y el peinado del cabello a menudo se formulan con los ingredientes botánicos que incluimos a continuación. Dichos ingredientes hidratan el cabello, suavizan las cutículas, aumentan el brillo y suavidad naturales del pelo, evitan las roturas, incrementan su docilidad y fortaleza y lo protegen de los radicales libres. Además, ayudan a que el cabello tenga un aspecto más voluminoso, espeso y saludable.

- Aceites naturales de plantas
- Extractos naturales de plantas
- Aceites esenciales naturales
- Hierbas naturales
- Jabón de Castilla
- Bicarbonato de soda
- Arcillas naturales
- Vinagre de sidra
- Glicerina vegetal
- Frutas y verduras

Productos comerciales convencionales: Algunos de estos productos pueden estar formulados con los siguientes ingredientes de dudosas propiedades, que pueden provocar alergias, sensibilidad, dañar el cabello y resecar la piel. Además, en el peor de los casos, pueden ser potencialmente cancerígenos o tóxicos de algún otro modo. Algunos de ellos también suponen una amenaza para el medio ambiente. La que ofrecemos a continuación es una lista parcial de ingredientes cuestionables:

- Parabenos
- Sulfatos
- Siliconas
- Tintes sintéticos
- Fragancias sintéticas
- Ftalatos
- OMG (organismos modificados genéticamente)
- Triclosán
- Propilenglicol
- Polietinelglicol
- Aceite mineral

56

La mejor forma de lavarte el pelo

Por norma general, la mayoría de la gente descubre que basta con lavarse el pelo unas pocas veces a la semana para que su cabello y cuero cabelludo estén limpios.

1. Humedécete el cabello con agua templada.
2. Aplica una pequeña cantidad de limpiador capilar en las palmas de las manos y frótalas entre sí.
3. Empezando por la coronilla, masajea el limpiador en tu cuero cabelludo y ve avanzando con las manos hasta las puntas del cabello. Masajea durante al menos 2 minutos para que los ingredientes botánicos nutran bien tu pelo.
4. Aclara el limpiador con agua templada mientras masajeas el cuero cabelludo para estimular la circulación sanguínea.
5. Continúa masajeando tu cuero cabelludo durante 30 segundos más bajo el agua caliente.
6. Seca el cabello dando suaves golpecitos con una toalla.

57

Cómo acondicionar tu cabello a la perfección

Acondicionar ligeramente tu cabello después de un suave lavado hidratará tu cuero cabelludo y mantendrá tu melena suave, sedosa y manejable hasta el siguiente lavado.

1. Con el cabello recién lavado todavía húmedo, aplica una generosa cantidad de acondicionador en las palmas de las manos y frótalas entre sí.
2. Comenzando por las puntas, masajea el acondicionador sobre tu cabello y cuero cabelludo.
3. Déjalo actuar durante 4-5 minutos.
4. Aclara el acondicionador con agua templada.
5. (Paso opcional) Aplica una pequeña cantidad de acondicionador sobre las puntas y déjalo actuar 30 segundos más antes de volver a aclararlo.

58

Cómo acondicionar tu cabello en profundidad

Acondicionar en profundidad el cabello y el cuero cabelludo unas cuantas veces al mes nutrirá intensamente tu pelo y suavizará tu cuero cabelludo.

1. Con el cabello recién lavado todavía húmedo, aplica una cantidad generosa de acondicionador en las palmas de las manos y frótalas entre sí.
2. Comenzando por las puntas, masajea el acondicionador intenso sobre tu cabello y cuero cabelludo.
3. Peina el cabello para que el acondicionador penetre de las raíces a las puntas.
4. Ponte un gorro de baño.
5. Deja el acondicionador actuar durante al menos 30 minutos (aunque lo ideal es dejarlo toda la noche).
6. Aclara el acondicionador intenso con agua templada.

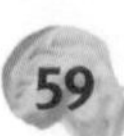

59

Consejos y trucos para que tu cabello crezca largo y sano

Por norma general el cabello crece un máximo de 15 cm al año. El secreto para tener un cabello sano y bonito es nutrir tu cuerpo desde el interior y nutrir tu cabello desde el exterior. Sigue estos infalibles consejos para lucir una melena preciosa.

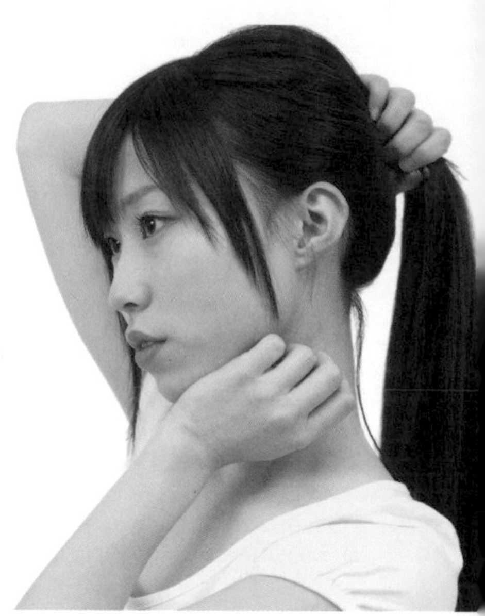

1. Sigue una dieta con gran cantidad de alimentos ricos en ácidos grasos omega-3, vitamina E, biotina, sílice, zinc, antioxidantes, proteína, sulfuro, hierro, selenio y folato. Considera la posibilidad de tomar también un suplemento de vitamina D.
2. Lava tu cabello con suavidad y solo cuando sea necesario.
3. Acondiciona y nutre tu cabello con aceites y extractos a base de plantas al menos una vez a la semana para proteger los folículos pilosos.
4. Evita llevar coletas muy apretadas y peinados que fuercen la dirección de la raya natural del pelo.
5. Córtate las puntas con regularidad. Incluso el hecho de cortar 5 milímetros cada pocos meses te ayudará a librarte de las puntas abiertas que, si se dejan sin cortar, continuarán abriéndose todavía más.
6. Deja secar tu cabello al aire en lugar de utilizar el secador.
7. Evita el uso excesivo de herramientas de peinado como rulos calientes, planchas y rizadores.
8. Recuerda que es normal que una persona sana pierda una media de hasta 150 cabellos al día.

60

Cómo elegir los mejores ingredientes para tu tipo de cabello

Todos los tipos de cabello pueden estar perfectamente nutridos si se les aplican los ingredientes adecuados. Utiliza esta tabla para determinar cuáles son los ingredientes más idóneos para tu tipo de cabello.

Tipo de cabello	Aceites	Aceites esenciales
Normal	Albaricoque, argán, baobab, semilla de borraja, semilla de uva, jojoba, nuez de kukui, almendra dulce	Cedro, amaro, geranio, lavanda, romero, sándalo
Graso	Albaricoque, argán, avellana, jojoba, nim, sésamo, karité, girasol	Ciprés, geranio, pomelo, lavanda, limón, naranja, menta piperita, romero, árbol del té
Seco	Almendra, argán, aguacate, baobab, ricino, coco, onagra, nuez de macadamia, semilla de limnanthes alba, nim, oliva, semilla de escaramujo, soja, tamanu, aceite de germen de trigo	Semilla de zanahoria, amaro, *Eucalyptus citriodora*, flor de papel, lavanda, palmarosa, pachuli, romero, sándalo
Tratado y dañado	Argán, aguacate, baobab, borraja, camelina, ricino, onagra, semilla de cáñamo, nuez de macadamia, oliva, granada, escaramujo, sésamo, soja, vitamina E	Caléndula, semilla de zanahoria, amaro, ciprés, manzanilla alemana, flor de papel, lavanda, mirra
Áspero y étnico	Argán, aguacate, ricino, coco, semilla de cáñamo, nuez de macadamia, oliva, semilla de granada, escaramujo, manteca de karité, vitamina E	Semilla de zanahoria, manzanilla alemana, flor de papel, sándalo, árbol del té

▼ Borraja

Cómo elegir hierbas beneficiosas para cuidar de tu cabello

Las hierbas incluidas en la tabla de la derecha pueden incrementar el brillo y la manejabilidad del cabello, acondicionarlo, fomentar su crecimiento y fortalecerlo. Prueba a añadir estas hierbas en combinaciones únicas, como por ejemplo jengibre con menta piperita para obtener un enjuague energizante y estimulante. Prueba también a mezclar tomillo y hamamelis para purificar cabellos y cueros cabelludos grasos.

Hierba	Nombre botánico
Albahaca	*Ocimum basilicum*
Aloe vera	*Aloe vera*
Barbasco	*Verbascum densiflorum*
Bardana	*Arctium lappa*
Berro	*Nasturtium officinale*
Caléndula	*Calendula officinalis*
Casia	*Cinnamomum burmannii*
Clavo	*Syzygium aromaticum*
Cola de caballo	*Equisetum arvense*
Consuelda	*Symphytum officinale*
Diente de león	*Taraxacum officinale*
Fenogreco	*Trigonella foenum-graecum*
Hamamelis	*Hamamelis virginiana*
Henna	*Lawsonia inermis*
Hibisco	Hibiscus sabdariffa
Hierba limón	*Cymbopogon citratus*
Jengibre	*Zingiber officinale*
Lavanda	*Lavandula intermedia, L. pendunculata, L. officinalis y L. angustifolia*
Linaza	*Linum usitatissimum*
Manzanilla	*Matricaria chamomilla*
Menta piperita	*Mentha x piperita*
Milenrama	*Achillea millefolium*
Nuez negra	*Juglans nigra*
Ortiga	*Urtica dioica*
Paja de avena	*Avena sativa*
Raíz de regaliz	*Glycyrrhiza glabra*
Romero	*Rosmarinus officinalis*
Salvia	*Salvia officinalis*
Té negro	*Camellia sinensis*
Tomillo	*Thymus vulgaris*
Toronjil	*Melissa officinalis*

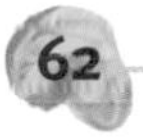

Evita el exceso de cepillado

Cepillarte el pelo cien veces al día es, de hecho, una muy mala idea. Al cepillarlo, estiramos el cabello, lo que puede provocar daños y puntas abiertas. En lugar de eso, usa los dedos para masajear tu cuero cabelludo durante unos minutos para estimular la circulación sanguínea y relajar tu mente.

HAZ LA PRUEBA

¿Quieres lucir unos rizos clásicos? Emplea rulos de espuma en vez de rulos calientes, ya que son una forma menos agresiva de conseguir bonitos rizos sin aplicar calor al cabello.

Limpiadores capilares

Los limpiadores capilares son muy importantes para mantener un cabello limpio y brillante. Eliminan la suciedad, la grasa y los residuos que dejan algunos productos. Si lavamos suavemente el cabello y el cuero cabelludo, un pelo lacio y sin vida se convierte en una melena resplandeciente y lustrosa lista para peinar. No hay que lavarse el pelo todos los días. A menos que tu cabello sea fino como el de un bebé y/o tu cuero cabelludo muy graso, con lavarlo unas pocas veces a la semana es suficiente. Hacerlo con demasiada frecuencia produce puntas abiertas, cuero cabelludo seco y un pelo indomable.

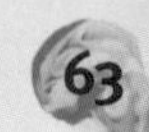

Cómo elegir y usar diferentes tipos de champú

Champús líquidos: Contienen tensoactivos que eliminan la grasa, la suciedad y el mal olor del cuero cabelludo y del pelo. Los champús naturales no suelen hacer tanta espuma como los convencionales, pero limpian increíblemente bien. Los champús líquidos se aplican sobre el cabello mojado y se masajean para que penetren de las raíces a las puntas. Después se aclaran con agua templada. Pueden usarse varias veces a la semana.

Champús en seco: Son un práctico «apaño rápido» para el cabello sucio. Los champús en seco se emplean sin agua y contienen ingredientes secos como almidón de maíz, arrurruz en polvo, arcilla o incluso arroz en polvo. Se espolvorea una pequeña cantidad sobre el cuero cabelludo y a continuación o bien se masajea o se peina para que penetre por todo el cabello y absorba la grasa, elimine la suciedad e incluso aporte volumen. Los champús en seco normalmente se perfuman con aceites esenciales aromáticos para eliminar los olores. Pueden utilizarse todos los días.

Bicarbonato sódico: El protocolo de «no usar champú» se ha vuelto bastante popular recientemente. El bicarbonato sódico se usa para limpiar y purificar el cabello, y a continuación se aclara con una mezcla herbal con base de vinagre para equilibrar el nivel de pH (cónsula las páginas 68-71). Puede usarse bicarbonato sódico mezclado con agua (normalmente en una proporción de 1:3) masajeándolo suavemente sobre el cabello y, a continuación, aclarándolo con agua templada. Dado que el bicarbonato sódico es muy alcalino, este método de limpieza solo debería emplearse una o dos veces por semana.

HAZ LA PRUEBA

- Cuando decidas «no usar champú» y elijas limpiar tu cabello con bicarbonato sódico y acondicionarlo con un enjuague a base de vinagre, notarás que el pelo se vuelve o muy graso o muy seco. Continúa con el programa hasta que tu cabello se ajuste a él y encuentre el equilibrio. Puede transcurrir hasta un mes antes de que empieces a disfrutar de los resultados naturales.
- Los limpiadores capilares a base de jabón de Castilla pueden en ocasiones dejar el cabello encrespado y difícil de peinar. Intenta aplicar el limpiador sobre el pelo con las manos planas, realizando un movimiento de presión en lugar de masajear con los dedos. De este modo el cabello permanecerá en su sitio en lugar de enredarse mientras está mojado.

64

Planifica los envases

No caigas en la trampa de preparar un maravilloso limpiador capilar natural sin haber pensado en cómo vas a guardarlo. Recicla frascos usados de champú y acondicionador para introducir tus creaciones artesanales. Lávalos y acláralos bien, y a continuación agita en su interior una cucharada de alcohol para desinfectarlos.

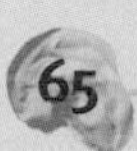

Prepara un champú líquido básico

El jabón de Castilla líquido tiene un largo historial. Se fabrica saponificando aceite con hidróxido de potasio, que es un ingrediente alcalino. Este jabón líquido diluido es fantástico para limpiar el cabello de forma natural. Muchos de los jabones de Castilla líquidos que se comercializan también contienen aceites esenciales naturales como el de naranja, limón, lima, menta piperita e incluso eucalipto. Estos aceites esenciales confieren al champú un aroma fresco y, en ocasiones, ofrecen una experiencia revitalizante, como sucede con el champú de jabón de Castilla y menta piperita.

Ingredientes:
1 taza de agua
$\frac{1}{3}$ de taza de jabón de Castilla líquido
Para unos 325 ml

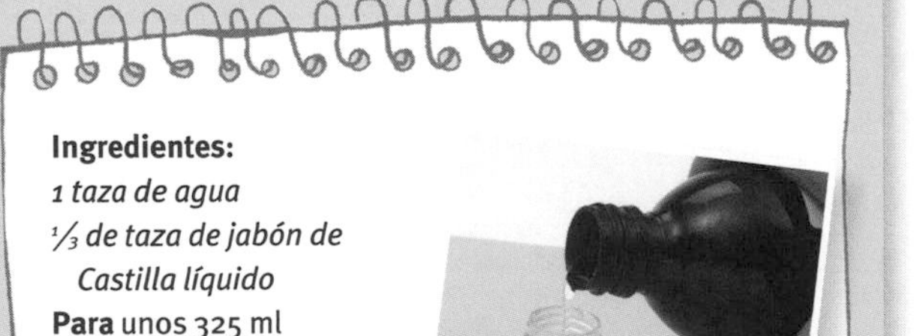

Combina ambos ingredientes en un frasco y mézclalos bien.

Modo de uso: Aplicar una pequeña cantidad sobre el cabello mojado. Aclarar con agua templada.

Prepara un champú en seco básico

Diversos ingredientes naturales en polvo como el arroz en polvo, el arrurruz en polvo, el almidón de maíz, la avena en polvo, el almidón de tapioca, la arcilla de caolín, el cacao en polvo, la cola de caballo en polvo, la raíz de orris en polvo y el bicarbonato sódico pueden combinarse con pequeñas cantidades de aceites esenciales para limpiar el cabello sin emplear agua y que este tenga una apariencia más espesa y voluminosa.

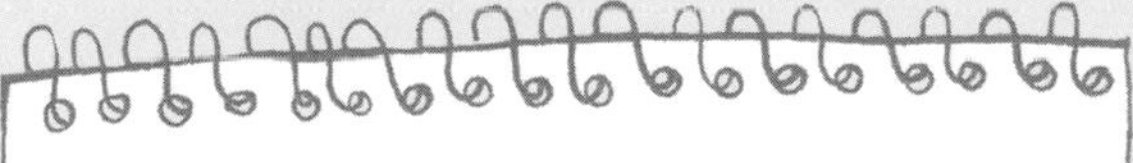

Ingredientes:
$\frac{1}{4}$ de taza de arrurruz en polvo
1 cucharada de bicarbonato sódico
20 gotas de aceite esencial
Para unos 100 gramos

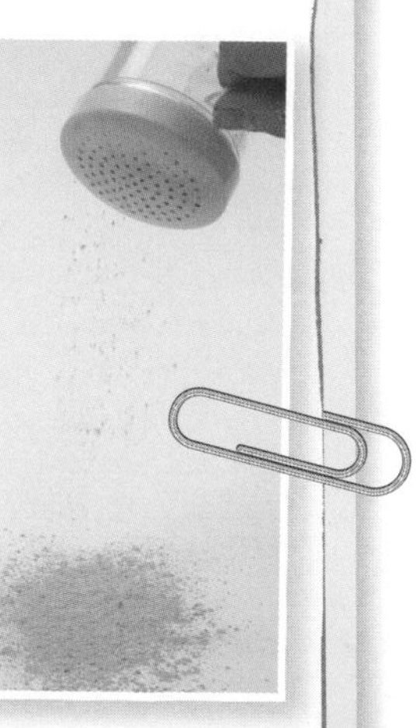

Pon todos los ingredientes en una batidora de vaso o robot de cocina y mézclalos bien. Pasa la mezcla a un salero con tapa.

Modo de uso: Espolvorear una cantidad equivalente a 1 cucharadita sobre el pelo. Masajear desde el cuero cabelludo hasta las raíces. Con un cepillo de cerdas, peinar el cabello para repartir la mezcla.

Recetas:
Seis de los mejores limpiadores capilares

67

Espléndido champú de lavanda y pomelo para dar volumen a los cabellos grasos

Para unos 250 ml
Indicado para cabellos normales y grasos

Empieza el día con el embriagador aroma de la lavanda y el pomelo mientras lavas suavemente tu cabello aportándole volumen y textura.

½ taza de jabón de Castilla líquido
¼ de taza de extracto de hamamelis
¼ de taza de agua floral de lavanda
1 cucharada de sal marina fina
2 cucharadas de tintura de romero
60 gotas de aceite esencial de lavanda
30 gotas de aceite esencial de pomelo

1. Verter todos los ingredientes en el interior de una botella de plástico o en un frasco reciclado de champú y a continuación agitarlo bien para disolver la sal. Guardar en el frigorífico y usar en el plazo de 2 semanas.

Modo de uso: Agitar bien el frasco. Aplicar una pequeña cantidad sobre el cabello mojado y masajear suavemente desde las raíces hasta las puntas. Aclarar bien con agua templada y repetir si se desea. Este champú no forma tanta espuma como uno convencional. Aplicar a continuación un acondicionador o un enjuague acondicionador para cabello.

68

Champú de infusión de bardana y jengibre para cueros cabelludos descamados

Para unos 265 ml
Indicado para cueros cabelludos descamados y con picor y para cabellos secos

Limpia y revitaliza tu cabello y tu cuero cabelludo con este champú natural de infusión de menta piperita y árbol del té que se prepara con vinagre de sidra, semilla de bardana y jengibre recién rallado.

½ taza de vinagre crudo de sidra
1 cucharada de semilla de bardana molida
2 cucharaditas de jengibre recién rallado
½ taza de jabón de Castilla líquido
2 cucharadas de aceite de argán
30 gotas de aceite esencial de árbol del té
10 gotas de aceite esencial de palmarosa
10 gotas de aceite esencial de amaro
5 gotas de aceite esencial de menta piperita

1. Verter el vinagre de sidra crudo, la semilla de bardana y el jengibre rallado en una cacerola pequeña con una tapa que ajuste bien.
2. Cocer a fuego muy bajo durante 1 hora.
3. Retirar del fuego y dejar la tapa puesta mientras el líquido se enfría hasta alcanzar la temperatura ambiente, durante 1 hora aproximadamente.
4. Separar el líquido de las hierbas empleando un colador y verterlo en una botella de plástico o en un frasco reciclado de champú.
5. Añadir el jabón de Castilla líquido, el aceite de argán y los aceites esenciales. Agitar bien.

Modo de uso: Agitar bien el frasco. Aplicar una pequeña cantidad sobre el cabello mojado y masajear suavemente de raíces a puntas. Dejar actuar durante 2 minutos. Aclarar abundanemente con agua templada y repetir si se desea. Este champú no forma tanta espuma como uno convencional. Aplicar a continuación un acondicionador o un enjuague acondicionador para cabello.

69

Exquisito champú en polvo de rosa búlgara

Para unos 280 gramos
Indicado para todo tipo de cabellos

Un refrescante champú en seco para usar entre lavados, para añadir sencillamente volumen y cuerpo o para dar un rápido toque brillante a los cabellos secos. Una pizca de este maravilloso y refrescante champú en polvo es capaz de absorber la grasa del cuero cabelludo y dejar una deliciosa fragancia de rosas.

½ taza de arrurruz en polvo
2 cucharadas de arcilla de caolín
2 cucharadas de bicarbonato sódico
1 cucharada de arroz en polvo
12 gotas de aceite esencial de rosa búlgara

1. Poner todos los ingredientes en una batidora de vaso o robot de cocina y mezclar hasta que esté todo perfectamente combinado. Transferir a un salero con tapa.

Modo de uso: Espolvorear una cantidad equivalente a 1 cucharadita sobre el cabello. Masajear con los dedos desde el cuero cabelludo hasta las raíces. Con un cepillo de cerdas, peinar el cabello para repartir la mezcla.

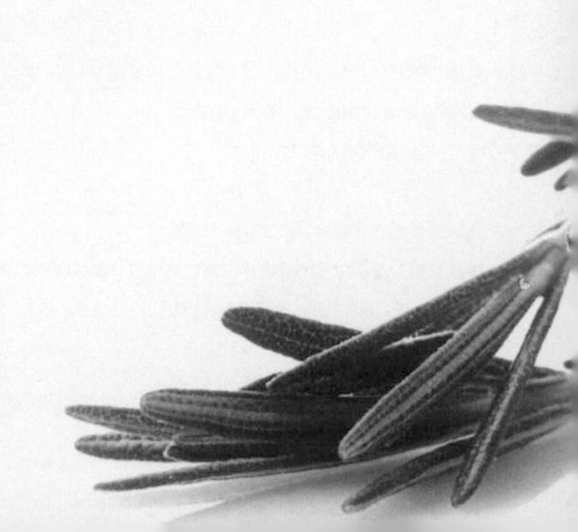

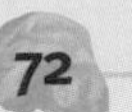

70

Champú en polvo con aroma de cacao y vainilla para cabellos oscuros

Para unos 140 gramos
Indicado sobre todo para cabellos oscuros

Este champú en seco resulta muy refrescante y tiene un delicioso aroma. El cacao en polvo resalta el color natural y la belleza de los cabellos más oscuros.

¼ de taza de cacao en polvo
¼ de taza de almidón de maíz
2 cucharadas de bicarbonato sódico
40 gotas de absoluto de vainilla

1. Verter todos los ingredientes en una batidora de vaso o robot de cocina y mezclar hasta que esté todo perfectamente combinado. Transferir a un salero con tapa.

Modo de uso: Espolvorear una cantidad equivalente a 1 cucharadita sobre el cabello. Masajear con los dedos desde el cuero cabelludo hasta las raíces. Con un cepillo de cerdas, peinar el cabello para repartir la mezcla.

71

Champú herbal de romero y menta

Para unos 350 ml
Indicado para todo tipo de cabellos

Este espectacular champú dejará tu cabello sano, brillante y maravilloso. El aceite de jojoba y el aceite de semilla de Limnanthes alba combinan sus propiedades para fortalecer los folículos pilosos. Los aceites esenciales de romero y hierbabuena aportan salud al cuero cabelludo y además huelen de maravilla.

½ taza de jabón de Castilla líquido
¼ de taza de gel de aloe vera
¼ de taza de agua floral de manzanilla
2 cucharadas de glicerina vegetal
1 cucharada de tintura de consuelda
1 cucharada de tintura de romero
1 cucharada de tintura de caléndula
1 cucharada de sal marina finamente triturada
1 cucharada de aceite de jojoba
1 cucharada de aceite de semilla de Limanthes alba
1 cucharadita de aceite de vitamina E
40 gotas de aceite esencial de romero
20 gotas de aceite esencial de hierbabuena

1. Verter los ingredientes en una botella de plástico o en un frasco reciclado de champú y agitarlo bien. Guardar en el frigorífico y usar en el plazo de 2 semanas.

Modo de uso: Agitar bien el frasco. Aplicar una pequeña cantidad sobre el cabello mojado y masajear desde las raíces a las puntas. Aclarar con agua templada y repetir si se desea. Este champú forma menos espuma que uno convencional. Aplicar luego un acondicionador o un enjuague acondicionador para cabello.

72

Limpiador capilar clarificante de amaro, avena y bicarbonato sódico

Para unos 115 gramos
Indicado para todo tipo de cabellos

En este limpiador, el bicarbonato sódico purifica el cabello y exfolia el cuero cabelludo, la avena (de propiedades calmantes) calma y protege y el aceite esencial de amaro ayuda a normalizar la piel del cuero cabelludo.

4 cucharadas de bicarbonato sódico
2 cucharadas de harina de avena finamente triturada
40 gotas de aceite esencial de amaro

1. Poner todos los ingredientes en un robot de cocina o una batidora de vaso y mezclar hasta que esté todo bien combinado. Transferir a un salero con tapa.

Modo de uso: Espolvorear una cantidad generosa sobre el cabello mojado y masajear para que penetre hasta el cuero cabelludo. Dejar actuar durante 2 minutos y aclarar con agua templada. Acondicionar como de costumbre.

Acondicionadores capilares

Los acondicionadores capilares contienen aceites vegetales hidratantes que ayudan a restablecer la suavidad y el brillo que los champús pueden eliminar. Contribuyen a que el cabello esté suave y dócil, por lo que resulta más fácil de peinar. Su alto contenido en ácidos grasos esenciales les permite domar hasta el pelo más rizado y rebelde, convirtiéndolo en sedoso

HAZ LA PRUEBA

Si tu cabello es graso o fino como el de un bebé, céntrate únicamente en acondicionar las puntas en lugar del cuero cabelludo. De este modo conseguirás que tu cabello no se engrase demasiado.

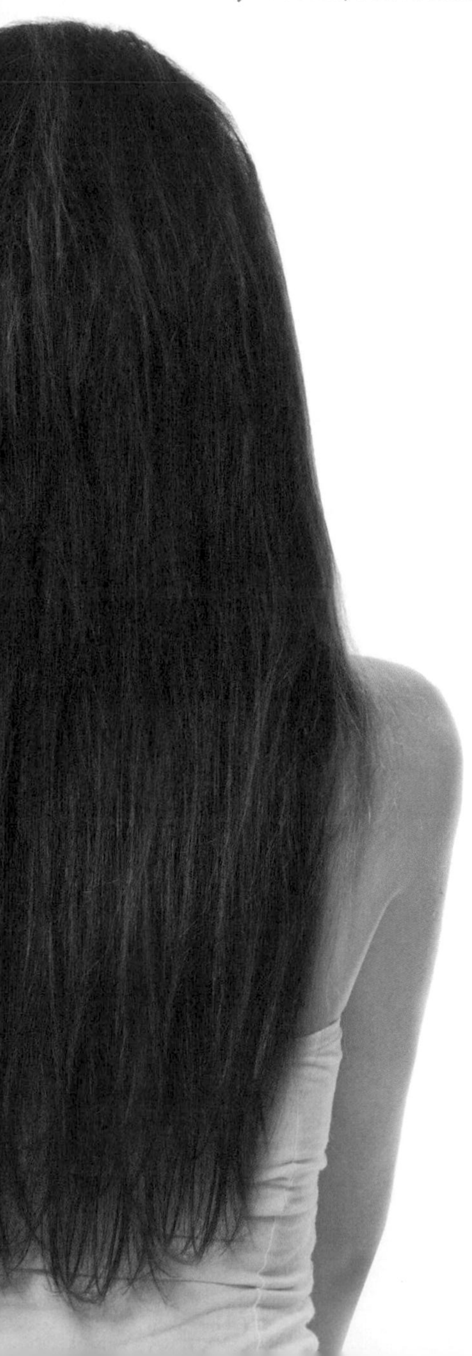

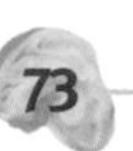

Elección y uso de diferentes tipos de acondicionador

Acondicionadores normales: Protegen el color del cabello, mitigan la sequedad, suavizan las cutículas, eliminan el encrespamiento y desenredan. Se aplican tras el lavado del cabello, masajeando el acondicionador desde las raíces a las puntas. Se dejan actuar durante dos o tres minutos y después se aclaran con agua templada.

Acondicionadores intensos y mascarillas capilares: Sirven para nutrir el cabello, sellar puntas abiertas, realzar los rizos, hidratar el cuero cabelludo y dar volumen a los cabellos finos. Poseen una alta concentración de aceites nutritivos que recubren y penetran la raíz para suavizar y equilibrar. Se dejan actuar hasta una hora y después se aclaran con agua templada. Se usan una vez a la semana.

Acondicionadores sin aclarado: Se aplican sobre el cabello mediante un atomizador o mediante un masaje después del lavado. Los acondicionadores sin aclarado mejoran la textura del cabello, eliminan el encrespamiento y facilitan el peinado.

Aceites y sérums capilares: Se trata de fórmulas muy concentradas a base de aceites y extractos vegetales puros. No incluyen agua y están elaborados con beneficiosos aceites esenciales de origen vegetal que hidratan, eliminan el encrespamiento, sellan las puntas abiertas y aportan un deslumbrante brillo al cabello. Con frecuencia, los aceites incorporan infusión de hierbas saludables para el cabello, como la raíz de bardana y el romero. Los aceites capilares son muy concentrados, de modo que con una pequeña cantidad es suficiente.

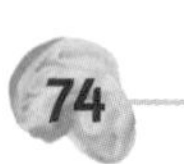

Menos es más

Los aceites y sérums capilares son muy concentrados y pueden aplastar el cabello si se aplica demasiada cantidad. Así pues, basta con una pequeña cantidad en las palmas de las manos. Masajea suavemente las puntas del cabello y después ve subiendo hacia el cuero cabelludo. Pasa a continuación un cepillo de cerdas suaves para distribuir el aceite uniformemente por todo el pelo.

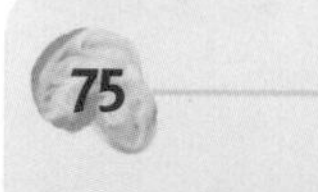

Remedios poco comunes

- La mayonesa realmente funciona para acondicionar el cabello. Aplica una o dos cucharadas sobre el cabello mojado, déjala actuar 5 minutos y lávate con champú.

- Si estás fuera de casa y notas algún cabello descolocado o electricidad estática en tu pelo, utiliza tu crema de manos. Aplica una pequeña cantidad sobre los cabellos rebeldes y los mantendrás en su sitio.

Prepara un acondicionador capilar natural básico

2 cucharadas de aceite de jojoba
2 cucharaditas de cera NF emulsionante
½ cucharadita de ácido esteárico
½ cucharadita de lecitina líquida
½ taza de agua destilada
30 gotas de aceite esencial de lavanda
Para unos 160 ml

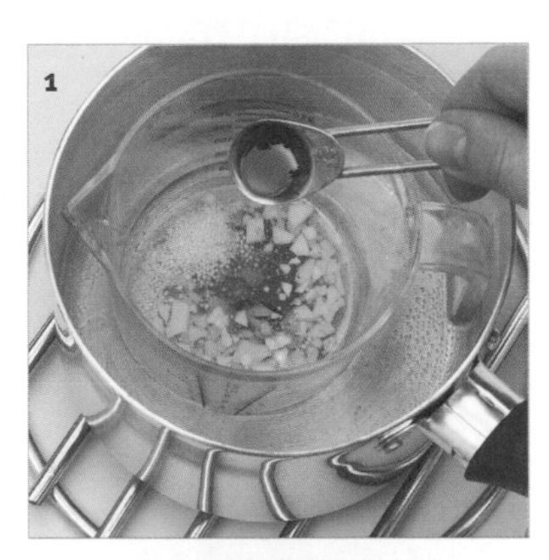

1. En una taza de medir de cristal resistente al calor, mezclar el aceite de jojoba, la cera emulsionante, el ácido esteárico y la lecitina líquida. Poner la taza de medir en el interior de una cacerola con unos centímetros de agua hirviendo a fuego suave.

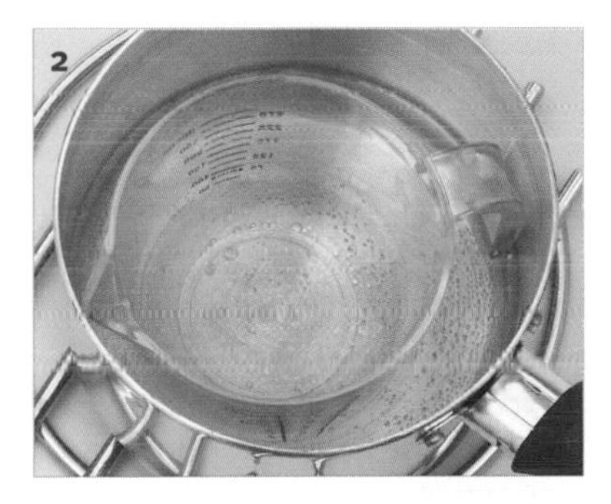

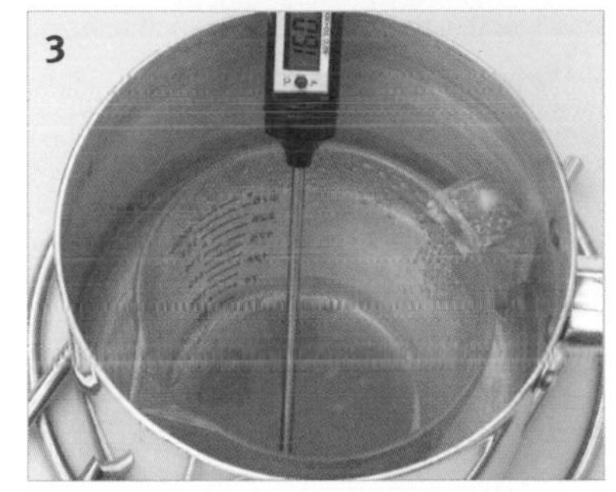

2. Verter el agua destilada en otra taza de medir resistente al calor e introducirla en otra cacerola con unos centímetros de agua hirviendo a fuego suave.

3. Calentar ambas mezclas hasta que alcancen 71 °C y el aceite se mezcle bien con la cera fundida. Retirar con cuidado ambas tazas de medir del agua hirviendo.

4. Verter la mezcla de aceite y agua en un cuenco y mezclarlo todo bien con una batidora manual a velocidad baja. Añadir el agua a la mezcla y seguir batiendo a velocidad baja durante 1 minuto. Pasar a velocidad alta y continuar mezclando durante 5 minutos o hasta que la temperatura baje de los 38 °C.

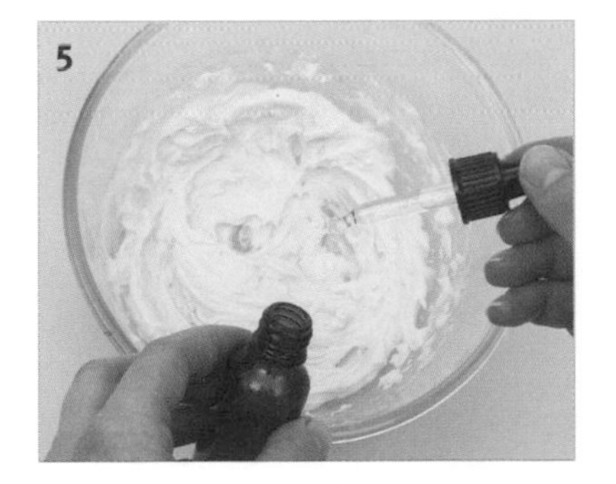

5. Añadir el aceite esencial de lavanda y batir a velocidad alta otros 5 minutos. Pasa la mezcla a una botella de plástico o a un frasco reciclado de acondicionador previamente desinfectados. Guardar en el frigorífico y utilizar en el plazo de 2 semanas.

Modo de uso: Tras lavar el pelo, aplicar una cantidad generosa y dejar actuar durante 2-5 minutos. Aclarar con agua templada.

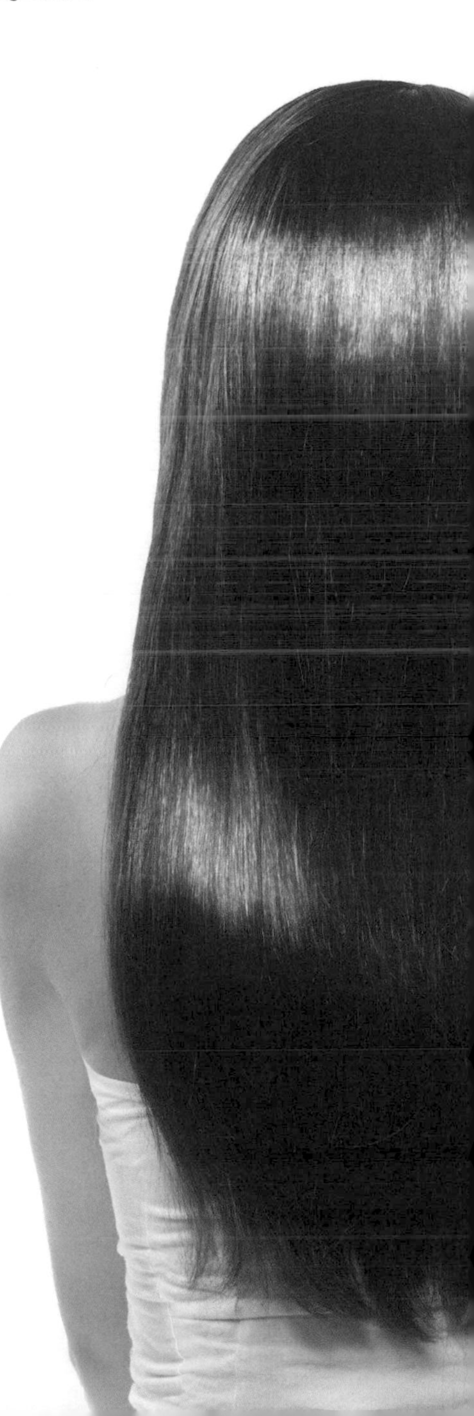

12 Recetas: Doce de los mejores acondicionadores capilares

77

Acondicionador de miel y salvia

Para unos 180 ml
Indicado para todo tipo de cabellos

Fortalece tu cabello con este acondicionador capilar de miel y salvia. El aceite de almendra dulce protege y nutre los folículos pilosos, mientras que la salvia dulce aporta una refrescante fragancia.

2 cucharadas de aceite de almendra dulce
2 cucharaditas de cera NF emulsionante
½ cucharadita de ácido esteárico
½ cucharadita de lecitina líquida
½ taza de agua destilada
1 cucharada de miel
⅛ de cucharadita de goma xantana en polvo
30 gotas de aceite esencial de salvia

1. En una taza de medir de cristal resistente al calor, mezclar el aceite de almendra dulce, la cera emulsionante, el ácido esteárico y la lecitina líquida.
2. Colocar la taza de medir en el interior de una cacerola con unos centímetros de agua hirviendo a fuego suave.
3. En otra taza de medir de cristal resistente al calor, combinar el agua destilada, la miel y la goma xantana en polvo. Introducir esta taza de medir en otra cacerola con unos centímetros de agua hirviendo a fuego suave.
4. Calentar ambas mezclas hasta que alcancen 71 °C y el aceite se mezcle con la cera fundida. Retirar.
5. Verter la mezcla de aceite y agua en un cuenco y mezclarlo con una batidora manual a velocidad baja. Añadirla a la mezcla de aceite y cera y seguir batiendo a velocidad baja durante 1 minuto.
6. Pasar a velocidad alta y continuar mezclando durante 5 minutos o hasta que la temperatura baje de los 38 °C.
7. Añadir el aceite esencial de salvia y volver a batir a velocidad alta durante otros 5 minutos.
8. Transferir la mezcla a una botella de plástico o a un frasco reciclado de acondicionador previamente desinfectados. Guardar en el frigorífico y utilizar en el plazo de 2 semanas.

Modo de uso: Tras lavar el cabello, aplicar acondicionador de las raíces a las puntas y dejar actuar 2-5 minutos. Aclarar.

78

Mascarilla capilar suavizante de girasol y mejorana dulce

Para unos 200 ml
Indicado para cabellos secos y dañados

Esta mascarilla capilar suavizante y nutritiva ayuda a rejuvenecer el cabello y a recuperar su brillo. Hidrata tu cabello sediento con los beneficios calmantes de los aceites naturales de plantas y disfruta de la relajante fragancia de la mejorana dulce.

¼ de taza de aceite de girasol
3 cucharaditas de cera NF emulsionante
½ cucharadita de ácido esteárico
½ cucharadita de lecitina líquida
½ taza de agua destilada
⅛ de cucharadita de goma xantana en polvo
30 gotas de aceite esencial de mejorana dulce
1 cucharadita de aceite de vitamina E

1. En una taza de medir de cristal resistente al calor, mezclar el aceite de girasol, la cera emulsionante, el ácido esteárico y la lecitina líquida.
2. Introducir la taza de medir en una cacerola con unos centímetros de agua hirviendo a fuego suave.
3. En otra taza de medir de cristal resistente al calor, combinar el agua destilada y la goma xantana en polvo. Introducir esta taza de medir en otra cacerola con unos centímetros de agua hirviendo a fuego suave.
4. Calentar ambas mezclas hasta que alcancen 71 °C y el aceite se mezcle bien con la cera fundida. Retirar.
5. Verter la mezcla de aceite y agua en un cuenco y mezclarlo con una batidora manual a velocidad baja. Añadirla a la mezcla de aceite y cera y seguir batiendo a velocidad baja 1 minuto.
6. Pasar a velocidad alta y continuar mezclando durante 5 minutos o hasta que la temperatura baje de los 38 °C.
7. Añadir el aceite esencial de mejorana dulce y el aceite de vitamina E y seguir batiendo durante otros 5 minutos.
8. Transferir la mezcla a una botella de plástico o a un frasco reciclado de acondicionador previamente desinfectados. Guardar en el frigorífico y utilizar en el plazo de 2 semanas.

Modo de uso: Tras lavar el cabello, aplicar la mascarilla desde las raíces a las puntas y dejar actuar 20-30 minutos. Aclarar.

79

Acondicionador sin aclarado de menta piperita y árbol del té

Para unos 300 ml
Indicado para todo tipo de cabellos

Ese acondicionador revitalizante que no precisa aclarado provoca un agradable hormigueo en el cuero cabelludo y suaviza incluso los cabellos más rebeldes hasta convertirlos en brillantes y deslumbrantes melenas. ¡Con muy poca cantidad es suficiente!

2 cucharadas de aceite de coco
2 cucharadas de aceite de jojoba
3 cucharaditas de cera NF emulsionante
½ cucharadita de ácido esteárico
½ cucharadita de lecitina líquida
1 taza de agua floral de menta piperita
⅛ de cucharadita de goma xantana en polvo
20 gotas de aceite esencial de árbol del té
5 gotas de aceite esencial de menta piperita

1. En una taza de medir de cristal resistente al calor, mezclar el aceite de coco, el aceite de jojoba, la cera emulsionante, el ácido esteárico y la lecitina líquida.
2. Introducir la taza de medir en una cacerola con unos centímetros de agua hirviendo a fuego suave.
3. En otra taza de medir de cristal resistente al calor, combinar el agua floral de menta piperita y la goma xantana en polvo. Introducirla en otra cacerola con unos centímetros de agua hirviendo a fuego suave.
4. Calentar ambas mezclas hasta que alcancen 71 °C y el aceite se mezcle bien con la cera fundida. Retirar.
5. Verter la mezcla de aceite y agua en un cuenco y mezclarlo todo bien con una batidora manual a velocidad baja. Añadir la mezcla de agua a la mezcla de aceite y cera y seguir batiendo a velocidad baja durante 1 minuto.
6. Pasar a velocidad alta y continuar mezclando durante 5 minutos o hasta que la temperatura baje de los 38 °C.
7. Añadir los aceites esenciales de árbol del té y menta piperita y seguir batiendo durante otros 5 minutos.
8. Transferir la mezcla a una botella de plástico o a un frasco reciclado de acondicionador previamente desinfectados. Guardar en el frigorífico y utilizar en el plazo de 2 semanas.

Modo de uso: Agitar bien el envase. Tras lavar el cabello y secarlo con una toalla, aplicar el acondicionador sobre el pelo y masajear.

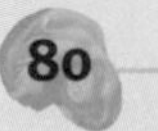

Mascarilla hidratante de melaza

Para 1 aplicación
Indicado para cabellos secos

Esta mascarilla capilar hidratante nutrirá y suavizará tu pelo castigado.

½ taza de melaza
1 yema de huevo
¼ de taza de aguacate triturado

1. Mezclar todos los ingredientes hasta formar una pasta espesa.

Modo de uso: Masajear la mascarilla sobre el cabello mojado. Tapar con un gorro de baño y dejar actuar entre 30 minutos y 1 hora. Aclarar y aplicar champú si se desea.

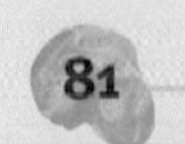

Enjuague acondicionador para un cabello suelto y con cuerpo

Para 1 aplicación
Indicado para cabellos finos

Este enjuague acondicionador a base de cerveza y ron tibios con un toque de zumo de lima dejará tu cabello brillante y lleno de vida.

1 taza de cerveza templada
2 cucharadas de ron
1 cucharada de zumo de lima

1. Mezclar todos los ingredientes en una botella o en un frasco.

Modo de uso: Tras lavar el pelo, verter el aclarado y masajear. Dejar actuar durante 2 minutos y aclarar.

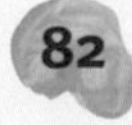

Aceite capilar nutritivo para cabellos secos

Para unos 60 ml
Indicado para cabellos secos, dañados, tratados y encrespados

Este maravilloso aceite capilar nutritivo está repleto de vitaminas A, D y E, por lo que mantiene el cabello joven y con un aspecto saludable. Esta fórmula no incluye agua, y con una pequeña cantidad tendrás suficiente para nutrir tu pelo y tu cuero cabelludo.

1 cucharada de aceite de aguacate
1 cucharada de aceite de hueso de albaricoque
1 cucharada de aceite de germen de trigo
1 cucharada de aceite de oliva
10 gotas de aceite esencial de ylang ylang
10 gotas de aceite esencial de petitgrain
5 gotas de aceite esencial de neroli

1. Mezclar todos los ingredientes en un frasco con tapón de cuentagotas. Agitar bien el frasco.

Modo de uso: Masajear unas pocas cucharaditas sobre el cabello. Peinarlo bien y dejar actuar durante 15 minutos. Luego lavar con champú y acondicionar como de costumbre.

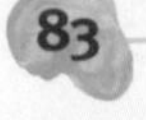

Espray oceánico para aportar textura y volumen

Para unos 220 ml
Indicado para cabellos rizados u ondulados

Aporta a tus maravillosos rizos el aspecto de haber pasado todo el día en la playa. Este espray sin aclarado crea textura y volumen para realzar los rizos y ondas naturales. Los embriagadores aromas del jazmín y la rosa perfuman sutilmente tu cabello.

¾ de taza de agua floral de rosa
2 cucharadas de sales de Epsom
1 cucharada de vodka
6 gotas de absoluto de jazmín

1. Verter el agua floral y las sales de Epsom en una cacerola pequeña.
2. Calentar a fuego muy bajo hasta que la sal se haya disuelto.
3. Dejar enfriar hasta que alcance la temperatura ambiente.
4. Verter el vodka en un frasco con atomizador y añadir el absoluto de jazmín. Agitar el envase para mezclar bien.
5. Añadir la mezcla de sal al frasco y agitar. Guardar en el frigorífico y utilizar en un plazo de 2 semanas.

Modo de uso: Rociar con el espray sobre el cabello limpio después de secarlo con una toalla y dejar que se seque al aire. Si se utiliza este producto con frecuencia, es aconsejable tratar el cabello con un acondicionador intenso para evitar que se seque a causa de la sal.

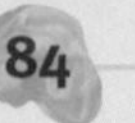

Sérum para sanar y eliminar el encrespamiento del cabello seco

Para unos 30 ml
Indicado para cabellos secos, dañados y encrespados

Este sérum repara las puntas abiertas y controla el molesto encrespamiento dejando un cabello suave y sedoso tras un solo uso.

3 cucharaditas de aceite de jojoba
1 cucharadita de aceite de oliva
1 cucharadita de aceite de onagra
½ cucharadita de aceite de linaza
¼ de cucharadita de aceite de ricino
2 gotas de aceite esencial de lavanda
2 gotas de aceite esencial de cedro
2 gotas de aceite esencial de romero

1. Mezclar todos los ingredientes en un frasco con tapón de cuentagotas. Agitar bien.

Modo de uso: Calentar unas gotas del sérum en las palmas de las manos y masajearlo sobre el cabello mojado o seco. Aplicar una gota más a las puntas del cabello si es necesario.

Tónico capilar armonizante de nim y caléndula

Para unos 160 ml
Indicado para cabellos normales, secos y dañados

Este maravilloso tónico, que no precisa aclarado, equilibra el cuero cabelludo y fomenta el crecimiento saludable del cabello. En la India, la hoja de nim se emplea normalmente en productos para el cuidado del cabello.

¼ taza de agua destilada
1 cucharada de hoja de nim en polvo
¼ de taza de tintura de caléndula
3 cucharadas de tintura de romero
10 gotas de aceite esencial de mirra
5 gotas de aceite esencial de ylang ylang

1. Llevar el agua destilada a ebullición y añadir la hoja de nim en polvo. Cubrir la cacerola con una tapa que encaje bien.
2. Dejar enfriar el líquido hasta que alcance la temperatura ambiente y colarlo para eliminar los restos de hierbas transfiriéndolo a un frasco de cristal ámbar con tapa.
3. Añadir la tintura de caléndula, la tintura de romero y los aceites esenciales. Agitar bien. Guardar en el frigorífico y usar en un plazo de 2 semanas.

Modo de uso: Aplicar unas gotas de tónico directamente sobre el cuero cabelludo. Masajear o peinar suavemente el pelo. Usar 3-4 veces por semana.

86

Bálsamo capilar de neroli y cítricos

Para unos 60 ml
Indicado para puntas abiertas y cabellos indomables

¿Tienes el pelo encrespado y las puntas abiertas? Prepara este bálsamo capilar hidratante y suavizante que posee los embriagadores aromas del neroli y los cítricos.

2 cucharaditas de cera de abeja rallada
1 cucharada de aceite de coco
2 cucharaditas de manteca de karité
2 cucharaditas de aceite de almendra dulce
2 cucharaditas de aceite de germen de trigo
¼ de cucharadita de aceite de vitamina E
30 gotas de aceite esencial de naranja dulce
10 gotas de aceite esencial de neroli

1. Poner la cera de abeja, el aceite de coco, la manteca de karité, el aceite de almendra dulce y el aceite de germen de trigo en una taza de medir de cristal e introducirla en una cacerola con agua hirviendo a fuego suave.
2. Dejar que los ingredientes se derritan a fuego bajo. Retirar del fuego y añadir el aceite de vitamina E y los aceites esenciales removiendo al mismo tiempo.
3. Transferir la mezcla a un envase con tapa resistente al calor.

Para suavizar e hidratar: Aplicar una pequeña cantidad sobre el cabello seco para suavizarlo y darle brillo.

Para acondicionar en profundidad: Masajear unas cucharaditas sobre el cabello. Peinar y dejar actuar 15 minutos. Lavar con champú y acondicionar.

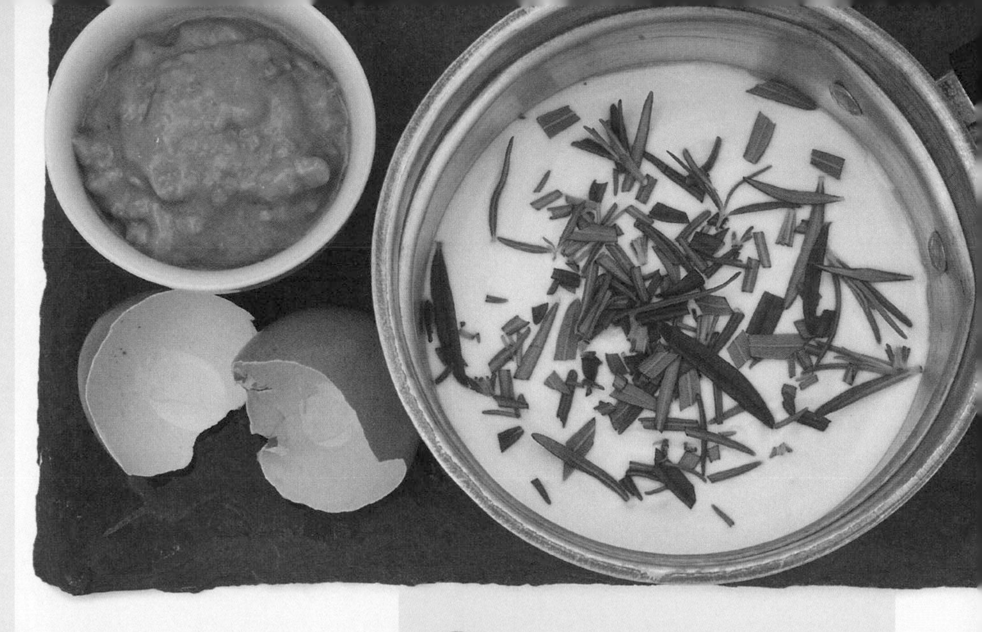

▲ Mascarilla capilar hidratante de aguacate para un cabello deslumbrante y mascarilla capilar de leche de coco y romero.

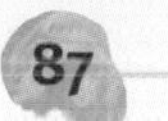

87

Mascarilla capilar hidratante de aguacate para un cabello deslumbrante

Para 1 tratamiento
Indicado para cabellos secos y dañados

Se trata de un tratamiento hidratante realmente intenso que te ayudará a rejuvenecer el cabello seco y dañado. Tus rizos quedarán suaves y deslumbrantes.

1 cucharada de aceite de aguacate
¼ de taza de aguacate triturado
2 yemas de huevo
20 gotas de aceite esencial de limón

1. Mezclar todos los ingredientes en un cuenco pequeño.

Modo de uso: Aplicar sobre el cabello mojado y masajear de raíces a puntas. Cubrir con una gorra de baño y dejar actuar la mascarilla durante 1 hora. Luego lavar con champú.

88

Mascarilla capilar de leche de coco y romero

Para unos 215 gramos
Indicado para todo tipo de cabellos

Esta asombrosa mascarilla capilar está fortalecida por nutritiva leche de coco y romero. Con solo una aplicación, tu cabello quedará suave y sedoso.

¾ de taza de leche de coco sin edulcorar
3 cucharadas de hojas de romero recién picadas
1 cucharadita de aceite de vitamina E

1. Poner la leche de coco y las hojas de romero en una cacerola pequeña con tapa. Dejar cocer a fuego bajo durante 25 minutos removiendo frecuentemente para que la leche de coco no se queme.
2. Colar la leche de coco para separarla de las hierbas y verterla en un pequeño envase de cristal.
3. Añadir el aceite de vitamina E.
4. Dejar enfriar a temperatura ambiente. Guardar en el frigorífico y usar en un plazo de 10 días.

Modo de uso: Lavar el cabello como de costumbre y secarlo con una toalla. Masajear la mitad de la mascarilla y peinar el cabello para que penetre bien hasta las puntas. Cubrir con un gorro de ducha y dejar actuar durante al menos 1 hora (aunque lo ideal es dejarla toda la noche). Aclarar el cabello con agua templada durante varios minutos.

Enjuagues capilares herbales

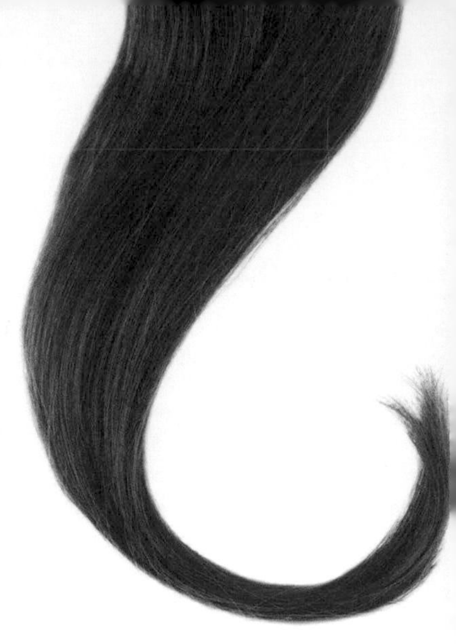

Los enjuagues y clarificadores herbales restablecen la salud del cabello, están elaborados con infusiones y extractos herbales y a menudo contienen zumo de cítricos o vinagre de manzana para equilibrar el pH natural del cabello. Carecen de tensoactivos como los champús líquidos y no forman espuma. Son fantásticos para liberar el cabello de residuos, exceso de grasa y malos olores. Algunos enjuagues capilares herbales están diseñados para realzar el color natural del pelo. Pueden usarse varias veces a la semana y son muy populares entre las personas que deciden «no usar champú».

La mejor manera de aplicar un enjuague capilar es con un frasco con atomizador. Así recubres el pelo y el cuero cabelludo y, luego masajeas para que penetre bien. Estos enjuagues capilares no necesitan aclarado, pero sí los preparados con zumo de cítricos o vinagre.

Prepara un enjuague capilar básico de vinagre

Ingredientes:
- *2/3 taza de agua*
- *1 cucharada de vinagre de manzana*

Para 1 aplicación

1. Mezcla ambos ingredientes en un frasco con atomizador.
2. Después de lavarte el pelo, rocía el enjuague por el cabello y masajea de raíces a puntas. Déjalo actuar unos minutos y acláralo.

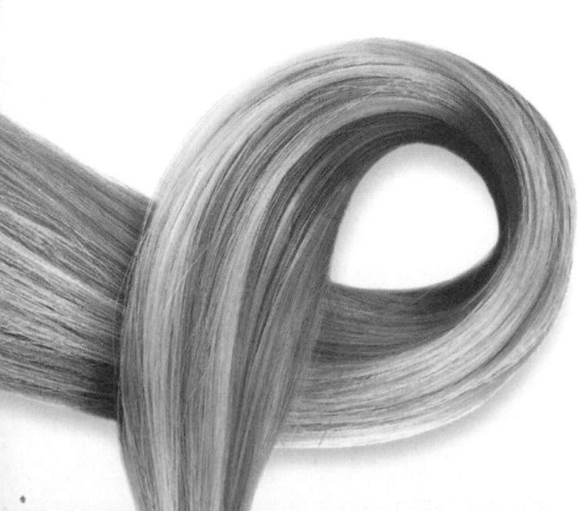

Prepara un enjuague capilar básico con infusión de hierbas

Ingredientes:
- *1/2 taza de agua hirviendo*
- *1 cucharada de hierbas secas (consulta las tablas de la página siguiente para obtener sugerencias sobre qué hierbas usar)*

Para 1 aplicación

1. Pon las hierbas en una cacerola de agua hirviendo. Apaga el fuego y deja que la hierba haga infusión en el agua.
2. Deja enfriar la infusión hasta que alcance la temperatura ambiente antes de transferirla a un frasco con atomizador. Ten en cuenta que las raíces como la de bardana y consuelda necesitarán más tiempo para formar la infusión. Lo mejor es dejarlas toda la noche.
3. Después de lavarte el pelo, rocía tu cabello con la infusión y masajea de raíces a puntas. Déjala actuar unos minutos y aclárala con agua o bien déjala sin aclarar.

HAZ LA PRUEBA

- Añade unas gotas de aceite esencial a tus enjuagues capilares. El de árbol del té es perfecto para los cueros cabelludos descamados, el de flor de papel es bueno para los cabellos secos y el de pimienta negra es excelente para el cabello graso.

- Si tienes un cabello o cuero cabelludo secos, prueba a añadir una cucharadita de aceite a tu enjuague capilar y masajéalo sobre tu cuero cabelludo antes de aclarar.

Cómo elegir hierbas para enjuagues que realcen el color

Para obtener unos efectos nutritivos y que realcen el color de tu pelo, elige una combinación de estas hierbas.

Color del cabello	Hierbas recomendadas
Rubio	Caléndula, manzanilla, cáscara de pomelo, cáscara de limón, barbasco, paja de avena, raíz de ruibarbo
Castaño	Té negro, cáscara de nuez negra, clavo, raíz de consuelda, ortiga, romero, salvia
Pelirrojo	Raíz de alkanet, caléndula, canela, hibisco, trébol rojo, escaramujo, cúrcuma

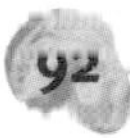

Cómo elegir hierbas para cabellos problemáticos

Puedes tratar el cabello y cuero cabelludo problemáticos con una combinación de estas hierbas restauradoras, que ayudan a sanar el cuero cabelludo y hacen que tu pelo resulte más manejable.

Problema capilar	Hierbas recomendadas
Cuero cabelludo descamado	Raíz de bardana, manzanilla, té verde, lavanda, abrótano, ortiga, orégano, menta piperita, romero, hierbabuena, tomillo
Cabello demasiado fino	Albahaca, consuelda, lúpulo, cola de caballo, lavanda, ortiga, menta piperita, romero
Cabello y cuero cabelludo grasos	Caléndula, cola de caballo, lavanda, toronjil, cáscara de limón, romero, hamamelis

Potencia tus enjuagues

Sustituye el agua de las recetas de enjuagues capilares herbales por una cantidad equivalente de agua floral (hidrolato) para obtener mejores resultados.

Recetas: Ocho de los mejores enjuagues herbales

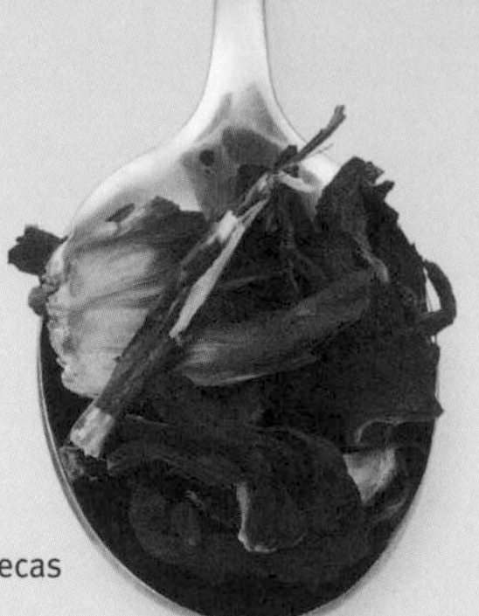

Flores de hibisco secas

94

Enjuague capilar de lima y manzanilla

Para 1 aplicación
Indicado para todo tipo de cabellos

Aporta brillo a tu cabello con este enjuague capilar con zumo de lima y manzanilla.

1 cucharada de flores de manzanilla secas
1 cucharada de cola de caballo seca
1 cucharada de paja de avena seca
1 taza de agua hirviendo
El zumo recién exprimido de 1 lima

1. Poner las hierbas en una cacerola pequeña y añadir el agua hirviendo.
2. Cubrir la cacerola y dejar que se forme la infusión y se enfríe hasta alcanzar la temperatura ambiente.
3. Separar el líquido de las hierbas con un colador y verterlo en un frasco con atomizador junto con el zumo de lima.

Modo de uso: Tras el lavado, rociar el enjuague sobre el cabello y masajear en profundidad. Dejar actuar 5 minutos. Puedes aclarar el pelo o no.

95

Enjuague capilar de té Earl Gray y café espresso para cabellos oscuros

Para 1 aplicación
Indicado para cabellos oscuros

Este maravilloso enjuague capilar es capaz de realzar los reflejos naturales de los cabellos oscuros.

1 taza de agua hirviendo
2 cucharaditas de cáscara de nuez negra
1 cucharadita de clavo molido
1 bolsita de té Earl Gray
2 cucharaditas de café soluble

1. Verter las hierbas, la bolsita de té y el café soluble en el agua hirviendo y esperar a que se enfríe hasta alcanzar la temperatura ambiente.
2. Retirar la bolsita de té y transferir el enjuague capilar a un frasco con atomizador.

Modo de uso: Tras el lavado, rociar el enjuague capilar sobre el cabello y masajear en profundidad. Dejar actuar durante 5 minutos y aclarar con agua templada.

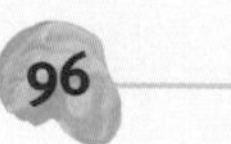

96

Enjuague capilar de caléndula y manzanilla para cabellos rubios

Para 1 aplicación
Indicado para cabellos rubios

Los cabellos rubios brillarán gracias a este enjuague capilar que realza sus reflejos dorados naturales.

1 taza de agua hirviendo
2 cucharadas de flores de manzanilla secas
2 cucharadas de flores de caléndula secas
1 cucharada de ralladura de limón

1. Verter las hierbas y la ralladura de limón en el agua hirviendo y dejar que se enfríe hasta alcanzar la temperatura ambiente.
2. Separar el líquido de las hierbas y la ralladura de limón con un colador.
3. Transferir el enjuague capilar a un frasco con atomizador.

Modo de uso: Tras el lavado, rociar el enjuague capilar por el pelo y masajear. Dejar actuar 5 minutos. Puedes aclarar o no.

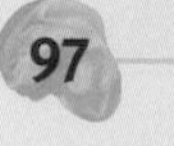

97

Enjuague capilar de hibisco y canela para cabellos pelirrojos

Para 1 aplicación
Indicado para cabellos pelirrojos

Este maravilloso enjuague capilar hará que tu cabello pelirrojo natural brille mostrando todas sus bellas tonalidades.

1 taza de agua hirviendo
2 cucharadas de flores de hibisco secas
1 cucharada de flores de caléndula secas
2 cucharaditas de escaramujos secos
1 cucharadita de corteza de canela molida

1. Verter las hierbas y la corteza de canela en agua hirviendo y dejar enfriar hasta que alcance la temperatura ambiente.
2. Separar el líquido de las hierbas con ayuda de un colador.
3. Transferir el enjuague capilar a un frasco con atomizador.

Modo de uso: Tras el lavado, rociar todo el enjuague capilar por el cabello y masajear en profundidad hasta el cuero cabelludo. Dejar actuar durante 5 minutos y aclarar con agua templada, o dejar sin aclarar.

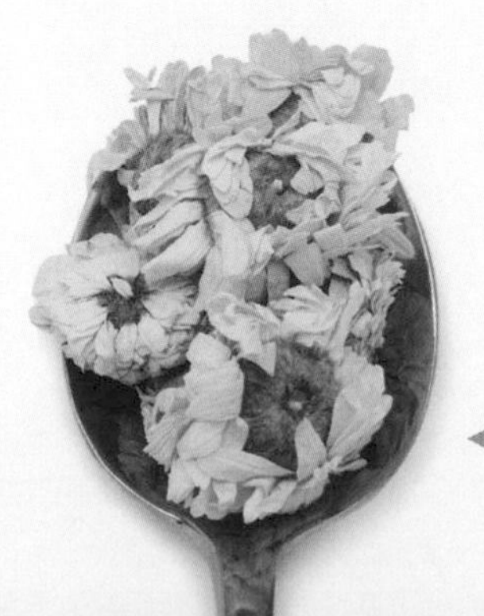

Flores de manzanilla secas

Raíz de bardana seca

98

Enjuague herbal para cabellos normales

Para 1 aplicación
Indicado para cabellos normales

Mantén tu cabello en plena forma gracias a los beneficios purificantes del vinagre de sidra y las hierbas beneficiosas para tu pelo.

2 tazas de agua hirviendo
3 cucharadas de vinagre de sidra
1 cucharadita de perejil seco
1 cucharadita de romero seco
1 cucharadita de cola de caballo seca
1 cucharadita de paja de avena seca

1. En una cacerola hervir el agua, añadir el vinagre y las hierbas, cubrir y apagar el fuego.
2. Dejar que las hierbas hagan infusión y que se enfríen.
3. Separar el líquido de las hierbas con un colador.
4. Pasar el enjuague a un frasco con atomizador.

Modo de uso: Tras el lavado, rociar o verter el enjuague capilar sobre el cabello y masajear. Mejor no aclarar.

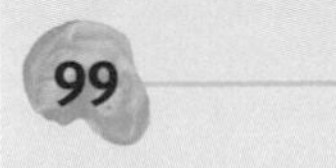

99

Enjuague herbal para cabellos grasos

Para 1 aplicación
Indicado para cabellos grasos

La combinación del astringente hamamelis y vinagre de manzana purificará tu pelo y cuero cabelludo y eliminará la grasa.

2 tazas de agua hirviendo
3 cucharadas de vinagre de manzana
1 cucharadita de toronjil seco
1 cucharadita de hamamelis seco
1 cucharadita de lavanda seca
1 cucharadita de piel de pomelo seca
1 cucharadita de romero seco

1. Hervir el agua en una cacerola. Añadir el vinagre y las hierbas, cubrir y apagar el fuego.
2. Dejar que las hierbas hagan infusión y enfriar.
3. Separar el líquido de las hierbas con un colador.
4. Pasar el enjuague a un frasco con atomizador.

Modo de uso: Tras el lavado, rociar o verter el enjuague capilar sobre el cabello y masajear. Mejor no aclarar.

100

Enjuague herbal para cabellos secos y encrespados

Para 1 aplicación
Indicado para cabellos secos o encrespados

Las hierbas calmantes de esta fórmula aliviarán el cabello y cuero cabelludo secos.

2 tazas de agua hirviendo
2 cucharadas de vinagre de manzana
1 cucharadita de caléndula seca
1 cucharadita de manzanilla seca
1 cucharadita de raíz de bardana seca
1 cucharadita de salvia seca
1 cucharadita de barbasco seco
1 cucharadita de ortiga seca
2 cucharaditas de glicerina vegetal.

1. Hervir el agua en una cacerola. Añadir el vinagre y las hierbas, cubrir y apagar el fuego.
2. Dejar que las hierbas hagan infusión y enfriar.
3. Separar el líquido de las hierbas con un colador. Añadir glicerina vegetal.
4. Transferir el enjuague a un frasco con atomizador.

Modo de uso: Tras el lavado, rociar o verter el enjuague capilar sobre el cabello y masajear. Mejor no aclarar.

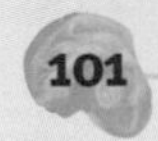

101

Enjuague herbal para cabellos tratados y dañados

Para 1 aplicación
Indicado para cabellos tratados y dañados

Restablece la salud de tu pelo dañado con este enjuague de infusión de hierbas nutrientes y restauradoras.

2 tazas de agua hirviendo
2 cucharadas de vinagre de manzana
1 cucharadita de caléndula seca
1 cucharadita de raíz de malvavisco seca
1 cucharadita de raíz de bardana seca
1 cucharadita de barbasco seco
1 cucharadita de semillas de chía secas
2 cucharaditas de aceite de ricino vegetal

1. Hervir el agua en una cacerola. Añadir el vinagre y las hierbas, cubrir y apagar el fuego.
2. Dejar que las hierbas hagan infusión y enfriar.
3. Separar el líquido de las hierbas con un colador. Añadir el aceite de ricino vegetal.
4. Transferir el enjuague a un frasco con atomizador.

Modo de uso: Tras el lavado, rociar o verter el enjuague sobre el pelo y masajear. Mejor no aclarar.

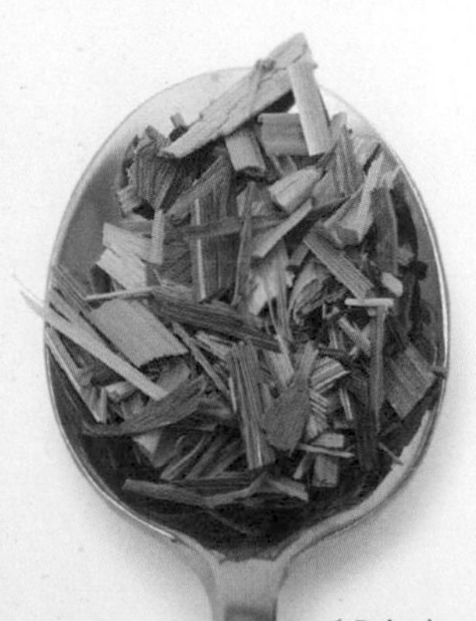

Paja de avena seca

4 Fabuloso cuidado facial

El cuidado de la piel a base de plantas puede hacer que tu rostro luzca como nunca, pero si tienes otro tipo de preocupaciones de belleza, también existe un excelente tratamiento natural efectivo para tu tipo de piel. Con la influencia de las hierbas sanadoras, los aceites beneficiosos para tu piel y los potentes extractos de plantas puedes formular y preparar un producto perfecto que reduzca los signos de la edad, mitigue y detenga la aparición de puntos negros, limpie en profundidad y exfolie los poros y calme las pieles secas y castigadas restableciendo su nivel óptimo de hidratación.

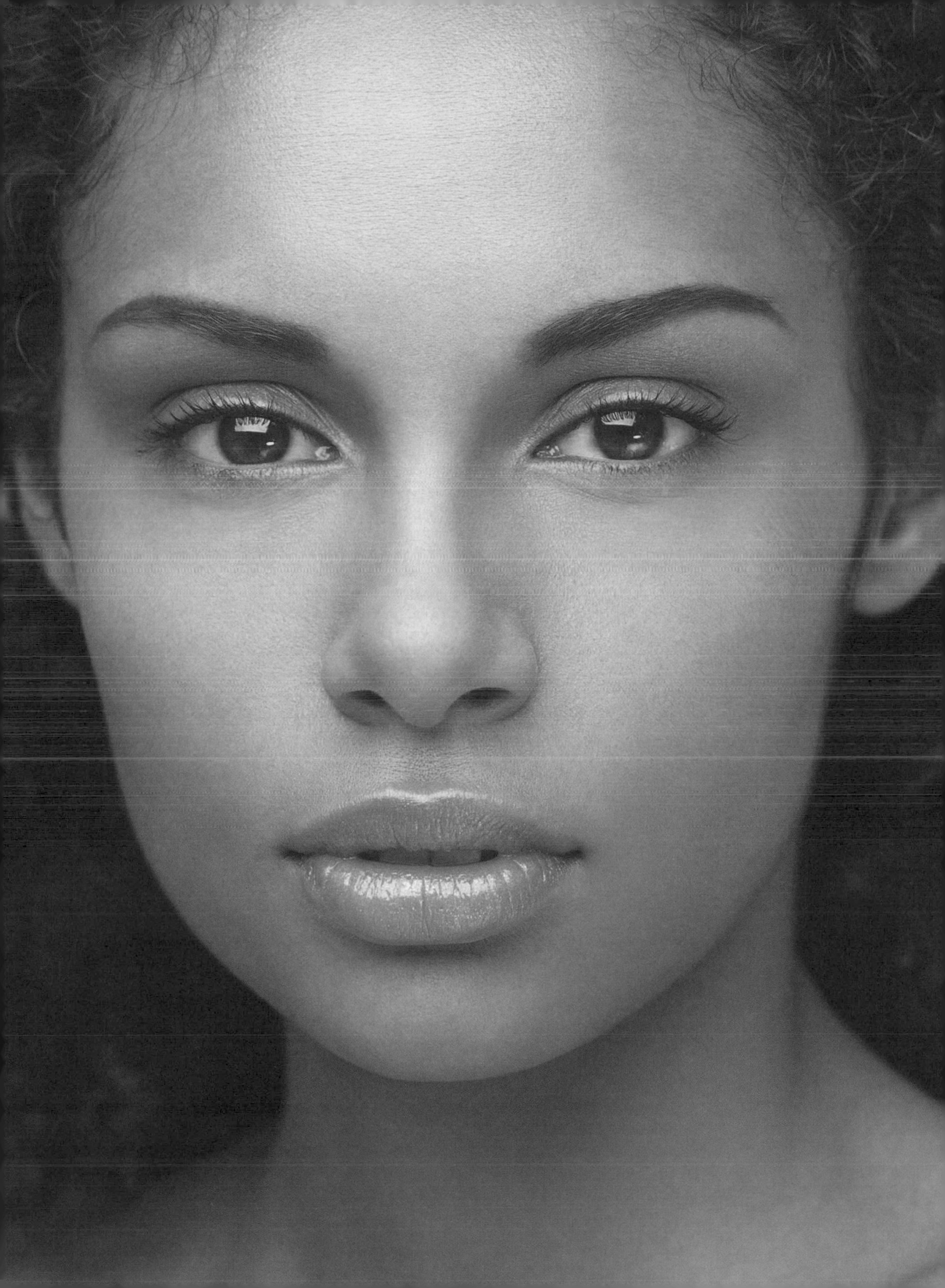

Limpiadores faciales

Si limpias suavemente tu rostro con una fórmula natural a base de plantas podrás eliminar el maquillaje, la acumulación de sebo y las impurezas de la piel. Aprovecha el poder de la botánica y así calmarás y nutrirás tu piel, dándole un aspecto saludable y una vitalidad que brillarán con luz propia.

UN TRUCO

Dado que estas fórmulas no contienen conservantes, lo mejor es guardarlas en el frigorífico o, como mínimo, asegurarse de no tocarlas con los dedos o con un utensilio sucio. La mejor opción es un frasco desinfectado con una tapa que se ajuste bien.

102

Cómo elegir un limpiador facial

Limpiadores con base de agua: Este tipo de limpiadores elaborados con infusión de hierbas son suaves, tienen una base de agua y limpian y refrescan la piel dejándola brillante y libre de suciedad. Aunque los limpiadores con base de agua no eliminan el maquillaje tan bien como los limpiadores con base de jabón o de aceite, resultan perfectos para las pieles secas o sensibles que solo precisan un enjuague suave y calmante. Puedes añadir a tus fórmulas personalizadas todo tipo de ingredientes botánicos nutritivos como aguas florales, hierbas, tinturas, zumos de fruta, vinagre de manzana e incluso miel.

Limpiadores con base de jabón: Estos limpiadores contienen tensoactivos naturales, por lo general jabón de Castilla líquido, y liberan la piel de impurezas, maquillaje y acumulaciones de sebo. Los limpiadores con base de jabón pueden personalizarse para ajustarse a las necesidades específicas de cada tipo de piel. Puedes añadir ingredientes como arcilla para lograr una limpieza profunda, azúcar o almendra molida para conseguir una limpieza exfoliante, aceites esenciales desintoxicantes para eliminar los puntos negros, aloe vera para las pieles secas o aceites de plantas como el de jojoba para pieles secas.

Limpiadores con base de aceite: Se formulan con aceites vegetales que aportan nutrición y beneficiosos aceites esenciales. Los limpiadores con base de aceite son bastante concentrados y no contienen agua. Son excelentes para eliminar restos de maquillaje, incluso el maquillaje de los ojos. Pueden transformar una piel madura, estropeada y sensible en una piel tersa y limpia. También las pieles grasas pueden beneficiarse de los limpiadores con base de aceite obteniendo resultados perfectos.

103

Limpieza con productos con base de aceite

El mejor modo de usar un limpiador facial con base de aceite es aplicar una cantidad generosa sobre la piel seca, masajear y retirar con un paño suave. También puedes aclararlo con agua templada si lo deseas.

104

Limpieza con productos con base de agua

Si utilizas un limpiador con base de agua puedes o bien rociar una generosa cantidad sobre tu rostro o aplicar la cantidad necesaria en un algodón y frotar suavemente la solución sobre tu piel para refrescarla.

105

Limpieza con productos con base de jabón

Simplemente aplica una pequeña cantidad de limpiador con base de jabón sobre la piel mojada, masajea mediante movimientos circulares y aclara bien. Evita que este tipo de productos entren en contacto con los ojos.

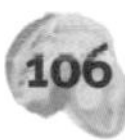

106

Un poco de cada

Si tu piel es seca o sensible, usa un limpiador con base de jabón antes de dormir y uno con base de agua o de aceite por la mañana.

107

Doble poder

Es posible que debas limpiarte dos veces con un limpiador natural si llevas gran cantidad de maquillaje. Prueba a limpiarte primero con un limpiador con base de aceite para desintegrar y retirar el maquillaje y después utiliza un limpiador con base de jabón.

HAZ LA PRUEBA

Si no llevas maquillaje y solo necesitas una limpieza ligera, vierte agua floral templada sobre una toallita hasta empaparla. Con firmeza pero de forma suave, masajea tu piel con la toallita para exfoliar ligeramente y eliminar la acumulación de impurezas en los poros.

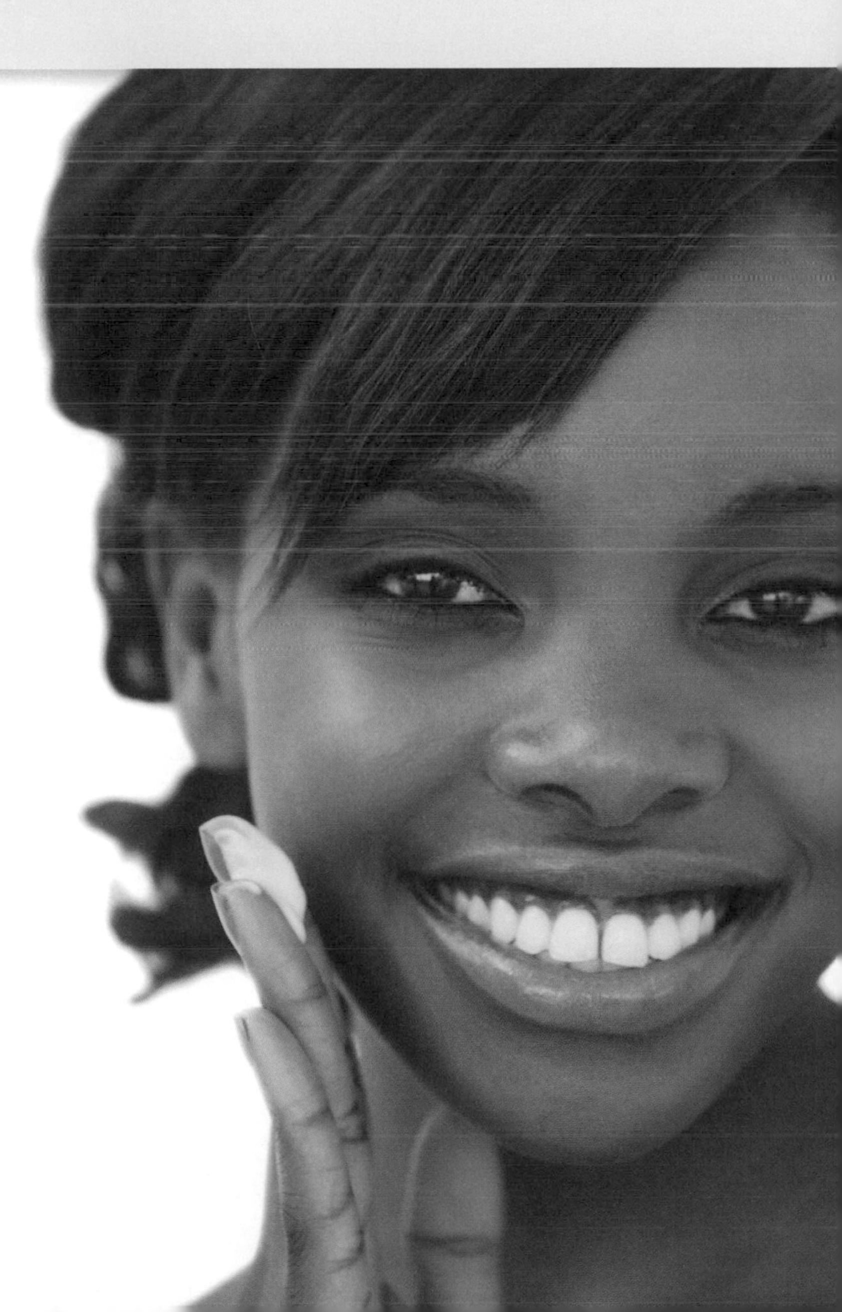

12 Recetas: Doce de los mejores limpiadores faciales

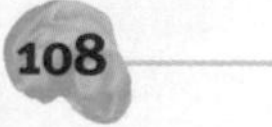

Limpiador básico con base de agua

Para unos 200 ml
Indicado para pieles normales, secas, sensibles o maduras

Los limpiadores con base de agua eliminan las impurezas sin despojar la piel de su hidratación esencial.

¼ de taza de agua floral de manzanilla
¼ de taza de gel de aloe vera
¼ de taza de glicerina vegetal
2 cucharadas de extracto de hamamelis

1. Mezclar todos los ingredientes en un frasco desinfectado. Agitar bien el recipiente. Guardar en el frigorífico y usar antes de 2 semanas.

Modo de uso: Aplicar una cantidad generosa de limpiador sobre la piel empleando un frasco con atomizador o un disco de algodón, masajear con la punta de los dedos y retirar con una toallita de papel o con agua.

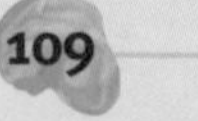

Limpiador básico con base de jabón

Para unos 90 ml
Indicado para pieles normales, grasas, mixtas o con tendencia a los puntos negros

Este limpiador elimina la suciedad, el sebo y el maquillaje y deja tu piel limpia y fresca.

3 cucharadas de agua hirviendo
2 cucharaditas de sal de mesa
4 cucharadas de jabón de Castilla líquido

1. Verter el agua hirviendo en una taza de medir de cristal pequeña. Añadir la sal y remover bien hasta que se disuelva. Reservar.
2. Verter el jabón de Castilla líquido en un frasco desinfectado con tapón o atomizador.
3. Colocar un embudo sobre la parte superior del frasco y añadir 1 cucharada de la solución de sal al jabón de Castilla. Desechar el resto de la solución de sal.
4. Poner el tapón al frasco y agitar bien para que se mezcle todo. Guardar en el frigorífico y usar antes de 2 semanas.

Modo de uso: Agitar bien el frasco y aplicar una cantidad del tamaño de un guisante sobre la piel mojada, masajear (evitando la zona de los ojos) y aclarar con agua templada.

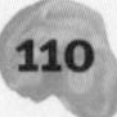

Limpiador básico con base de aceite

Para unos 90 ml
Indicado para todo tipo de pieles

Este limpiador elimina el maquillaje, la suciedad y las impurezas al tiempo que hidrata y alivia todo tipo de pieles.

1 taza de aceite de oliva virgen extra
2 cucharadas de aceite de jojoba

1. Mezclar ambos ingredientes en un frasco pequeño desinfectado y seco. Agitar bien.

Modo de uso: Aplicar una pequeña cantidad sobre la piel seca y masajear durante 2 minutos. Retirar con una toallita de papel. Aclarar con agua templada si se desea.

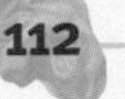

111

Limpiador purificante de lavanda y romero

Limpiador con base de jabón
Para unos 90 ml
Indicado para pieles normales, grasas, mixtas o con tendencia a los puntos negros

El aceite esencial de romero es antiséptico y astringente. Es excelente para las pieles con tendencia a desarrollar puntos negros.

3 cucharadas de agua hirviendo
2 cucharaditas de sal de mesa
4 cucharadas de jabón de Castilla líquido de lavanda
10 gotas de aceite esencial de romero

1. Verter el agua hirviendo en una taza de medir de cristal pequeña. Añadir la sal y remover bien. Reservar.
2. Añadir el jabón de Castilla líquido de lavanda y el aceite esencial en un frasco desinfectado con tapón o atomizador.
3. Con un embudo añadir 1 cucharada de la solución de sal al jabón. Desechar el resto de la solución de sal.
4. Tapar y agitar bien. Guardar en el frigorífico y usar antes de 2 semanas.

Modo de uso: Agitar bien el frasco y aplicar una cantidad equivalente a un guisante sobre la piel mojada, masajear (evitando la zona de los ojos) y aclarar con agua templada.

112

Limpiador facial de aceite de argán y avena

Limpiador con base de jabón
Para unos 100 ml
Indicado para todo tipo de pieles

El aceite de argán es rico en vitamina E, fenoles, carotenos y ácidos grasos esenciales, lo que lo convierte en el aceite perfecto para todo tipo de pieles. El aceite esencial de flor de papel posee propiedades antiinflamatorias, por lo que ayuda a calmar y proteger la piel.

2 cucharadas de jabón de Castilla líquido
2 cucharadas de gel de aloe vera
1 cucharada de avena finamente triturada
1 cucharada de aceite de argán
1 cucharada de glicerina vegetal
5 gotas de aceite esencial de rosa
5 gotas de aceite esencial de flor de papel

1. Mezclar todos los ingredientes en un frasco desinfectado. Agitar bien. Guardar en el frigorífico y usar antes de 2 semanas.

Modo de uso: Agitar bien el frasco y aplicar una cantidad generosa sobre la piel mojada, masajear (evitando la zona del contorno de ojos) y aclarar con agua templada.

◄ Sal de mesa común, avena finamente triturada y romero

▲ Hierba luisa

113

Leche limpiadora de hierba luisa

Limpiador con base de agua
Para unos 120 ml
Indicado para pieles grasas, normales o mixtas

El agua floral de hierba luisa es suavemente estimulante para los sentidos y posee propiedades limpiadoras y astringentes para la piel.

½ taza de agua floral de hierba luisa
2 cucharadas de leche entera
1 cucharada de glicerina vegetal
¼ de cucharadita de lecitina líquida
10 gotas de aceite esencial de limón

1. Mezclar el agua floral de hierba luisa, la leche, la glicerina vegetal y la lecitina líquida en un cuenco pequeño.
2. Con una batidora manual, mezclar todos los ingredientes a velocidad media hasta que estén completamente combinados y tengan la consistencia de un gel.
3. Añadir el aceite esencial y seguir batiendo para mezclar. Guardar el resto de leche limpiadora en el frigorífico y usar antes de 1 semana.

Modo de uso: Aplicar una cantidad generosa sobre la piel, masajear con la punta de los dedos y retirar con una toallita de papel o bien aclarar con agua templada.

◄ Limpiador facial de crema de manzanilla y miel para pieles secas

114

Limpiador facial de crema de manzanilla y miel para pieles secas

Limpiador con base de agua
Para unos 100 ml
Indicado para pieles secas, sensibles o normales

La manzanilla es una hierba muy conocida por su capacidad para calmar la piel. Con esta fórmula obtendrás una dosis doble de manzanilla.

¼ de taza de agua
1 cucharada de flores de manzanilla secas
2 cucharadas de nata espesa
1 cucharada de miel
5 gotas de aceite esencial de manzanilla alemana

1. Llevar el agua a ebullición en una cacerola pequeña y añadir las flores de manzanilla secas.
2. Apagar el fuego y cubrir la cacerola con una tapa hasta que el líquido se enfríe y alcance la temperatura ambiente.
3. Separar el líquido de las hierbas con ayuda de un colador y verterlo en un frasco desinfectado.
4. Añadir la nata, la miel y el aceite esencial. Agitar bien para mezclarlo todo. Guardar en el frigorífico y usar antes de 1 semana.

Modo de uso: Aplicar una cantidad generosa sobre la piel, masajear con la punta de los dedos y retirar con una toallita de papel o bien aclarar con agua.

Limpiador untuoso de almendra y zanahoria

Limpiador con base de aceite
Para unos 150 ml
Indicado para pieles normales, secas o sensibles

El aceite esencial de semilla de zanahoria es beneficioso para las pieles maduras e irritadas y combate las arrugas.

¼ de taza de aceite de almendra dulce
2 cucharaditas de cera de abeja finamente rallada
¼ de cucharadita de lecitina líquida
2 cucharaditas de glicerina vegetal
¼ de taza más 2 cucharaditas de agua de rosas
15 gotas de aceite esencial de semilla de zanahoria

1. Verter el aceite de almendra dulce, la cera de abeja, la lecitina líquida y la glicerina vegetal en una taza de medir de cristal introducida previamente en una cacerola con unos centímetros de agua hirviendo a fuego suave.
2. Dejar que la cera se derrita.
3. Retirar del fuego y pasar la mezcla a un cuenco resistente al calor. Enfriar hasta los 20 °C-24 °C.
4. Calentar el agua de rosas hasta que alcance 20 °C-24 °C.
5. Una vez que la mezcla de aceite y el agua estén a la misma temperatura, batir la mezcla de aceite/cera/lecitina/glicerina con una batidora manual a velocidad media-alta e ir añadiendo muy lentamente el agua de rosas. Seguir batiendo 5 minutos o hasta que el líquido se espese y se emulsione.
6. Añadir el aceite esencial de semilla de zanahoria. Pasar la mezcla a un frasco limpio desinfectado y seco y dejar enfriar. Guardar en el frigorífico y usar antes de 2 semanas.

Modo de uso: Aplicar una cantidad generosa, masajear y retirar con una toallita de papel o aclarar con agua.

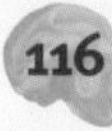

Maravilloso limpiador y desmaquillante a los tres aceites

Limpiador con base de aceite
Para unos 90 ml
Indicado para todo tipo de pieles

Emplea este limpiador para eliminar los restos más persistentes de maquillaje al tiempo que disuelves las impurezas.

2 cucharadas de aceite de oliva virgen extra
2 cucharadas de aceite de avellana
2 cucharadas de aceite de nuez de kukui
2 gotas de aceite esencial de neroli
2 gotas de aceite esencial de palmarosa
2 gotas de aceite esencial de olíbano

1. Verter todos los ingredientes en un frasco desinfectado y seco. Agitar bien para mezclar.

Modo de uso: Aplicar una pequeña cantidad sobre la piel seca y masajear durante 2 minutos. Retirar con una toallita de papel. Aclarar con agua templada si se desea.

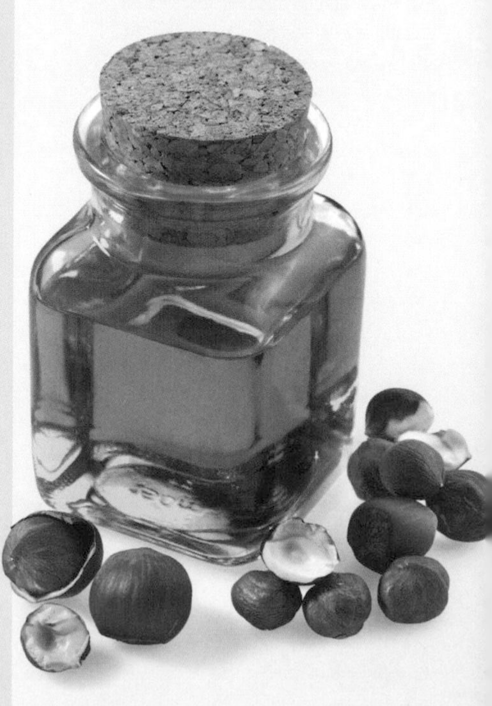

► Aceite de avellana

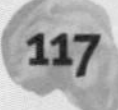

Limpiador de arcilla con hamamelis y té verde

Limpiador con base de agua
Para unos 120 ml
Indicado para pieles grasas y con tendencia a los puntos negros

Este es el tratamiento perfecto para limpiar, descongestionar y retirar la acumulación de sebo de la piel. El té verde en polvo (conocido como Matcha) posee unas maravillosas propiedades antioxidantes.

¼ de taza de extracto de hamamelis
2 cucharadas de glicerina vegetal
1 cucharada de arcilla verde y un poco más para espesar si es necesario
1 cucharadita de té verde en polvo (Matcha)
10 gotas de aceite esencial de árbol del té

1. Mezclar el extracto de hamamelis con la glicerina vegetal.
2. Espolvorear la arcilla verde y remover hasta que esté bien mezclado.
3. Añadir el té verde en polvo y el aceite esencial hasta obtener una pasta espesa. Si queda demasiado diluida, añadir una pequeña cantidad de arcilla. Guardar en el frigorífico y usar antes de 2 semanas.

Modo de uso: Masajear una pequeña cantidad sobre el rostro húmedo. Dejar actuar durante 2 minutos y aclarar con agua templada.

▶ Jazmín

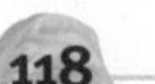

Desmaquillante suave de lavanda y manzanilla romana

Limpiador con base de aceite
Para unos 120 ml
Indicado para todo tipo de pieles

Limpia y desmaquilla con suavidad dejando tu piel reconfortada e hidratada.

⅓ de taza de grasa de palma o aceite de coco
2 cucharadas de aceite de jojoba
2 gotas de aceite esencial de lavanda
2 gotas de aceite esencial de manzanilla romana

1. Mezclar todos los ingredientes en un cuenco pequeño. Batir con ayuda de un tenedor para que todo se combine bien. Transferir la mezcla a un envase desinfectado y seco.

Modo de uso: Aplicar una pequeña cantidad sobre el rostro y masajear con la punta de los dedos. Retirar con una toallita de papel.

119

Limpiador de arcilla con manteca de karité batida y jazmín

Limpiador con base de aceite
Para unos 120 ml
Indicado para pieles secas

El aceite absoluto de jazmín es un capricho para los sentidos. Su aroma es embriagador y deja las pieles secas hidratadas y suaves.

½ taza de manteca de karité
2 cucharadas de arcilla de rassoul
5 gotas de aceite absoluto de jazmín

1. Poner la manteca de karité en una taza de medir de cristal pequeña e introducirla en una cacerola con unos centímetros de agua hirviendo a fuego suave. Derretir la manteca.
2. Espolvorear la arcilla de rassoul sobre la manteca y batir para combinar todo bien.
3. Introducir la taza de medir en el frigorífico durante 30 minutos para que se enfríe la mezcla.
4. Batir con una batidora manual 10 minutos.
5. Añadir el aceite absoluto de jazmín. Seguir batiendo 10 minutos más o hasta que la manteca de karité tenga la textura de la nata montada. Pasar a un envase desinfectado y seco.

Modo de uso: Masajear una pequeña cantidad sobre la piel. Retirar con una toallita de papel.

Nota: Mantener esta mezcla por debajo de los 24 °C o podría derretirse.

Exfoliantes faciales

Los exfoliantes suavizan la piel y consiguen que luzca un aspecto perfecto. Están elaborados con ingredientes naturales suaves como el azúcar, la sal fina, beneficiosas hierbas en polvo, frutos secos triturados y huesos de albaricoque pulverizados. Los exfoliantes eliminan las células muertas con suavidad y consiguen que recuperes un saludable y radiante tono de piel en cuestión de minutos.

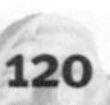

HAZ LA PRUEBA

Una sencilla pasta de bicarbonato sódico y agua templada tan solo cuesta unos céntimos, pero puede hacer maravillas: suaviza la piel y exfolia las zonas secas.

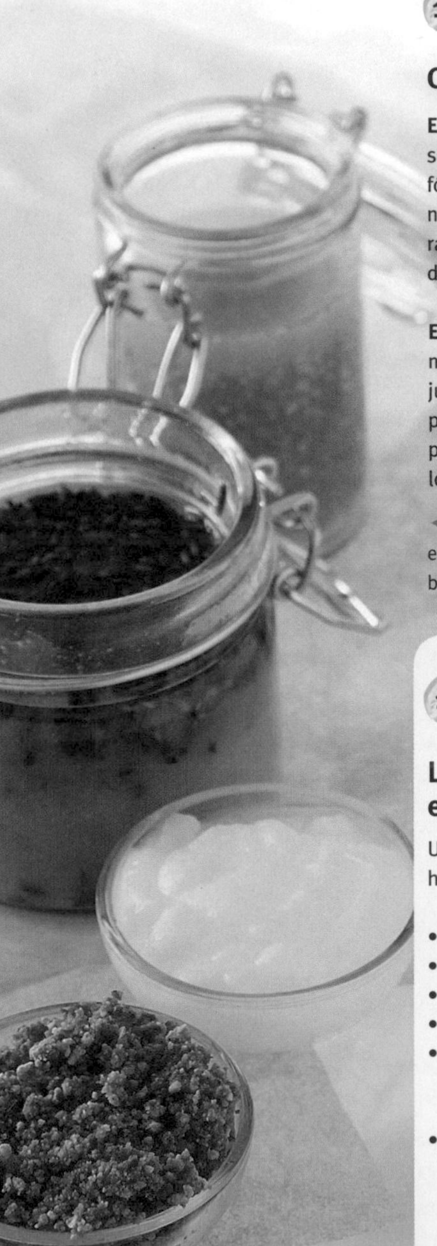

120

Cómo elegir y utilizar diferentes tipos de exfoliantes faciales

Exfoliantes a base de azúcar: Utiliza azúcar superfino o azúcar glas. Estas maravillosas fórmulas, que suelen incluir algún aceite nutritivo, consiguen que luzcas un aspecto radiante mejorando la textura y claridad de todo tipo de pieles.

Exfoliantes a base de sal: Utiliza sal marina extrafina, como la sal marina gris, junto con un aceite básico para exfoliar la piel. Son especialmente indicados para pieles normales, grasas y con tendencia a los puntos negros.

◀ Los exfoliantes faciales pueden estar hechos a base de azúcar, sal, bicarbonato sódico o flores y hierbas.

Exfoliantes a base de hierbas y flores: Utiliza hierbas y flores en polvo como pétalos de rosa molidos, harina de maíz, piel de pomelo en polvo y tomillo en polvo para limpiar y energizar la piel con suavidad. Son excelentes para todas las pieles, sobre todo las secas, sensibles y maduras.

Exfoliantes a base de bicarbonato sódico, arcilla y otros tipos: Este tipo de exfoliantes puede incluir ingredientes naturales como bicarbonato sódico, arcilla, almendras trituradas, cáscaras de nuez en polvo y huesos de albaricoque pulverizados para dar brillo a las pieles secas y sin vida y activar la circulación. Cuando se combinan con un aceite o manteca básicos, también hidratan y nutren la piel.

121

Los beneficios de utilizar exfoliantes faciales

Utilizar exfoliantes faciales de forma habitual conlleva los siguientes beneficios:

- Eliminan las células muertas.
- Combaten los puntos negros.
- Reducen la decoloración.
- Suavizan la piel.
- Hidratan las zonas secas aportando un tono uniforme y perfecto a la piel del rostro.
- Ayudan a reducir la aparición de poros, líneas de expresión y arrugas.

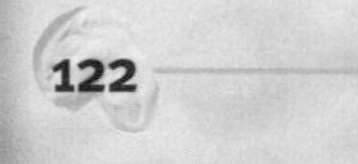

122

Hidratación extra

A la hora de decidir qué líquido usar para elaborar una pasta a partir de un exfoliante seco, puedes sustituir el agua por leche si tu piel necesita un toque extra de hidratación.

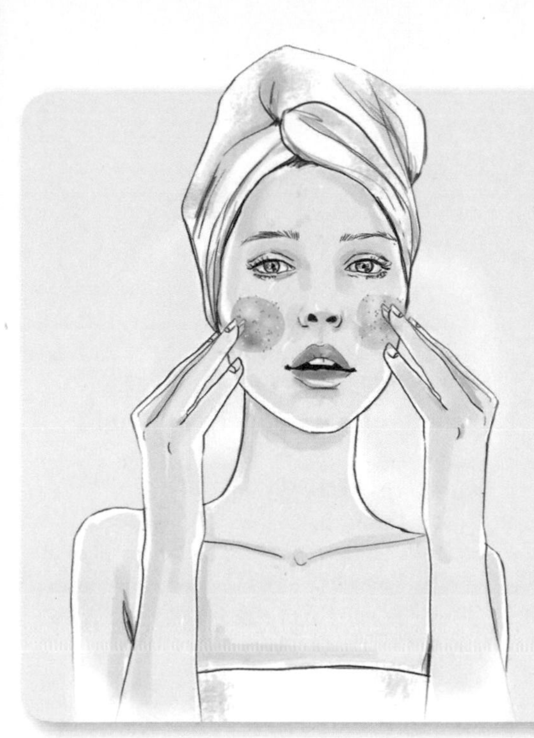

123

Cómo emplear un exfoliante facial

El uso de un exfoliante facial debería formar parte de tu rutina semanal de cuidado de la piel.

1. Humedece la piel limpia con un poco de agua templada.
2. Aplica una pequeña cantidad de exfoliante sobre la piel y masajea lenta y suavemente mediante movimientos circulares evitando la zona del contorno de ojos durante 1-2 minutos.
3. Deja actuar el exfoliante durante 3-5 minutos antes de aclararlo con agua templada. Seca tu rostro dando ligeros golpecitos con una toalla limpia.

124

Exfoliantes resbaladizos

Cuando utilices un exfoliante que contenga aceite estando dentro de la bañera o de la ducha, ten mucho cuidado de no caerte, ya que el suelo puede quedar bastante resbaladizo.

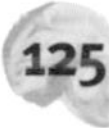

125

Con qué frecuencia utilizar un exfoliante

En la cara, aplica el exfoliante con cuidado. Solamente usa exfoliantes faciales ejerciendo una presión suave sobre la piel. Para obtener los mejores resultados, sigue el recuadro de abajo.

Tipo de piel	Uso semanal
Piel normal	Entre dos y tres veces a la semana
Piel grasa o con tendencia a desarrollar puntos negros	Entre dos y tres veces a la semana
Piel mixta	Una o dos veces a la semana
Piel sensible	Una vez a la semana
Piel madura y seca	Una o dos veces a la semana, dejando transcurrir tres días entre cada tratamiento

UN TRUCO

La introducción de agua o humedad dentro del envase del exfoliante puede provocar que comience a formarse moho, y eso echará a perder el producto. Para evitarlo, utiliza siempre una cuchara limpia y seca para extraer el exfoliante.

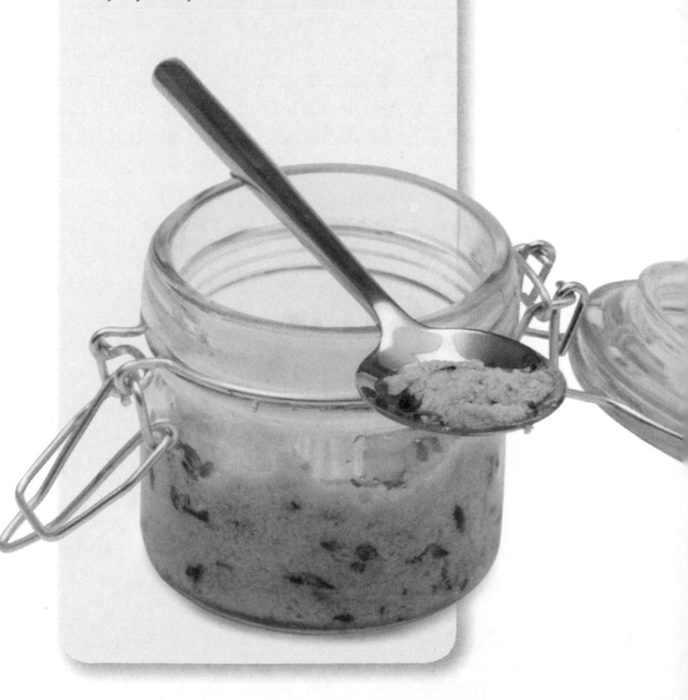

6 Recetas: Seis de los mejores exfoliantes faciales

126

Excelente exfoliante purificador de lavanda

Para 2 tratamientos
Indicado para todo tipo de pieles

Haz que tu rostro brille exfoliando con suavidad la piel seca y sin vida con esta maravillosa fórmula.

2 cucharaditas de arcilla de rassoul
2 cucharaditas de avena finamente triturada
1 cucharadita de almendra en polvo
1 cucharadita de harina de maíz
1 cucharadita de flores de lavanda
¼ de cucharadita de hoja de nim en polvo
Agua templada (suficiente para formar una pasta)
10 gotas de aceite esencial de lavanda

1. En un cuenco pequeño, mezclar la arcilla de rassoul, la avena triturada, la harina de maíz, la almendra en polvo, las flores de lavanda y las hojas de nim. Remover para combinarlo todo.
2. Ir añadiendo poco a poco agua templada (una cucharadita cada vez) hasta formar una pasta suave.
3. Añadir el aceite esencial de lavanda removiendo al mismo tiempo. Guardar en un envase con una tapa que ajuste bien y utilizar antes de 7 días.

Modo de uso: Humedece tu rostro y aplica la mitad del exfoliante. Presionando muy suavemente, masajear la piel con movimientos circulares durante 1-2 minutos. Dejar actuar la mascarilla durante 5 minutos y aclarar con agua templada.

127

Exfoliante facial de avena «¡Oh, sí!»

Para 2-3 tratamientos
Indicado para todo tipo de pieles

Con este exfoliante conseguirás un tono de piel más fresco y uniforme.

1 cucharada de aceite de almendra dulce
1 cucharada de aceite de semilla de cáñamo
1 cucharada de glicerina vegetal
1 cucharada de avena finamente triturada
1 cucharada de azúcar glas o extrafino
5 gotas de aceite esencial de ylang ylang

1. Poner todos los ingredientes en un cuenco pequeño y mezclar bien para que se combinen. Guardar en un envase con una tapa que ajuste perfectamente.

Modo de uso: Humedecer la piel limpia con agua templada. Aplicar una cantidad generosa de exfoliante en la palma de la mano y añadir una pequeña cantidad de agua templada para formar una pasta húmeda. Masajear sobre la piel (evitando la zona del contorno de ojos) mediante movimientos circulares durante 1-2 minutos. Dejar actuar sobre la piel 5 minutos y aclarar con agua templada.

▶ Fantástico exfoliante facial de arándano azul y miel de Manuka

128

Fantástico exfoliante facial de arándano azul y miel de Manuka

Para 5 tratamientos
Indicado para todo tipo de pieles

Un dulce exfoliante capaz de reducir los signos de la edad elaborado con arándanos azules —ricos en antioxidantes— y suavizante miel de Manuka. ¡Luce una piel luminosa!

1 cucharada de arándanos azules secos triturados
4 cucharadas de azúcar glas o extrafino
2 cucharaditas de arcilla de caolín
½ cucharadita de canela en polvo
2 cucharadas de aceite de almendra dulce
2 cucharadas de aceite de ricino
1 cucharada de miel de Manuka
20 gotas de aceite esencial de semilla de zanahoria
5 gotas de aceite esencial de olíbano

1. Poner los ingredientes en un cuenco pequeño y mezclar. Guardar en un envase con una tapa que ajuste bien y usar antes de 7 días.

Modo de uso: Humedecer la piel limpia con agua templada. Aplicar una cantidad generosa de exfoliante en la palma de la mano y añadir un poco de agua templada para formar una pasta húmeda. Masajear sobre la piel (evitando la zona del contorno de los ojos) con movimientos circulares 1-2 minutos. Dejar actuar 5 minutos y aclarar con agua templada.

129

Exfoliante a base de sal con limón y lavanda

Para 2-3 tratamientos
Indicado para pieles normales, grasas, con tendencia a los puntos negros y mixta

Este es un exfoliante altamente vigorizante que elimina la acumulación de sebo y limpia los poros de impurezas.

1 cucharada de aceite de avellana
1 cucharada de aceite de jojoba
2 cucharadas de sal marina extrafina
2 cucharaditas de ralladura muy fina de limón
2 cucharaditas de flores de lavanda secas finamente trituradas
1 cucharadita de arcilla de caolín
10 gotas de aceite esencial de lavanda
5 gotas de aceite esencial de limón

1. Poner todos los ingredientes en un cuenco pequeño y mezclar bien hasta que queden perfectamente combinados. Guardar en un recipiente con una tapa que ajuste bien.

Modo de uso: Humedecer la piel limpia con agua templada. Aplicar una cantidad generosa de exfoliante en la palma de la mano y añadir un poco de agua templada para formar una pasta húmeda. Masajear sobre la piel (evitando la zona del contorno de ojos) mediante movimientos circulares durante 1-2 minutos. Dejar actuar durante 5 minutos y aclarar con agua templada.

▼ Exfoliante a base de sal con limón y lavanda para el rostro

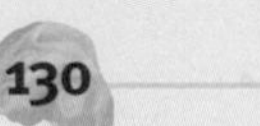

Exfoliante facial de árbol del té, tomillo y bicarbonato sódico

Para 2 tratamientos
Indicado para pieles grasas y con tendencia a los puntos negros

Esta es una mascarilla facial desintoxicante que ayuda a reducir los puntos negros, y está especialmente indicada para las pieles grasas.

2 cucharadas de bicarbonato sódico
Agua templada (suficiente para formar una pasta)
1 cucharadita de aceite de jojoba
6 gotas de aceite esencial de árbol del té
5 gotas de aceite esencial de tomillo

1. Mezclar el bicarbonato sódico y el agua hasta formar una pasta.
2. Añadir el aceite de jojoba y los aceites esenciales de árbol del té y tomillo removiendo al mismo tiempo. Guardar en un envase con una tapa que ajuste bien y usar antes de 7 días.

Modo de uso: Humedecer la piel limpia con agua templada. Aplicar una cantidad generosa de exfoliante sobre el rostro. Masajear sobre la piel (evitando la zona del contorno de ojos) mediante suaves movimientos circulares durante 1-2 minutos. Dejar actuar durante 5 minutos y aclarar con agua templada.

Exfoliante facial de pétalos de rosa y cáscara de pomelo para una piel radiante

Para 2 tratamientos
Indicado para todo tipo de pieles

Este exfoliante facial es muy suave pero a la vez muy potente, y está indicado para todo tipo de pieles.

1 cucharadita de pétalos de rosa secos en polvo
1 cucharadita de cáscara de pomelo seca en polvo
1 cucharadita de agua de rosas
1 cucharadita de glicerina vegetal
2 gotas de aceite esencial de rosa (opcional)

1. Verter todos los ingredientes en un cuenco pequeño y mezclar hasta que queden totalmente combinados. Guardar en un envase con una tapa que ajuste bien y usar antes de 7 días.

Modo de uso: Humedecer la piel limpia con agua templada. Aplicar una cantidad generosa de exfoliante en la palma de la mano y añadir un poco de agua templada para formar una pasta húmeda. Masajear sobre la piel (evitando la zona del contorno de ojos) mediante movimientos circulares durante 1-2 minutos. Dejar actuar 5 minutos y aclarar con agua templada.

Mascarillas faciales

Las mascarillas faciales ofrecen numerosos beneficios para la piel. Por ejemplo, ayudan a purificar las pieles con tendencia a desarrollar puntos negros, cerrar los poros de las pieles grasas, calmar las pieles sensibles, revitalizar las pieles secas y consiguen que las pieles maduras recuperen el esplendor. Muchas mascarillas faciales contienen arcillas y aceites, y se dejan actuar sobre la piel hasta una hora para disfrutar de sus maravillosos efectos.

UN TRUCO

¿Tu mascarilla facial tiene grumos? Si usas un tenedor en lugar de una cuchara para mezclar las mascarillas con base de arcilla evitarás que se formen grumos.

Cómo elegir la mascarilla facial adecuada para tu tipo de piel

Mascarillas para pieles apagadas: Son la opción ideal para las pieles castigadas y apagadas, y con frecuencia se formulan con potentes ingredientes nutritivos para la piel como la miel, la manteca de karité, la manteca de cacao, el aceite de semilla de escaramujo, el aceite esencial de flor de papel, el aceite esencial de rosa, así como arcillas suaves como la de rassoul y la de caolín, gel de aloe vera y aguas florales.

Mascarillas para pieles grasas y con acné: Están formuladas con ingredientes profundamente limpiadores como la arcilla de tierra de batán, la arcilla de bentonita, el carbón activado, la hoja de nim en polvo, el aceite esencial de menta piperita, el aceite esencial de árbol del té, la tintura de tomillo y el extracto de hamamelis.

Mascarillas para pieles secas: Estas mascarillas, profundamente hidratantes y calmantes para las pieles sensibles, secas o maduras, están con frecuencia elaboradas con ricas mantecas, aceites nutritivos, arcillas suaves, aceite esencial de manzanilla, aceite esencial de lavanda, miel, yogur, nata fresca y harina de avena.

133

Maravillosas arcillas

Aprovecha el poder absorbente de la arcilla para eliminar el exceso de grasa y sebo y dejar tu piel más suave, lisa y brillante. Las mascarillas faciales a base de arcilla recién preparadas ayudan a reducir temporalmente la aparición de poros abiertos y se dejan actuar sobre la piel hasta una hora o hasta que se hayan secado. También pueden mezclase con otros ingredientes como miel, yogur, aguas florales, infusiones e incluso zumos de fruta.

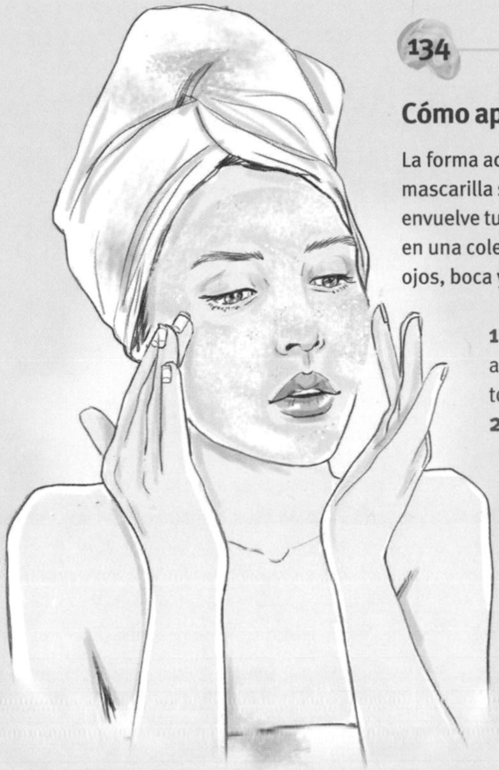

134

Cómo aplicar correctamente una mascarilla facial

La forma adecuada es aplicar una capa generosa y uniforme de mascarilla sobre tu rostro. Para lograr los mejores resultados, envuelve tu cabello con una toalla o retíralo de la cara recogiéndolo en una coleta. Evita que la mascarilla entre en contacto con los ojos, boca y nariz.

1. Limpiar la piel y secarla delicadamente aplicando ligeros golpecitos con una toalla.
2. Aplicar una cantidad generosa de mascarilla sobre el rostro y el cuello (evitando la zona del contorno de ojos).
3. Dejar actuar entre 10 minutos y 1 hora.
4. Aclarar con agua templada.
5. Secar delicadamente la piel dando ligeros golpecitos con una toalla.

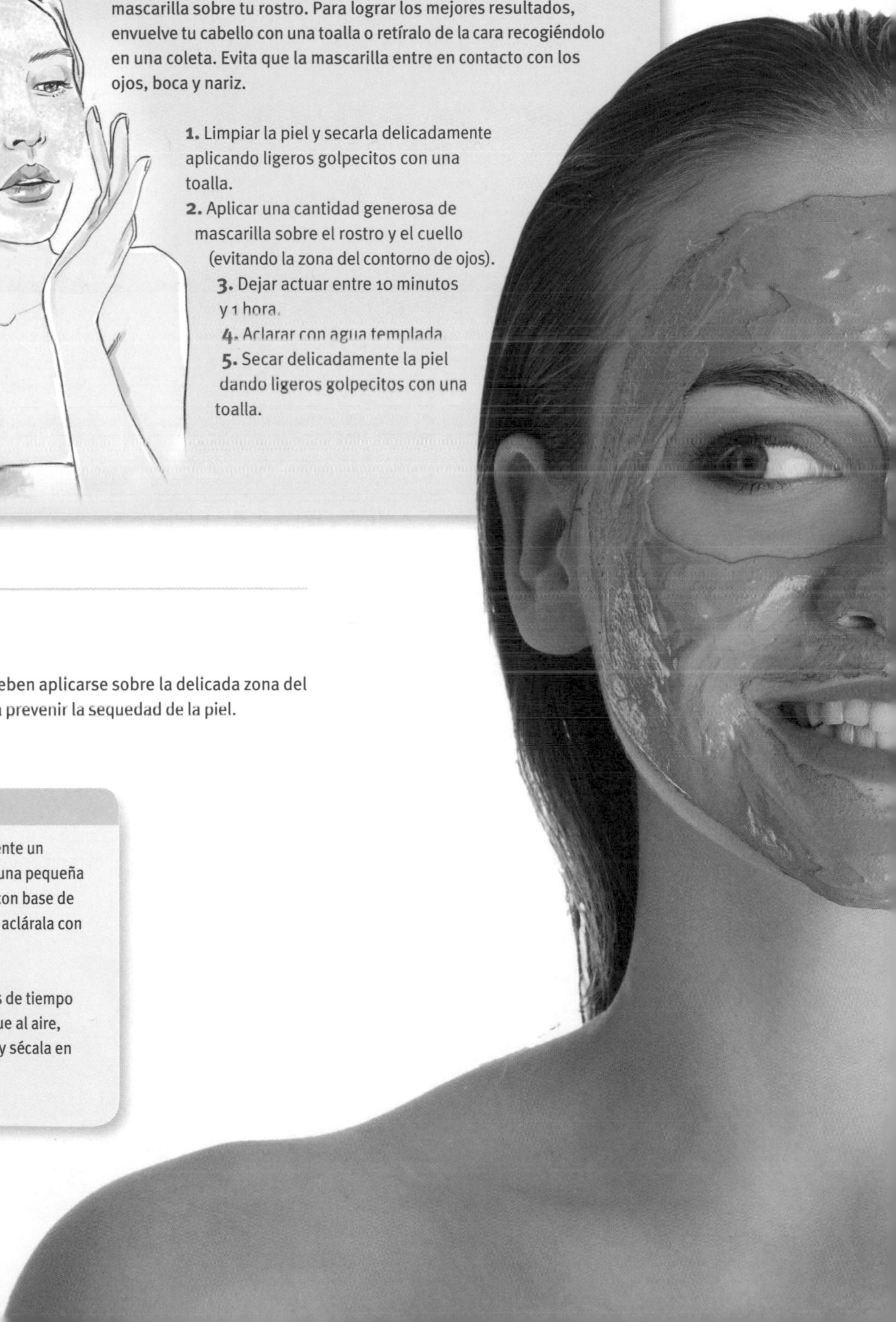

135

Pieles delicadas

Las mascarillas faciales no deben aplicarse sobre la delicada zona del contorno de ojos. Evítalo para prevenir la sequedad de la piel.

HAZ LA PRUEBA

- Si deseas eliminar rápidamente un granito o punto negro, aplica una pequeña cantidad de mascarilla facial con base de arcilla sobre él. Déjala secar y aclárala con agua templada.

- Si tienes prisa y no dispones de tiempo para que tu mascarilla se seque al aire, aplica el secador con aire frío y sécala en unos pocos minutos.

Recetas:
Seis de las mejores mascarillas faciales

136

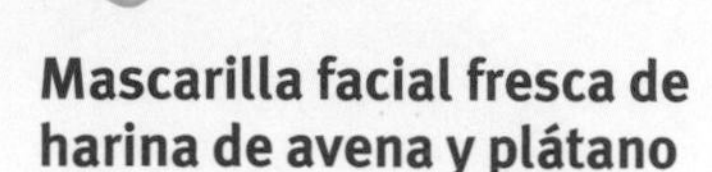

Mascarilla facial fresca de harina de avena y plátano

Para 2 mascarillas
Indicada para pieles sensibles, secas o maduras

Se trata de una mascarilla facial hidratante y calmante para pieles sensibles. La adición de la glicerina ayuda a la piel a retener la humedad.

2 cucharadas de harina de avena finamente triturada
2 cucharadas de almendras finamente trituradas
1 plátano mediano, pelado
1 cucharada de glicerina
2 cucharaditas de aceite de jojoba
20 gotas de vitamina E

1. Mezclar todos los ingredientes en un robot de cocina hasta que formen una pasta suave. Guardar en el frigorífico y usar antes de 5 días.

Modo de uso: Aplicar la mitad de la mascarilla sobre la piel limpia (evitando la zona del contorno de ojos). Dejar actuar entre 15 y 20 minutos y aclarar con agua templada.

137

¡Fuera puntos negros! Mascarilla facial de ajo y rosa

Para 3 mascarillas
Indicada para pieles grasas y con tendencia a los puntos negros

Esta mascarilla no huele muy bien, pero el potente ajo, el astringente hamamelis y la eficacia contra los puntos negros del tomillo harán maravillas sobre tu piel grasa.

1 cucharada y 1 cucharadita de arcilla de tierra de batán
1 cucharada de extracto de hamamelis
1 cucharadita de tintura de tomillo
1 yema de huevo pequeña
2 cucharaditas de miel
½ cucharadita de aceite con infusión de nim
2 dientes grandes de ajo frescos
20 gotas de aceite esencial de árbol del té
5 gotas de aceite esencial de rosa

1. Mezclar todos los ingredientes en un robot de cocina hasta que formen una pasta suave. Guardar en el frigorífico y usar antes de 5 días.

Modo de uso: Aplicar generosamente sobre la piel limpia (evitando el contorno de ojos). Dejar actuar entre 15 y 20 minutos y aclarar.

138

Mascarilla facial de fresa y chocolate

Para 2 mascarillas
Indicada para todo tipo de pieles

Esta deliciosa mascarilla facial es el capricho perfecto cuando te apetece comer chocolate pero no quieres sumar calorías. Con la cantidad indicada tendrás suficiente para ti y para alguien especial; así podréis disfrutar juntos de la mascarilla.

4 fresas frescas grandes
2 cucharaditas de cacao en polvo
2 cucharaditas de arcilla de rassoul
½ cucharadita de pétalos de rosa secos triturados
1 cucharada de gel de aloe vera
1 cucharadita de glicerina vegetal
10 gotas de absoluto de vainilla

1. Mezclar todos los ingredientes en un robot de cocina hasta que formen una pasta suave. Guardar en el frigorífico y usar antes de 5 días.

Modo de uso: Aplicar la mitad de la mascarilla sobre la piel limpia (evitando la zona del contorno de ojos). Dejar actuar entre 15 y 20 minutos y aclarar.

▲ Mascarilla facial fresca de harina de avena y plátano

▲ Mascarilla facial de fresa y chocolate

139

Mascarilla cremosa de leche

Para 2 mascarillas
Indicada para pieles normales, secas, sensibles y maduras

Esta maravillosa mascarilla dejará tu piel suave, nutrida y resplandeciente.

¼ de taza de nata espesa
1 cucharadita de harina de avena
2 cucharaditas de arcilla de caolín
5 gotas de aceite esencial de palmarosa

1. Verter todos los ingredientes en un cuenco pequeño y mezclar hasta formar una pasta. Guardar en el frigorífico y usar antes de 5 días.

Modo de uso: Aplicar la mitad de la mascarilla sobre la piel limpia (evitando la zona del contorno de ojos). Dejar actuar entre 15 y 20 minutos y aclarar con agua templada.

140

Mascarilla de arcilla con yogur griego y alga kelp para limpiar los poros

Para 1 mascarilla
Indicada para todo tipo de pieles

El yogur griego suaviza la piel mientras que la arcilla, el alga kelp y la espirulina en polvo purifican tus poros.

1 cucharada de yogur griego natural
¼ de cucharadita de alga kelp en polvo
¼ de cucharadita de espirulina en polvo
¼ de cucharadita de arcilla verde

1. Mezclar todos los ingredientes en un cuenco pequeño hasta formar una pasta.

Modo de uso: Aplicar sobre la piel limpia (evitando la zona del contorno de ojos). Dejar actuar entre 15 y 20 minutos y aclarar con agua templada.

◄ Mascarilla cremosa de leche

141

Mascarilla facial de arcilla y carbón activado para una piel radiante

Para 2 mascarillas
Indicada para pieles normales, mixtas, con tendencia a los puntos negros y grasas

Esta mascarilla es una fórmula limpiadora muy potente que dejará en tu rostro un aspecto y una sensación increíblemente purificados, saludables y radiantes.

1 cucharada de arcilla verde
½ cucharadita de carbón activado
½ cucharadita de té verde (Matcha) en polvo
1 cucharada de gel de aloe vera
2 cucharaditas de extracto de hamamelis y una más por si es necesario licuar un poco la mezcla
1 cucharadita de glicerina vegetal
10 gotas de aceite esencial de eucalipto
5 gotas de aceite esencial de palo de rosa
8 gotas de aceite esencial de ciprés

1. Mezclar todos los ingredientes hasta formar una pasta (añadiendo más extracto de hamamelis en incrementos de ¼ de cucharadita para aligerar la mezcla si está demasiado espesa). Guardar en el frigorífico y usar antes de 5 días.

Modo de uso: Aplicar la mitad de la mascarilla sobre la piel limpia (evitando la zona del contorno de ojos). Dejar actuar entre 15 y 20 minutos y aclarar con agua templada.

Vapores faciales

Los vapores faciales emplean vapor con infusión de hierbas y flores para abrir los poros de la piel y purificar, suavizar e hidratar, así como para estimular la circulación. Las pieles más apagadas quedan deslumbrantes y purificadas tras un tratamiento de vapor herbal. Los vapores herbales son adecuados para pieles normales, grasas, mixtas, secas y maduras. No obstante, las pieles sensibles, con tendencia a los puntos negros o irritadas, no deberían someterse a vapores faciales.

HAZ LA PRUEBA

En lugar de tirar los restos de cualquier infusión herbal, empléala como enjuague capilar (véase páginas 68-71).

142

Cómo preparar y usar un vapor facial

Los vapores faciales solo deberían emplearse un máximo de una vez a la semana. Las personas con problemas médicos como diabetes y eccema, o por ejemplo con problemas oculares, deberán consultar a un profesional médico antes de utilizar una mascarilla de vapor.

1. Llevar 2 litros de agua a ebullición en una cacerola.
2. Añadir 4-6 cucharadas de mezcla de hierbas y flores al agua hirviendo (consulta la tabla de la siguiente página para ver qué mezcla se adecúa más a tu tipo de piel). Cubrir la cacerola con una tapa y dejar reposar durante 10 minutos.
3. Verter las hierbas/flores y el agua caliente en un cuenco grande resistente al calor ya puesto sobre la superficie sobre la que se va a disfrutar del vapor.
4. Colocar el rostro a unos 20-25 centímetros por encima del cuenco y cubrir la cabeza con una toalla para crear una especie de «tienda» de vapor.
5. Disfrutar del baño de vapor durante un máximo de 10 minutos (detener inmediatamente el baño si se nota demasiado calor o incomodidad).

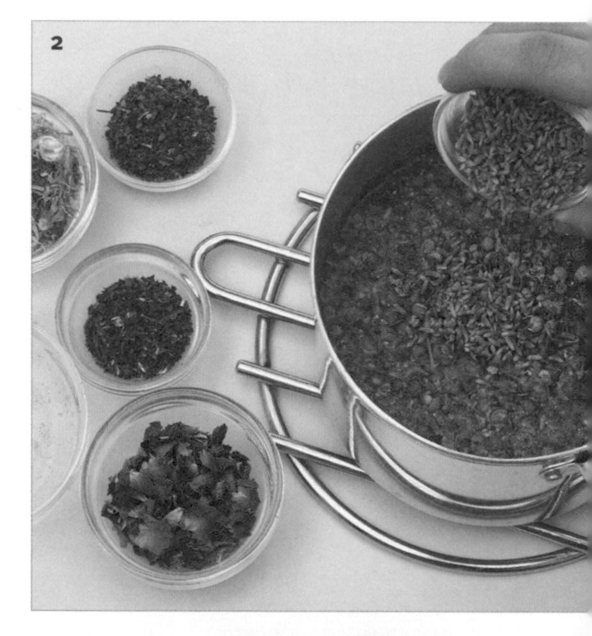

2

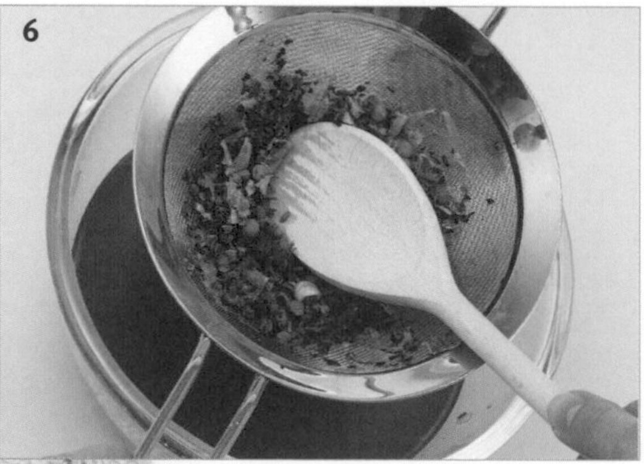

6

6. Separar el líquido de las hierbas con ayuda de un colador, lavar el rostro con dicho líquido y secar mediante ligeros golpecitos.
7. Puede guardarse el líquido restante en el frigorífico durante un máximo de 3 días y emplearse como tónico o refrescante de la piel.

HAZ LA PRUEBA

Empaqueta pequeñas bolsas de hierbas secas e incluye una etiqueta con las instrucciones para hacer un regalo especial a tus amigos y familiares.

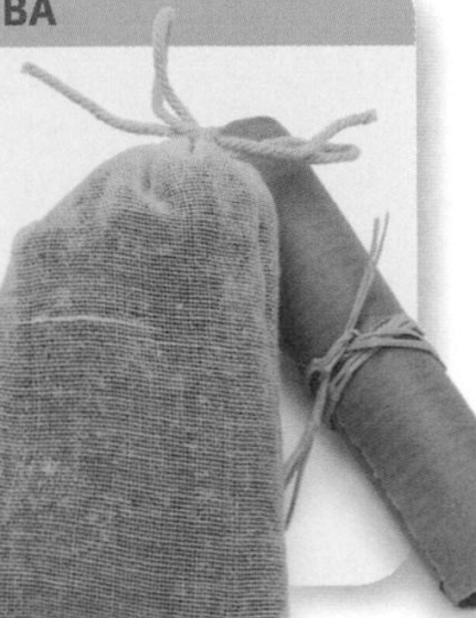

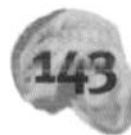

143

Los beneficios de usar vapores faciales

Usar vapores faciales de forma regular aporta los siguientes beneficios a tu piel:

- Abre los poros.
- Hidrata la piel.
- Estimula la circulación.
- Relaja.
- Ayuda a desprender las células muertas.

144

Confía en tu piel

Escucha tu cuerpo: Si notas la cara demasiado caliente o cierta incomodidad, DETÉN inmediatamente el tratamiento con vapor y aclara tu piel con agua fría.

145

Consejo para ahorrar tiempo

¿Quieres preparar un vapor facial cuando tienes prisa? Congela la infusión de hierbas en una bandeja de cubitos de hielo. Cuando desees utilizarla, calienta los cubitos en el microondas dentro de un cuenco adecuado hasta que hiervan. Sigue detenidamente las instrucciones del método para realizar un baño de vapor facial.

146

Mezclas de hierbas y flores para vapores faciales

Revitaliza tu tipo específico de piel con una de estas recetas para vapores faciales que abren los poros y rejuvenecen tu rostro.

Tipo de piel	Mezcla (cantidad para un baño de vapor facial)
Piel grasa	1 cucharada de albahaca seca 1 cucharada de toronjil seco 1 cucharada de hamamelis seco 1 cucharada de salvia seca 1 cucharada de lavanda seca
Piel congestionada y con tendencia a las espinillas	1 cucharada de flores de saúco secas 1 cucharada de hoja de nim seca 2 cucharadas de tomillo seco 1 cucharadita de sello de oro seco 1 cucharadita de raíz de mahonia seca 1 cucharada de lavanda seca
Piel normal y mixta	1 cucharada de pétalos de rosa secos 1 cucharada de flores de caléndula secas 1 cucharada de flores de manzanilla secas 1 cucharada de toronjil seco 1 cucharada de lavanda seca 1 cucharadita de menta piperita seca
Piel seca y madura	1 cucharada de pétalos de rosa secos 1 cucharada de flores de manzanilla secas 1 cucharadita de menta piperita seca 1 cucharadita de semilla de hinojo seca 1 cucharada de flores de saúco secas 2 cucharaditas de flores de papel secas

▶ Las flores de manzanilla, las flores de lavanda y los pétalos de rosa son fantásticos para las pieles mixtas.

Tónicos faciales

Los tónicos faciales se aplican sobre la piel después de haberla limpiado o exfoliado, o de haber aplicado una mascarilla facial, para equilibrar, calmar y purificar la piel. Se aplican justo antes de los sérums y cremas hidratantes usando un disco de algodón empapado o un atomizador. Pueden formularse con aguas florales, infusiones herbales, vinagre de sidra o incluso con vodka. También pueden aplicarse varias veces a lo largo del día para refrescar o hidratar suavemente la piel.

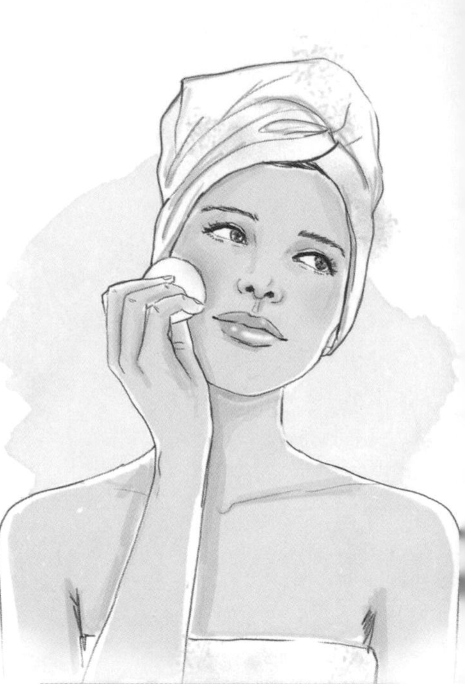

▼ Flor de azahar

147

Cómo elegir y emplear diferentes tónicos faciales

Tónicos a base de agua floral: Son muy suaves, están elaborados a base de agua floral y resultan maravillosos para pieles sensibles, secas y maduras. El ingrediente principal es un agua floral como el agua de rosas o el agua de flor de azahar.

Tónicos a base de infusión de hierbas: El de hamamelis es uno de los tónicos a base de infusión de hierbas más populares, que funciona como astringente para la piel. Los tónicos a base de infusión de hierbas son fáciles de preparar, y pueden usarse hierbas frescas, hierbas desecadas e incluso tinturas para crear fórmulas específicas para cada tipo de piel.

Tónicos a base de vinagre: Equilibran el pH y pueden usarse en todo tipo de pieles.

UN TRUCO

Asegúrate de agitar bien el tónico antes de usarlo para distribuir uniformemente todos sus ingredientes.

◀ Hamamelis

HAZ LA PRUEBA

Para ayudar a eliminar las células muertas de la superficie de la piel, aplica el tónico sobre una toallita limpia y suave y masajea tu rostro mediante ligeros movimientos circulares.

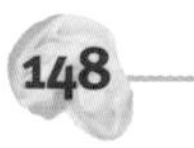

148

¡Nada de mirar!

Asegúrate de tener los ojos bien cerrados antes de aplicar el tónico con un atomizador. Los tónicos a base de vinagre y aquellos que son astringentes pueden picar y escocer mucho si entran en contacto con los ojos.

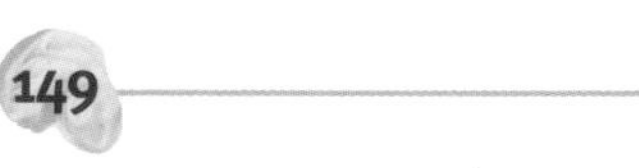

149

Refrigéralos

Guarda tu tónico en el frigorífico en los días calurosos de verano. Si rocías tu piel con un refrescante tónico frío, lograrás calmarla y equilibrarla.

Recetas: Tres de los mejores tónicos faciales

150

Tónico calmante de rosa geranio y manzanilla

Para unos 120 ml
Indicado para todo tipo de pieles

Este maravilloso tónico hidrata y realza la belleza natural de tu piel.

¼ de taza de agua floral de rosa geranio
2 cucharadas de flores de manzanilla secas
2 cucharadas de gel de aloe vera
2 cucharadas de vodka
20 gotas de aceite esencial de manzanilla romana
8 gotas de aceite esencial de rosa geranio

1. Verter el agua floral de rosa geranio en una cacerola pequeña a fuego medio-bajo. Llevar a ebullición.
2. Apagar el fuego y añadir las flores secas de manzanilla. Cubrir con una tapa y dejar enfriar hasta que alcance la temperatura ambiente.
3. Separar el líquido de las hierbas con ayuda de un colador.
4. Transferir a un frasco desinfectado con tapa.
5. Añadir el gel de aloe vera, el vodka y los aceites esenciales. Agitar bien. Para lograr los mejores resultados, guardar en un lugar fresco y oscuro y usar antes de 60 días.

Modo de uso: Aplicar el tónico sobre el rostro y cuello limpios con un disco de algodón, evitando la zona del contorno de ojos.

151

Tónico para pieles con tendencia a desarrollar puntos negros

Para unos 120 ml
Indicado para pieles grasas, con tendencia a los puntos negros y normales

Un tónico purificante y astringente que ayuda a limpiar las pieles con tendencia a desarrollar puntos negros.

1 cucharada de agua floral de lavanda
1 cucharada de agua de rosas
3 cucharadas de extracto de hamamelis
1 cucharada de gel de aloe vera
1 cucharada de tintura de caléndula
1 cucharada de tintura de tomillo
10 gotas de aceite esencial de palmarosa
10 gotas de aceite esencial de semilla de zanahoria
5 gotas de aceite esencial de mirra
5 gotas de aceite esencial de manzanilla alemana

1. Verter todos los ingredientes en un frasco desinfectado con tapa. Agitar bien. Para lograr los mejores resultados, guardar en un lugar fresco y oscuro y usar antes de 60 días.

Modo de uso: Aplicar el tónico sobre el rostro y cuello limpios con un disco de algodón, evitando la zona del contorno de ojos.

152

Tónico para pieles sensibles o secas

Para unos 120 ml
Indicado para pieles sensibles y secas

Se trata de un potente tónico elaborado con una maravillosa variedad de aguas florales que ayudan a equilibrar la piel y a mejorar las pieles secas y sensibles.

2 cucharadas de agua de rosas
1 cucharada de agua floral de caléndula
1 cucharada de agua de flor de azahar
1 cucharada de agua floral de manzanilla
1 cucharada de agua floral de lavanda
2 cucharaditas de vinagre de manzana
2 cucharaditas de glicerina vegetal
5 gotas de aceite esencial de palo de rosa
2 gotas de aceite esencial de rosa
2 gotas de aceite esencial de neroli
2 gotas de aceite esencial de manzanilla romana

1. Verter todos los ingredientes en un frasco desinfectado con tapa. Agitar bien. Para lograr los mejores resultados, guardar en un lugar fresco y oscuro y usar antes de 60 días.

Modo de uso: Aplicar el tónico sobre el rostro y cuello limpios con un disco de algodón, evitando la zona del contorno de ojos.

Hidratantes faciales

Todos los tipos de piel necesitan una buena hidratante facial. Las cremas hidratantes naturales a base de plantas harán que tu piel luzca increíblemente suave y saludable, además de ofrecerle una valiosa protección frente a los elementos externos.

¿Quieres preparar una crema facial nutritiva concentrada, rica y untuosa para tu piel seca? O quizá tu piel es grasa y necesitas una loción facial ligera elaborada con aceites esenciales calmantes y sanadores. ¿Qué te parece un aceite de belleza de rápida absorción que deje tu piel sedosa y elástica?

Resulta fácil personalizar tu hidratante facial ideal simplemente mezclando tus aceites botánicos nutritivos favoritos con mantecas, aceites esenciales y extractos herbales para que tu rostro y cuello tengan un aspecto saludable y resplandeciente.

HAZ LA PRUEBA

Si tu piel es muy seca o madura, masajea dos o tres gotas de aceite facial sobre tu rostro y a continuación aplica una crema facial para aportarle una dosis extra de hidratación y protección.

153

La mejor manera de aplicar una hidratante

El objetivo al aplicar cualquier crema hidratante es conseguir que tu piel se mantenga hidratada y protegida. Después de limpiar y tonificar el rostro, aplica pequeñas cantidades de hidratante sobre tu frente, mejillas, nariz, barbilla y cuello. Masajea suavemente la hidratante sobre tu rostro y cuello mediante pequeños movimientos circulares con la punta de los dedos. Sigue masajeando con suavidad durante un minuto o hasta que la crema se haya absorbido totalmente. Usa las hidratantes con moderación durante el día y con mayor profusión antes de ir a dormir.

154

Prepara una emulsión

Si tienes la piel seca, lo mejor es utilizar una crema hidratante con base de emulsión. Si alguna vez has preparado mayonesa en casa sabrás en qué consiste el proceso de emulsión: se trata de una combinación permanente y estable de aceite y agua, que no se mezclan bien. La cera de abeja y la cera emulsionante son los ingredientes más comúnmente utilizados a la hora de preparar cremas y lociones. Tienen la capacidad de crear un vínculo duradero entre el aceite y el agua para que el producto final sea estable y no vuelvan a separarse. También se usan con frecuencia el ácido esteárico, la lecitina líquida, la lanolina, la goma xantana y la goma guar en polvo para espesar y emulsionar productos de belleza naturales.

155

Cómo elegir diferentes tipos de hidratante

Existen dos categorías de hidratantes: las fórmulas a base de aceite y las fórmulas a base de agua, y en cada categoría también hay varios tipos específicos de hidratantes. Consulta la siguiente tabla, que ilustra los tipos de hidratantes faciales que existen y los tipos de piel para los que se aplican.

HAZ LA PRUEBA

Masajea unas gotas de aceite facial nutritivo (consulta la página 94) sobre tus cutículas secas y frágiles antes de ir a dormir y despertarás con unas uñas hidratadas y sanas.

Fórmulas a base de aceite	Fórmulas a base de aceite y agua
Bálsamos faciales: Formulados con aceites básicos, mantecas, ceras y aceites esenciales, pueden emplearse sobre todo el rostro y ofrecen un nivel muy elevado de protección e hidratación. **Indicados para** pieles maduras, secas, normales y sensibles.	*Lociones faciales*: Formuladas mediante la emulsión de agua y aceite. Las lociones no son tan espesas como las cremas y se absorben más fácilmente. Su proporción de agua es mayor que la de aceite. **Indicadas para** pieles normales, mixtas, grasas y con tendencia a desarrollar puntos negros.
Pomadas faciales: Formuladas con aceites básicos con infusión de hierbas, ceras y aceites esenciales. Son fórmulas espesas que ofrecen protección inmediata y una profunda hidratación. Con frecuencia se usan para calmar y aliviar afecciones cutáneas leves o irritaciones. **Indicadas para** pieles maduras, secas, normales y sensibles.	*Cremas faciales*: Formuladas mediante la emulsión de agua y aceite. Las cremas son más espesas que las lociones y generalmente contienen un porcentaje de aceite más elevado que de agua. **Indicadas para** pieles secas, maduras, normales y sensibles.
Aceites faciales: Formulados con aceites básicos con infusión de hierbas, aceites básicos normales y aceites esenciales. Con muy poca cantidad es suficiente y deben usarse con moderación. **Indicados para** todo tipo de pieles, para equilibrar, calmar, hidratar y suavizar.	

156

Prepara la mejor crema de belleza básica

¼ de taza y 1 cucharadita de aceite de oliva
2 cucharaditas de cera de abeja rallada
1 cucharadita de lecitina líquida
¼ de taza de agua destilada
Para *unos 150 ml*

1. Verter el aceite de oliva, la cera de abeja rallada y la lecitina líquida en una taza de cristal previamente introducida en una cacerola con unos centímetros de agua hirviendo a fuego suave. Dejar que la cera se derrita y se funda con el aceite de oliva y la lecitina. Retirar y pasar la mezcla a un cuenco resistente al calor. Esperar hasta que alcance entre 20 °C y 24 °C.
2. Calentar el agua destilada hasta los 20 °C-23 °C.
3. Una vez que la mezcla y el agua tengan la misma temperatura, batirla con una batidora manual a velocidad media-alta. Añadir poco a poco el agua destilada templada. Seguir mezclando unos 5 minutos o hasta que el líquido comience a espesar y emulsionarse.
4. Pasar a un envase estéril y enfriar. Guardar en el frigorífico y usar en un plazo máximo de 2 semanas.

◄ Recuerda que la cera de abeja debe estar muy finamente rallada para que se derrita con facilidad.

HAZ LA PRUEBA

La mayoría de productos faciales elaborados artesanalmente sirven para varias cosas a la vez. Prueba a usar:

- El aceite facial como aceite para las cutículas.
- La pomada facial para suavizar las puntas abiertas del cabello y controlar los mechones rebeldes.
- La crema facial como crema calmante para los pies.
- La loción facial como loción corporal superhidratante.

5 Recetas: Cinco de las mejores hidratantes faciales

157 Aceite facial nutritivo

Para unos 60 ml
Indicado para pieles secas, maduras, normales y mixtas

Una maravillosa receta para calmar y suavizar el rostro gracias a una mezcla de hidratante aceite de semilla de escaramujo, aceite de jojoba y aceite esencial de semilla de zanahoria, con propiedades rejuvenecedoras para la piel.

2 cucharadas de aceite de jojoba
1 cucharada y 1 cucharadita de aceite de semilla de escaramujo
1 $\frac{1}{4}$ cucharaditas de vitamina E
7 gotas de aceite esencial de semilla de zanahoria
2 gotas de aceite esencial de rosa
3 gotas de aceite esencial de manzanilla romana

1. Mezclar todos los ingredientes en un frasco de color ámbar con cuentagotas. Agitar bien antes de usar.

Modo de uso: Aplicar un máximo de cinco gotas sobre el rostro limpio y tonificado.

▶ Manteca de karité

158 Crema facial intensiva de noche

Para unos 60 ml
Indicada para pieles secas, maduras, normales, mixtas y sensibles

Se trata de una crema facial muy untuosa y espesa que combina tres aceites básicos hidratantes, manteca de karité y vitamina E, junto con aceites esenciales de sándalo y palo de rosa para nutrir e hidratar tu piel mientras duermes.

2 cucharadas de agua de flor de azahar
$\frac{1}{2}$ cucharadita de glicerina vegetal
$\frac{3}{4}$ de cucharadita de aceite de aguacate
$\frac{3}{4}$ de cucharadita de aceite de oliva
$\frac{1}{2}$ cucharadita de aceite de jojoba
1 $\frac{1}{2}$ cucharaditas de manteca de karité
$\frac{1}{2}$ cucharadita de ácido esteárico
1 cucharadita colmada de cera NF emulsionante
$\frac{1}{8}$ de cucharadita de vitamina E
8 gotas de aceite esencial de sándalo
5 gotas de aceite esencial de palo de rosa

1. Verter el agua de flor de azahar y la glicerina vegetal en una taza de medir de cristal e introducirla en una cacerola con unos centímetros de agua hirviendo a fuego suave.
2. Verter el aceite de aguacate, el aceite de oliva, el aceite de jojoba, la manteca de karité, el ácido esteárico y la cera emulsionante en una taza de medir de cristal e introducirla en una cacerola con unos centímetros de agua hirviendo a fuego suave.
3. Cuando ambas mezclas hayan alcanzado los 66 °C, retirar del fuego.
4. Verter con cuidado la mezcla de aceite en un cuenco resistente al calor y empezar a mezclar con una batidora manual a velocidad media. Añadir la flor de azahar y la glicerina y continuar mezclando durante otros 5 minutos.
5. Una vez que la mezcla se haya enfriado hasta alcanzar una temperatura inferior a los 38 °C, añadir la vitamina E y los aceites esenciales de sándalo y palo de rosa removiendo al mismo tiempo. Verter la crema en un envase estéril y dejar que se enfríe completamente. Guardar en el frigorífico y usar en un plazo máximo de 2 semanas.

Modo de uso: Después de limpiar y tonificar la piel, aplicar una cantidad generosa sobre el rostro y el cuello antes de ir a dormir, masajeando suavemente mediante pequeños movimientos circulares.

Cera de abeja

159

Loción equilibradora de día con aceite de árbol del té y pepino

Para unos 60 ml
Indicada para pieles normales, mixtas, grasas y con tendencia a los puntos negros

Una loción ligera, refrescante y purificante para pieles grasas. Elaborada con aceites de jojoba y avellana, de rápida absorción, junto con tonificante hamamelis y purificante aceite esencial de árbol del té.

2 cucharadas de hidrolato de pepino
2 cucharaditas de extracto de hamamelis
1 ¼ cucharaditas de aceite de jojoba
1 cucharadita de aceite de avellana
1 cucharadita colmada de cera NF emulsionante
½ cucharadita de ácido esteárico
⅛ de cucharadita de vitamina E
10 gotas de aceite esencial de árbol del té

1. Verter el hidrolato de pepino y el hamamelis en una taza de cristal y meterla en una cacerola con agua hirviendo a fuego suave.
2. Verter el aceite de jojoba, el aceite de avellana, el ácido esteárico y la cera emulsionante en una taza y meterla en una cacerola con agua hirviendo a fuego suave.
3. Cuando ambas mezclas hayan alcanzado los 66 °C, retirar.
4. Verter la mezcla de aceite en un cuenco resistente al calor y mezclar con una batidora manual a velocidad media. Añadir poco a poco el hidrolato caliente de pepino y el hamamelis y seguir mezclando otros 5 minutos.
5. Dejar enfriar. Cuando la mezcla haya alcanzado los 38 °C, añadir la vitamina E y el aceite de árbol del té.
6. Pasar la crema a un envase estéril y dejar enfriar. Guardar en el frigorífico y usar en un plazo máximo de 2 semanas.

Modo de uso: Tras limpiar y tonificar la piel, aplicar pequeñas cantidades de hidratante sobre el rostro y el cuello y masajear hasta que se haya absorbido.

160

Bálsamo facial rejuvenecedor de aceite de argán y rosa

Para unos 60 ml
Indicado para todo tipo de pieles

Este bálsamo facial hidratante, perfecto para todo tipo de piel, se absorbe rápidamente y deja una piel suave e hidratada.

2 cucharaditas de aceite de semilla de uva
2 cucharaditas de manteca de karité
2 cucharaditas de manteca de mango
1 ½ cucharaditas de cera de abeja rallada
4 cucharaditas de aceite de argán
½ cucharadita de aceite de vitamina E
7 gotas de aceite esencial de rosa

1. Verter el aceite de semilla de uva, la manteca de karité, la manteca de mango y la cera de abeja en una taza de cristal y meterla en un cazo con agua hirviendo a fuego suave hasta que la mezcla se haya derretido. Apagar el fuego y dejar la taza en el agua caliente.
2. Añadir el aceite de argán, el aceite de vitamina E y el aceite esencial de rosa removiendo. Verter en un envase resistente al calor y enfriar.

Modo de uso: Aplicar pequeñas cantidades sobre la piel. Masajear con movimientos circulares.

161

Pomada facial multiusos

Para unos 60 ml
Indicada para pieles secas, maduras, normales y sensibles

Para esta receta es preciso realizar una infusión de flores de caléndula en aceite de oliva y añadir cera de abeja para espesar la mezcla y crear una pomada que se funda con la piel y ayude a sanar y calmar las pieles secas y agrietadas.

2 cucharadas de aceite de oliva con infusión de caléndula
2 cucharaditas de aceite de ricino
2 cucharaditas colmadas de cera de abeja rallada
1 cucharadita de vitamina E
5 gotas de aceite esencial de semilla de zanahoria
5 gotas de aceite esencial de flor de papel

1. Verter el aceite de oliva con infusión de caléndula, el aceite de ricino y la cera de abeja en una pequeña taza de cristal y meterla en un cazo con agua hirviendo a fuego suave hasta que se derrita.
2. Añadir la vitamina E y los aceites esenciales. Verter en un envase resistente al calor y enfriar.

Modo de uso: Aplicar pequeñas cantidades sobre la piel. Masajear con movimientos circulares.

Contorno de ojos

La delicada piel del contorno de ojos es muy fina y frágil. Es fundamental nutrir bien esta zona del rostro con suaves hierbas y aceites botánicos. Muchos ingredientes naturales ayudan a suavizar las ojeras y a reducir la hinchazón. Aprovecha el poder de los aceites ricos en antioxidantes para hidratar la zona del contorno de ojos y para reducir las arrugas y las líneas de expresión.

HAZ LA PRUEBA

Sumerge dos discos de algodón en agua de rosas y colócalos en el interior de una pequeña bolsita de malla. Congela la bolsa durante 10 minutos y aplícala sobre los ojos cerrados durante 5 minutos para eliminar la hinchazón y calmar la zona.

Cómo elegir y utilizar tratamientos para el contorno de ojos

Cremas para el contorno de ojos: Son untuosas y espesas, y están elaboradas a partir de una emulsión de aguas florales, aceites y ceras. Con frecuencia se añaden ingredientes botánicos como tinturas, extractos y aceites esenciales para ayudar a hidratar, calmar, alisar y reafirmar, así como para reducir los signos del envejecimiento en la delicada zona que rodea los ojos.

Sérums para el contorno de ojos: Estas fórmulas a base de aceite se elaboran a partir de aceites botánicos ricos en antioxidantes, que se absorben rápidamente en la piel. También se añaden aceites esenciales para ayudar a descongestionar los ojos, estimular la microcirculación y prevenir los signos del envejecimiento.

Bálsamos para el contorno de ojos: No contienen agua e incluyen ricos aceites botánicos, cera de abeja y aceites esenciales. Se aplica una pequeña cantidad con ligeros golpecitos en torno a los ojos por la noche y antes del maquillaje por la mañana. Estos bálsamos protegen la barrera natural de la piel y reducen la aparición de arrugas y líneas de expresión. También se añaden aceites esenciales en torno al 0,5 %.

Consejos para mantener a raya las ojeras y las bolsas

Prueba las ideas que te ofrecemos a continuación para desterrar para siempre las bolsas y las ojeras.

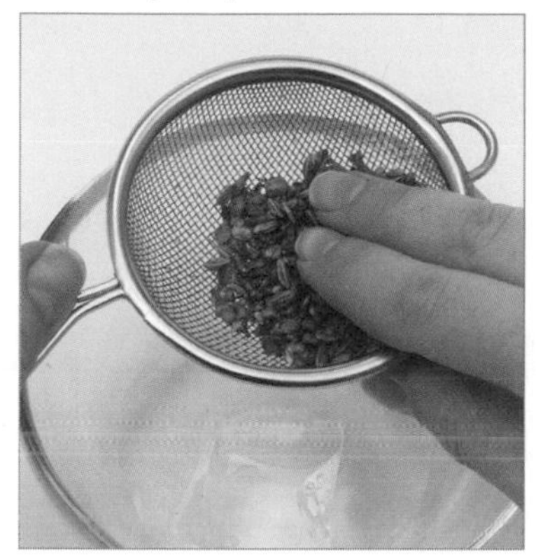

- Prepara una infusión herbal combinando 2 cucharadas de agua hirviendo con una cucharadita de flores de manzanilla secas, otra de semillas de hinojo y otra de flores de lavanda. Una vez que el líquido se haya enfriado y haya alcanzado la temperatura ambiente, separa el líquido de las hierbas y añade un cubito de hielo para enfriarlo más. Sumerge un disco de algodón en la infusión fría y aplícala en la zona del contorno de ojos durante 10 minutos. Repite si lo deseas.
- En efecto, ¡las rodajas de pepino frías sirven para prevenir la hinchazón! Aplícalas sobre los ojos durante 10 minutos.
- Congela una mezcla de agua de rosas y gel de aloe vera en una bandeja para cubitos de hielo. Envuelve uno de los cubitos con un paño de muselina y aplícalo suavemente sobre las zonas hinchadas de los ojos durante unos minutos.

UN TRUCO

Si manejas el producto con los dedos, puedes introducir gérmenes y bacterias en él. Para evitarlo, utiliza siempre un bastoncillo de algodón limpio.

El mejor modo de aplicar productos para el contorno de ojos

La piel que rodea los ojos es una de las zonas más frágiles y sensibles del cuerpo, de modo que hay que tener mucho cuidado para evitar irritarla.

1. Limpia y tonifica tu piel.
2. Con ayuda de un bastoncillo de algodón limpio, extrae una pequeña cantidad de producto de su recipiente y ponla sobre tu dedo anular. A continuación, repártela en pequeñas cantidades sobre la piel de alrededor de los ojos.
3. Aplica con mucha suavidad el producto ejerciendo una ligera presión sobre la zona del contorno de ojos hasta que se haya absorbido.
4. Evita que el producto entre en contacto con los ojos.

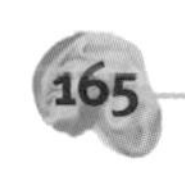

Cejas impecables

Cuando apliques el tratamiento sobre el contorno de ojos, no te olvides de las cejas. Como sucede con tu cabello, también se benefician de los efectos acondicionadores de tus productos.

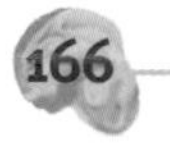

Refrigéralo

Para que tu tratamiento para el contorno de ojos dure el máximo tiempo posible, guárdalo en el frigorífico. Como beneficio adicional, aplicar un producto refrigerado sobre la zona de los ojos también puede ayudar a calmar y a descongestionar.

► Las flores de manzanilla secas y las semillas de hinojo son perfectas para preparar infusiones herbales.

Recetas: Seis de los mejores productos para el contorno de ojos

167

Crema básica para el contorno de ojos

Para unos 30 ml
Indicada para todo tipo de pieles

Esta fórmula de rápida absorción contiene ingredientes hidratantes como el aceite de oliva y la manteca de karité, que contribuyen a hidratar la delicada zona de debajo de los ojos.

1 cucharada de agua destilada
2 cucharaditas de glicerina vegetal
¾ de cucharadita de aceite de oliva virgen extra
1 cucharadita de manteca de karité
1 cucharadita de lecitina líquida
½ cucharadita de cera emulsionante NF

1. Verter el agua destilada y la glicerina líquida en una taza de medir de cristal e introducirla en un cazo con agua hirviendo a fuego suave.
2. Verter el aceite de oliva virgen extra, la manteca de karité, la lecitina líquida y la cera emulsionante en otra taza e introducirla en un segundo cazo con agua hirviendo a fuego suave.
3. Cuando ambas mezclas hayan alcanzado los 71 °C, retirarlas del fuego.
4. Verter con cuidado la mezcla de aceite en un cuenco resistente al calor y mezclar con una batidora manual a velocidad media. Añadir la mezcla de agua destilada y glicerina y seguir mezclando otros 5 minutos.
5. Transferir la crema para el contorno de ojos a un envase desinfectado pequeño y dejar que se enfríe. Guardar en el frigorífico y usar en un plazo máximo de 15 días.

Modo de uso: Aplicar sobre la zona del contorno de ojos.

168

Sérum básico para el contorno de ojos

Para unos 15 ml
Indicado para todo tipo de pieles

El aceite de semilla de granada es un fantástico aceite que penetra profundamente en las capas de la piel. Nutre de forma intensa la capa epidérmica exterior y ofrece potentes beneficios antioxidantes.

2 cucharaditas de aceite de semilla de granada
1 cucharadita de aceite de jojoba
2 gotas de aceite esencial de flor de papel

1. Verter todos los ingredientes en un frasco pequeño con cuentagotas y agitar bien.

Modo de uso: Aplicar sobre la zona del contorno de ojos.

169

Bálsamo básico para el contorno de ojos

Para unos 30 ml
Indicado para todo tipo de pieles

Se trata de un bálsamo relajante que contribuye a reducir los signos visibles del envejecimiento en la zona del contorno de los ojos. El aceite con infusión de caléndula es perfecto para pieles secas y dañadas.

5 cucharaditas de aceite de semilla de cáñamo con infusión de caléndula
1 cucharadita de cera de abeja rallada
10 gotas de aceite de vitamina E
2 gotas de aceite esencial de rosa

1. Verter el aceite de semilla de cáñamo y la cera de abeja en una taza de cristal y meterla en un cazo con agua hirviendo a fuego suave hasta que la cera esté derretida. Retirar del fuego.
2. Añadir el aceite de vitamina E y el aceite esencial de rosa. Verter el bálsamo en un envase resistente al calor y enfriar. Utilizar en un plazo máximo de 3 meses.

Modo de uso: Aplicar sobre la zona del contorno de ojos.

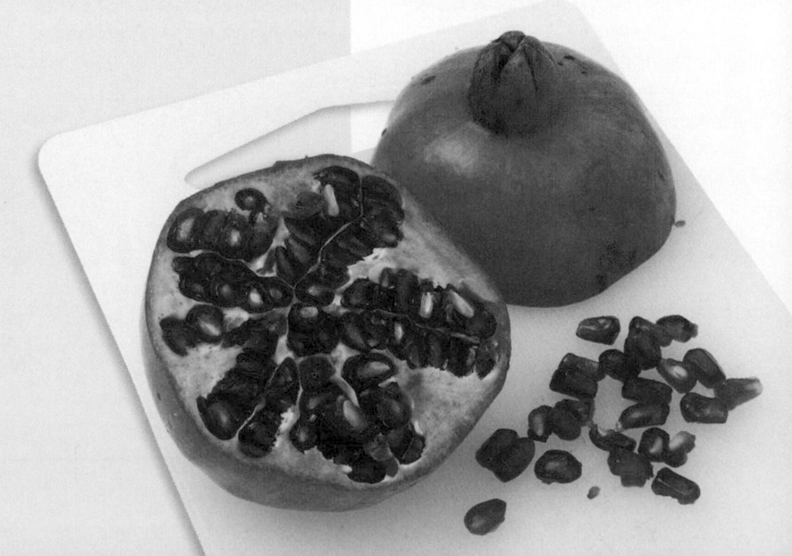

170

Crema revitalizante diaria para el contorno de ojos

Para unos 30 ml
Indicada para todo tipo de pieles

Utilizar diariamente esta crema revitalizante para el contorno de ojos puede ayudar a reducir visiblemente la aparición de arrugas y líneas de expresión. Este producto contiene aceite de aguacate, muy rico en vitaminas A, B1, B2, D y E.

1 cucharada de agua floral de rosa
2 cucharaditas de glicerina vegetal
½ cucharadita de aceite de aguacate
¼ cucharadita de aceite de onagra
1 cucharadita de manteca de cacao
1 cucharadita de lecitina líquida
½ cucharadita de cera emulsionante NF

1. Verter el agua floral de rosa y la glicerina vegetal en una taza de medir de cristal e introducirla en una cacerola con unos centímetros de agua hirviendo a fuego suave.
2. Verter el aceite de aguacate, el aceite de onagra, la manteca de cacao, la lecitina líquida y la cera emulsionante en otra taza de medir de cristal e introducirla en una segunda cacerola con unos centímetros de agua hirviendo a fuego suave.
3. Cuando ambas mezclas hayan alcanzado los 71 °C, retirarlas del fuego.
4. Verter con cuidado la mezcla de aceite en un cuenco resistente al calor y mezclar con una batidora manual a velocidad media. Añadir lentamente la mezcla de agua floral y glicerina y continuar mezclando otros 5 minutos.
5. Transferir la crema para el contorno de ojos a un envase desinfectado pequeño y dejar que se enfríe. Guardar en el frigorífico y usar en un plazo máximo de 15 días.

Modo de uso: Aplicar sobre la zona del contorno de ojos siguiendo las instrucciones de la página 97.

171

Bálsamo antiedad para el contorno de ojos

Para unos 30 ml
Indicado para todo tipo de pieles

El trío de aceites con infusión de plantas que contiene este bálsamo ayuda a reparar, hidratar y proteger la delicada zona del contorno de ojos.

1 cucharadita de aceite básico con infusión de caléndula
1 cucharadita de aceite básico con infusión de plátano macho
3 cucharaditas de aceite básico con infusión de malvavisco
1 cucharadita de cera de abeja finamente rallada
10 gotas de aceite de vitamina E
2 gotas de aceite esencial de rosa
1 gota de aceite esencial de flor de papel
1 gota de aceite esencial de semilla de zanahoria

1. Verter los tres aceites básicos y la cera de abeja en una taza de medir de cristal e introducirla en una cacerola con unos centímetros de agua hirviendo a fuego suave hasta que la cera se haya derretido completamente. Retirar del fuego.
2. Añadir el aceite de vitamina E y los tres aceites esenciales. Verter rápidamente el bálsamo en un envase resistente al calor y dejar que se enfríe. Utilizar en un plazo máximo de 3 meses.

Modo de uso: Aplicar sobre la zona del contorno de ojos siguiendo las instrucciones de la página 97.

172

Sérum fortificante y calmante para el contorno de ojos

Para unos 15 ml
Indicado para todo tipo de pieles

Esta fórmula contiene gran cantidad de lujosos aceites botánicos. Ya solo el aceite de espino cerval de mar es bastante apreciado por sus cualidades protectoras de la piel y por prevenir la aparición de arrugas.

¼ de cucharadita de aceite de hueso de albaricoque
¼ de cucharadita de aceite de semilla de ricino
½ cucharadita de aceite de semilla de jojoba
¾ de cucharadita de aceite de argán
¾ de cucharadita de aceite de semilla de granada
⅛ de cucharadita de aceite de vitamina E
⅛ de cucharadita de aceite de espino cerval de mar
2 gotas de aceite esencial de flor de papel
1 gota de aceite esencial de sándalo
1 gota de aceite esencial de pachuli

1. Verter todos los ingredientes en un frasco pequeño con cuentagotas y agitar bien.

Modo de uso: Aplicar sobre la zona del contorno de ojos siguiendo las instrucciones de la página 97.

Cuidado labial

Pon morritos y di adiós a los labios secos y agrietados... ¡para siempre! Hidrata y protege tu sonrisa con aceites botánicos, mantecas y aceites esenciales. Tus labios estarán suaves, acondicionados y naturalmente nutridos.

Cómo elegir y utilizar los productos de cuidado labial

Bálsamos labiales: Estas fórmulas a base de aceites botánicos y cera pueden utilizarse para sanar, hidratar, proteger y suavizar los labios, dejándolos con una sensación lisa y suave. Los bálsamos labiales se conservan en tubos o en pequeños tarros.

Brillos labiales con color: Los brillos de labios se aplican con más facilidad que los bálsamos debido a su textura más sedosa. Contienen tintes naturales procedentes de hierbas como la raíz de alkanet en polvo, la remolacha en polvo, el cacao en polvo y el hibisco en polvo. Aquellos con color son excelentes para calmar y proteger los labios mientras les dan brillo.

Exfoliantes labiales: Son espesos y untuosos tratamientos exfoliantes y acondicionadores para los labios. Se elaboran a partir de mantecas y de azúcares y sales que exfolian suavemente dejando tus labios tersos, sanos y brillantes. Se usan una o dos veces a la semana.

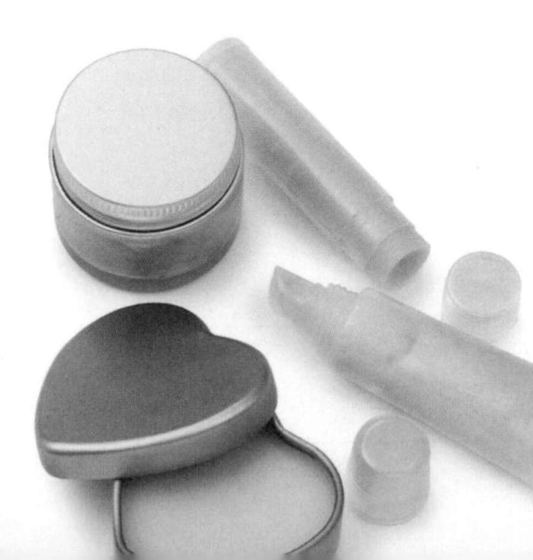

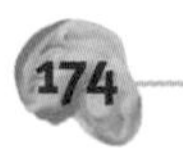

Alternativa vegana

Si no deseas emplear cera de abeja en tus recetas, puedes utilizar cera de soja, cera de carnaúba o cera de candelilla en su lugar para que tus productos sean aptos para veganos.

UN TRUCO

Al preparar bálsamos labiales es posible que percibas un pequeño agujero en el centro del producto una vez frío. No te preocupes; es normal y no afecta a la calidad del producto. Si lo deseas, puedes calentar ligeramente la superficie con un secador de pelo para volver a derretir el bálsamo y rellenar el agujerito.

Cómo preparar un bálsamo para el cuidado labial ultra nutritivo y protector

¼ de cucharadita de aceite de coco
¼ de cucharadita de aceite de oliva
¼ de cucharadita de manteca de mango
½ cucharadita de cera de abeja
10 gotas de aceite de vitamina E
1 gota de aceite esencial de lavanda
1 gota de aceite esencial de hierba limón
Para un tubo de bálsamo labial de 4 ml

1. Verter el aceite de coco, el aceite de oliva, la manteca de mango y la cera de abeja en una taza de medir de cristal e introducirla en una cacerola con unos centímetros de agua hirviendo a fuego suave hasta que la manteca y la cera de abeja se hayan derretido completamente. Retirar del fuego.
2. Añadir el aceite de vitamina E y los dos aceites esenciales. Verter con cuidado la mezcla hasta arriba del todo del envase donde se vaya a guardar el bálsamo labial. Emplear una pipeta desechable de plástico para rellenar los tubos si resulta demasiado complicado hacerlo a mano.
3. Dejar que la mezcla se endurezca y alcance la temperatura ambiente.

Diferentes envases para productos de cuidado labial

Tubos para bálsamo labial: Estos envases cilíndricos de plástico tienen una rosca en la parte inferior que empuja el bálsamo hacia arriba. Cada uno de estos envases contiene aproximadamente 4 ml de producto labial. Puedes encontrar tubos para bálsamo labial transparentes, blancos, negros y de otros colores. También los hay de forma redonda u ovalada. Si deseas preparar cantidades mayores de bálsamo labial, existe un tubo especial de tamaño grande que contiene 15 ml de producto. Algunas empresas incluso venden tubos para bálsamo labial de papel, respetuosos con el medio ambiente.

Frascos y tarros para bálsamo labial: Son pequeños envases de cristal o de plástico que contienen entre 7 y 15 ml de producto. Su tapa puede ser de plástico o de metal.

Latas para bálsamo labial: Estas pequeñas latas metálicas están disponibles tanto en forma redonda como rectangular. Los envases redondos pueden encontrarse con tapa a presión o de rosca y los rectangulares incluyen una práctica tapa deslizante.

3 Recetas: Tres de los mejores tratamientos para el cuidado labial

177

Bálsamo labial de menta piperita y cacao

Para 3 envases de 15 ml

Se trata de un maravilloso y hormigueante capricho para tus labios, que ayuda a repararlos y a nutrirlos.

1 cucharada y 2 cucharaditas de aceite de almendra dulce
1 cucharada colmada de manteca de cacao rallada
1 cucharada de cera de abeja rallada
10 gotas de aceite de vitamina E
15 gotas de aceite esencial de menta piperita

1. Verter el aceite de almendra dulce, la manteca de cacao y la cera de abeja en una taza de medir de cristal e introducirla en una cacerola con unos centímetros de agua hirviendo a fuego suave hasta que la manteca y la cera de abeja se hayan derretido. Retirar del fuego.
2. Añadir los aceites esenciales de vitamina E y menta piperita. Verter con cuidado la mezcla hasta arriba del todo del envase donde se vaya a guardar el bálsamo labial. Dejar que la mezcla se endurezca y alcance la temperatura ambiente.

Modo de uso: Aplicar la cantidad deseada sobre los labios.

178

Exfoliante labial de frutas

Para unos 30 ml

Este dulce exfoliante labial con aroma a fresa limpia y protege tus labios.

½ cucharadita de cera de abeja
2 cucharaditas de aceite de almendra dulce
1 cucharadita de manteca de mango
1 ¼ cucharaditas de fresas desecadas y congeladas finamente trituradas
2 cucharaditas de azúcar superfino o azúcar glas
40 gotas de aceite de vitamina E

1. Verter la cera de abeja, el aceite de almendra dulce y la manteca de mango en una taza de cristal e introducirla en un cazo con agua hirviendo a fuego suave hasta que la manteca y la cera de abeja se derritan.
2. Retirar del fuego y añadir las fresas trituradas, el azúcar y el aceite de vitamina E removiendo al mismo tiempo. Cuando la mezcla comience a endurecerse, pasar con una cuchara a un envase con tapa para que se enfríe hasta alcanzar la temperatura ambiente.

Modo de uso: Masajear una pequeña cantidad de exfoliante sobre los labios humedecidos para exfoliar e hidratar. Retirar con una toallita de papel o aclarar con agua.

▼ Bálsamo labial de menta piperita y cacao, exfoliante labial de frutas y maravilloso brillo de labios con color

179

Maravilloso brillo de labios con color

Para unos 90 ml de bálsamo labial que pueden repartirse en varios envases de diversos tamaños (los envases redondos de metal o cristal son los más adecuados).

Este untuoso y nutritivo bálsamo labial aporta un toque de color.

1 cucharada de aceite de almendra dulce
1 cucharada de aceite de coco
1 cucharada de aceite de jojoba
1 cucharada de manteca de cacao
1 cucharada colmada de cera de abeja rallada
1 cucharadita de aceite de vitamina E
1 ½ cucharaditas de hierbas en polvo (escoger entre: remolacha en polvo, raíz de alkanet en polvo, cacao en polvo o hibisco en polvo). Añadir más cantidad si se desea obtener un color más intenso.

1. Verter el aceite de almendra dulce, el aceite de coco, el aceite de jojoba, la manteca de cacao y la cera de abeja en una taza de cristal y meterla en un cazo con agua hirviendo a fuego suave. Derretir la manteca y la cera de abeja. Retirar del fuego.
2. Añadir el aceite de vitamina E y las hierbas en polvo. Remover. Luego verter en los envases. Dejar que se endurezca y enfriar a temperatura ambiente.

Modo de uso: Aplicar la cantidad deseada sobre los labios.

5 Cuidado corporal acondicionador

Los productos convencionales para el cuidado corporal pueden estar cargados de tensoactivos dañinos, parabenos potencialmente peligrosos, fragancias sintéticas y otros ingredientes de dudoso efecto. En este capítulo veremos cómo preparar fórmulas naturales para limpiar, exfoliar e hidratar el cuerpo que contienen suaves ingredientes botánicos, aceites esenciales de delicado aroma e hidratantes aceites de plantas y frutos secos que nutrirán y protegerán tu piel.

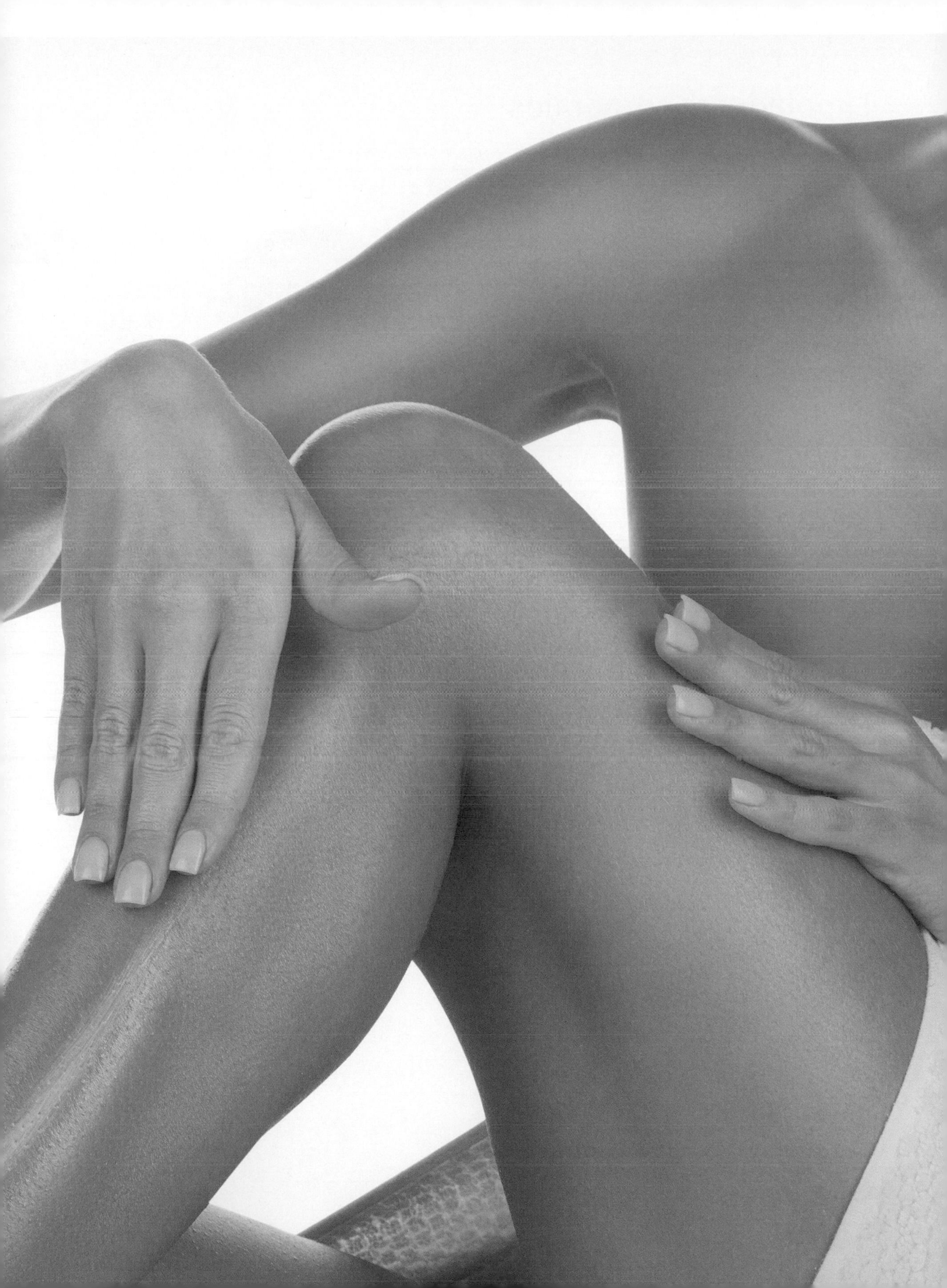

Limpiadores corporales

Cargados de ingredientes botánicos naturales y de aceites esenciales, los limpiadores corporales líquidos son una forma maravillosa de limpiar tu piel en profundidad pero suavemente, dejándola al mismo tiempo con un delicado aroma procedente de los aceites esenciales naturales.

180

Cómo preparar un limpiador corporal básico con base de jabón

Es una receta limpiadora con base de jabón para todo tipo de pieles.

3 cucharadas de agua hirviendo
2 cucharaditas de sal de mesa común
1/taza de jabón de Castilla líquido
Para unos 150 ml

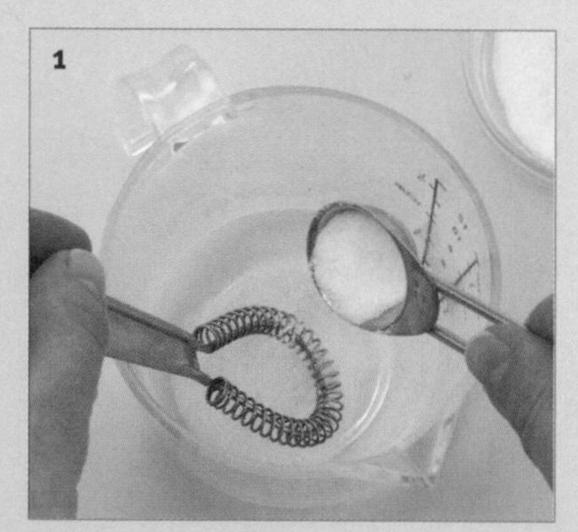

1. Verter el agua hirviendo en una taza de medir de cristal. Añadir la sal y remover hasta que se disuelva. Reservar.

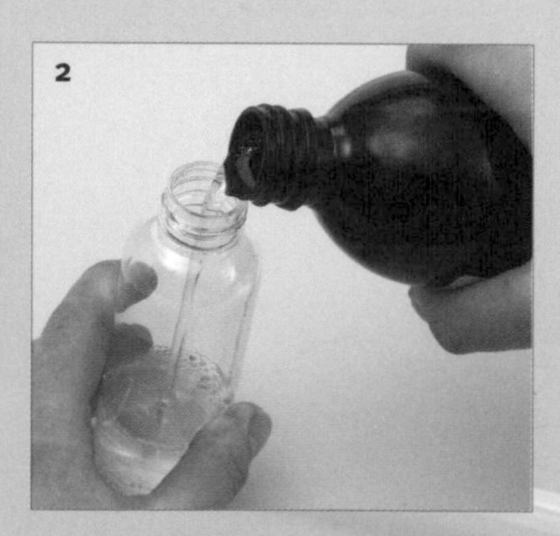

2. Verter el jabón de Castilla líquido en un frasco desinfectado con tapa o dispensador de bomba.

3. Colocar un embudo en el frasco y añadir 2 cucharadas de la solución de sal al jabón de Castilla líquido. Desechar el resto de solución de sal.

4. Colocar el tapón sobre el frasco y agitar bien para que se espese la mezcla. Guardar en el frigorífico y usar antes de 2 semanas.

Modo de uso: Agitar bien el frasco y aplicar una pequeña cantidad sobre la piel mojada, masajear con una toalla pequeña de baño o esponja y aclarar con agua templada.

HAZ LA PRUEBA

- Masajea rápidamente una pequeña cantidad de aceite corporal sobre la piel mojada después de la ducha para conservar la hidratación.
- Utiliza un limpiador corporal natural como crema de afeitar para unas piernas perfectas y sedosas.

Elige lo más indicado para tu tipo de piel

Las pieles sensibles pueden beneficiarse de la suavidad de los geles para ducha naturales, mientras que las pieles normales y grasas pueden disfrutar de los beneficios de una pastilla de jabón.

¿Por qué elegir un limpiador natural?

Es importante recordar que la finalidad de la limpieza corporal es retirar suavemente la suciedad, el sudor, el exceso de sebo, la grasa y el olor corporal, y no es necesario usar limpiadores agresivos para lograrlo. De hecho, muchos productos limpiadores tradicionales llenos de ingredientes sintéticos son dañinos y despojan a la piel de sus grasas naturales, dejando una sensación de sequedad y haciéndola más sensible.

Atrás quedaron los días en que se usaban agresivos jabones elaborados con mantecas animales y cenizas para limpiar la piel. Afortunadamente, hay disponibles infinidad de opciones de limpieza naturales. Desde geles corporales a base de plantas hasta pastillas de jabón bendecidas con las propiedades de los aceites esenciales, tanto si tu piel es sensible como normal encontrarás un producto limpiador perfecto para ti.

El secreto está en los tensoactivos

La magia de cualquier producto limpiador se halla en los ingredientes tensoactivos. Los tensoactivos limpian la piel disolviendo la suciedad y permitiendo que el agua la retire de tu piel. Con frecuencia se añaden a los limpiadores aceites esenciales y extractos de plantas para dotarlos de un delicado aroma o para que aporten algún beneficio terapéutico a la piel. Por ejemplo, el aceite de árbol del té se emplea a menudo en los geles ideados para las pieles con tendencia a los puntos negros y espinillas. Al comprar un limpiador corporal natural en una tienda, busca el ingrediente decilglucósido, que es un tensoactivo suave elaborado a partir de plantas, y además es biodegradable.

184

La espuma no lo es todo en la vida

Muchos limpiadores naturales no forman tanta espuma como la mayoría de limpiadores con ingredientes sintéticos, pero los tensoactivos usados en las versiones naturales limpian igual de bien.

5 Recetas: Cuatro de los mejores limpiadores corporales

185

Gel de ducha energizante con limón y miel

Para unos 250 ml
Indicado para todo tipo de pieles

Este es un gel realmente dulce y energizante que contiene hidratante aceite de oliva y calmante y nutritiva miel, además de jabón de Castilla.

3/4 de taza de jabón de Castilla líquido
1/4 de taza de miel
1 cucharada de aceite de oliva
45 gotas de aceite esencial de limón

1. Mezclar todos los ingredientes en un frasco con tapa desinfectado.
2. Agitar bien para combinar todos los ingredientes.

Modo de uso: Agitar bien el frasco y aplicar una pequeña cantidad sobre la piel mojada, masajear con una toalla pequeña o una esponja y aclarar con agua templada.

186

Gel de ducha de pachuli y vetiver

Para unos 250 ml
Indicado para todo tipo de pieles

Date un capricho con este gel de ducha con aroma a madera y bosque, que contiene aceite de jojoba, glicerina vegetal y jabón de Castilla.

1/2 taza de jabón de Castilla líquido
1/4 de taza de glicerina vegetal
1/4 de taza de aceite de jojoba
10 gotas de aceite esencial de vetiver
10 gotas de aceite esencial de pachuli

1. Mezclar todos los ingredientes en un frasco con tapa desinfectado.
2. Agitar bien.

Modo de uso: Agitar bien el frasco y aplicar una pequeña cantidad sobre la piel mojada, masajear con una toalla pequeña o una esponja y aclarar con agua templada.

187

Gel de ducha vigorizante de menta piperita y romero

Para unos 250 ml
Indicado para pieles normales

Este vigorizante y refrescante gel de ducha es perfecto para el verano. El aceite esencial de menta piperita deja una duradera sensación refrescante.

1 taza de jabón de Castilla líquido
15 gotas de aceite esencial de menta piperita
20 gotas de aceite esencial de romero

1. Mezclar todo en un frasco con tapa desinfectado.
2. Agitar bien.

Modo de uso: Agitar bien el frasco y aplicar una pequeña cantidad sobre la piel mojada, masajear con una toalla pequeña o una esponja y aclarar con agua templada.

Gel limpiador para pieles sensibles

Para unos 250 ml
Indicado para pieles sensibles

Esta receta libre de jabón y sin aroma es fantástica para las pieles sensibles.

2/3 de taza de glicerina vegetal
1/4 de taza de aceite de ricino
2 cucharadas de aceite de sésamo

1. Mezclar todos los ingredientes en un frasco con tapa desinfectado.
2. Agitar bien para combinar totalmente todos los ingredientes.

Modo de uso: Agitar bien el frasco y aplicar una pequeña cantidad sobre la piel mojada, masajear con una toalla pequeña o con una esponja y aclarar con agua templada.

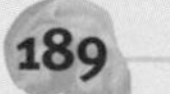

Gel de ducha para combatir los granitos

Para unos 200 ml
Indicado para pieles normales y grasas

Un maravilloso gel purificante para las pieles con tendencia a desarrollar granitos. Contiene el poder antibacteriano del aceite esencial de tomillo y el aceite esencial de árbol del té.

3 cucharadas de agua hirviendo
2 cucharaditas de sal de mesa común
1/2 taza de jabón de Castilla líquido
2 cucharadas de glicerina vegetal
60 gotas de aceite esencial de árbol del té
40 gotas de aceite esencial de tomillo

1. Verter el agua hirviendo en una taza de medir de cristal de tamaño pequeño.
2. Añadir la sal y remover hasta que se haya disuelto. Reservar.
3. Verter el jabón de Castilla líquido en un frasco desinfectado con tapa o con dosificador de bomba.
4. Colocar un embudo sobre el frasco y añadir 2 cucharadas de la solución de sal al jabón de Castilla líquido. Desechar el resto de solución de sal.
5. Añadir la glicerina vegetal y los aceites esenciales.
6. Poner el tapón al frasco y agitar bien para que se espese. Guardar en el frigorífico y usar en un plazo no superior a 2 semanas.

Modo de uso: Agitar bien el frasco y aplicar una pequeña cantidad sobre la piel mojada, masajear con una toalla pequeña o una esponja y aclarar con agua templada.

Exfoliantes corporales

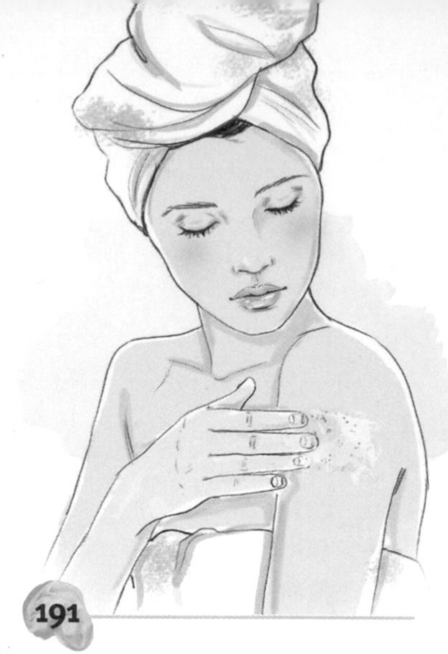

Los exfoliantes corporales son tratamientos especiales que exfolian, ayudan a estimular el flujo sanguíneo, contraen los poros y ofrecen un saludable y maravilloso brillo a la piel. Los exfoliantes corporales deben usarse con moderación (una o dos veces a la semana). Se extienden sobre la piel húmeda mediante suaves movimientos circulares y se aclaran con agua templada. No deben utilizarse sobre pieles agrietadas o dañadas.

190

Mantente suave

Si tienes una piel sensible, usa siempre exfoliantes elaborados con azúcar, ya que los elaborados con sal pueden irritar las pieles que ya de por sí son sensibles.

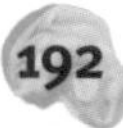

192

Prepara un exfoliante corporal personalizado

Puedes elaborar tus propios exfoliantes corporales con infinitas posibilidades. Para prepararlo, mezcla uno de los ingredientes de cada una de las columnas de la tabla inferior (el que prefieras) en un cuenco pequeño y guarda el exfoliante en un tarro con tapa.

HAZ LA PRUEBA

Sustituye las cantidades de aceite de los exfoliantes básicos a base de sal o de azúcar (a la derecha) con aguacate o plátano triturados como alternativa para nutrir tu piel. Asegúrate de guardar el producto en el frigorífico y de usarlo antes de tres días.

UN TRUCO

- Si tu exfoliante corporal ha quedado demasiado espeso, añade un poco más de aceite. Si es demasiado líquido, añade más sal o azúcar.

191

Cómo preparar un exfoliante corporal básico a base de sal o azúcar

2 partes de azúcar o sal finos
1 parte de aceite (elige entre: aceite de coco, de oliva, de jojoba, de almendra dulce, etc.)

1. Mezclar ambos ingredientes en un cuenco pequeño.
2. Aplicar sobre la piel húmeda con movimientos circulares. Aclarar con agua templada.

Precaución: El aceite de esta receta hace que la superficie de baño sea muy resbaladiza; ten cuidado de no resbalar.

Añadir 1 taza de esta lista	Añadir $\frac{1}{2}$ taza de esta lista	Añadir $\frac{2}{3}$ de taza de esta lista	Añadir hasta 1 cucharada de esta lista (opcional)	Añadir hasta $\frac{1}{2}$ cucharadita de esta lista
• Azúcar moreno • Azúcar moreno ligero • Azúcar superfino • Azúcar glas • Azúcar de pastelería • Sal del mar Muerto • Sal marina	• Azúcar de gránulo gordo • Azúcar turbinado • Azúcar mascabado • Sales de Epsom • Harina de avena • Harina de maíz • Hueso de albaricoque en polvo • Bicarbonato sódico	• Aceite de jojoba • Aceite de coco • Aceite de almendra dulce • Aceite de semilla de uva • Aceite de nuez de kukui • Aceite de oliva • Aceite de semilla de calabaza • Plátano triturado (usar el exfoliante ese mismo día) • Aguacate triturado (usar el exfoliante ese mismo día) • Yogur (usar el exfoliante ese mismo día)	• Canela en polvo • Especias para tarta de calabaza • Cacao en polvo • Ralladura de limón • Ralladura de naranja • Flores de lavanda • Miel • Arroz en polvo • Copos de coco • Frutas desecadas y congeladas trituradas • Semillas de sésamo • Miel • Hierbas o flores trituradas • Café instantáneo en polvo	• Aceite esencial (solo o mezcla de aceites) • Extracto de vainilla • Aromas naturales • Colorantes alimentarios naturales

Recetas: Tres de los mejores exfoliantes corporales

193

Exfoliante corporal de merengue de limón

Para unos 350 ml
Indicada para todo tipo de pieles

Te encantará este dulce capricho a base de azúcar que huele como un pastel de merengue de limón recién horneado.

1/3 de taza de aceite de coco
2 cucharadas de aceite de almendra dulce
2 cucharadas de glicerina vegetal
1/2 taza de azúcar moreno compacto
1/3 de taza de azúcar glas o azúcar de grano fino
30 gotas de aceite esencial de limón
30 gotas de aceite esencial de lima

1. Mezclar el aceite de coco, el aceite de almendra dulce y la glicerina vegetal en un cuenco pequeño.
2. Añadir el azúcar moreno y el azúcar blanco y mezclar bien.
3. Verter los aceites esenciales.
4. Pasar a un tarro con tapa.

Modo de uso: Masajear una pequeña cantidad sobre la piel húmeda y aclarar con agua templada.

194

Exfoliante herbal purificante

Para 1 aplicación en todo el cuerpo
Indicada para todo tipo de pieles

Haz que tu piel luzca resplandeciente y radiante con este suave exfoliante a base de hierbas y flores que arrastra las impurezas y revive las pieles apagadas.

1/4 de taza de arcilla de rassoul
1/4 de taza de harina de avena
1/4 de taza de flores de lavanda secas
1/4 de taza de pétalos de rosa secos
1/4 de taza de harina de maíz
1/4 de taza de almendras trituradas
1 taza de yogur natural
1/2 taza de miel
60 gotas de aceite esencial de lavanda
20 gotas de aceite esencial de manzanilla marroquí

1. Introducir la arcilla de rassoul, la harina de avena, las flores de lavanda y los pétalos de rosa en un robot de cocina y procesar hasta que se forme un polvo fino.
2. Transferir a un cuenco de mezclar, añadir la harina de maíz y las almendras trituradas y remover para mezclarlo todo.
3. Añadir el yogur, la miel y los aceites esenciales removiendo al mismo tiempo (añadir una pequeña cantidad de agua templada si la mezcla queda demasiado espesa).

Modo de uso: De pie en la ducha, humedecer el cuerpo con agua templada. Cerrar el grifo y masajear el exfoliante por todo el cuerpo, desde el cuello hacia abajo, mediante suaves movimientos circulares. Dejar actuar durante 5 minutos y aclarar con agua templada.

195

Exfoliante de azúcar con naranja dulce y plátano

Para 1 aplicación en todo el cuerpo
Indicada para todo tipo de pieles

Se trata del exfoliante calmante a base de azúcar definitivo para todos los tipos de piel. Su aroma es delicioso, gracias al plátano y al aceite esencial de naranja que contiene.

1 plátano maduro pequeño
1/4 de taza de azúcar glas o azúcar de grano fino
1 cucharada de glicerina vegetal
40 gotas de aceite esencial de naranja dulce

1. Triturar el plátano en un cuenco pequeño hasta que se forme una pasta.
2. Añadir el azúcar, la glicerina vegetal y el aceite esencial de naranja removiendo al mismo tiempo.

Modo de uso: Aplicar el exfoliante sobre la piel mojada mediante suaves movimientos circulares. Aclarar con agua templada.

▶ Exfoliante de azúcar con naranja dulce y plátano

Hidratantes corporales

Las hidratantes corporales se aplican tras limpiar y exfoliar el cuerpo. Estos maravillosos productos tienen la capacidad de proteger y calmar la piel. Hidratar la piel tras el baño ayuda a mantener sus niveles óptimos de hidratación durante el día, haciendo que permanezca suave y elástica.

Cómo elegir el mejor producto hidratante corporal

Lociones corporales: Se trata de fluidos hidratantes ligeros que se absorben fácilmente en la piel. Además de suavizar, pueden perfumar sutilmente la piel si se añaden aceites esenciales a la receta. Las lociones corporales se elaboran generalmente con aceites básicos ligeros y son lo bastante líquidas para emplearse en frascos con dispensador de bomba. Están indicadas para todo tipo de pieles.

Cremas corporales: Similares a las lociones, pero mucho más cremosas y densas, las cremas corporales están elaboradas con aceites básicos y mantecas (como la manteca de karité). Añaden una barrera protectora a la capa más externa de la piel, por lo que contribuyen a restablecer la suavidad, en especial de las pieles secas o agrietadas. Las cremas corporales son la solución perfecta para proteger la piel del frío. Normalmente son demasiado espesas para usar un frasco con dispensador de bomba, por lo que es más adecuado guardarlas en tarros.

Mantecas corporales: Todavía más espesas y untuosas que las cremas corporales, las mantecas corporales son fórmulas muy concentradas que no se absorben tan fácilmente en la piel como las lociones o las cremas. Están sobre todo indicadas para pieles muy secas que precisan de una barrera protectora. Generalmente se elaboran con grandes cantidades de mantecas naturales como la de karité, la de cacao o la de mango.

Bálsamos corporales: Son similares a las pomadas, en las que un aceite básico con infusión de hierbas se espesa con cera de abeja. Los bálsamos no se absorben demasiado rápido en la piel y su misión es proteger la capa más externa de la piel actuando como barrera frente a la pérdida de hidratación.

Barras de loción sólidas: Tal y como indica su nombre, las barras de loción sólidas son prácticas pastillas que contienen ingredientes capaces de suavizar la piel, como mantecas naturales y aceites básicos, que se espesan con cera de abeja y con frecuencia se aromatizan con aceites esenciales. Simplemente hay que frotar la barra de loción sobre la piel y masajear para que la absorba. Pueden tener diversas formas y tamaños, y se almacenan en envases metálicos como latas. Se aplican sobre los labios, las cutículas, los pies y, por supuesto, sobre el cuerpo.

Aceites corporales: Son productos hidratantes líquidos que se elaboran a partir de aceites básicos y aceites esenciales, ideales para usar en masajes. Normalmente se elaboran con aceites esenciales terapéuticos. Entre los aceites básicos de fácil absorción que suelen incluir se encuentran el de jojoba, el de almendra dulce, el de semilla de uva, el de girasol, el de sésamo y el de coco.

197

Cómo preparar una barra de loción sólida personalizada

Las barras de loción sólidas son un producto de belleza muy divertido de preparar. Necesitarás un molde de silicona para obtener los mejores resultados. Puedes personalizar fácilmente tus propias barras de loción empleando los ingredientes y las instrucciones que se indican a continuación.

Para unos 280 gramos de barras de loción

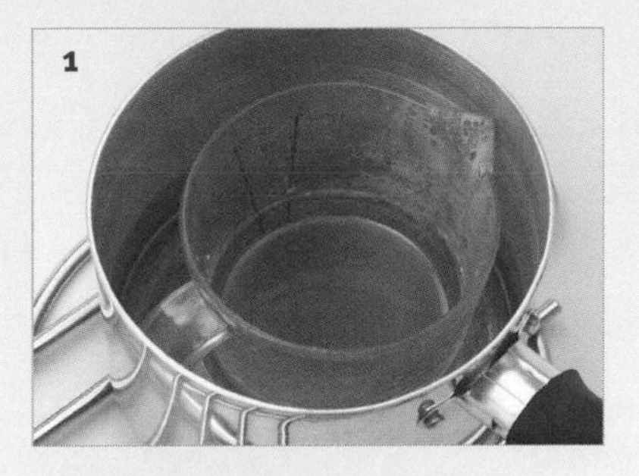

1. Comienza vertiendo tu elección de ingredientes de las columnas 1 y 2 en una taza de medir de cristal previamente introducida en agua hirviendo a fuego suave hasta que se hayan derretido.

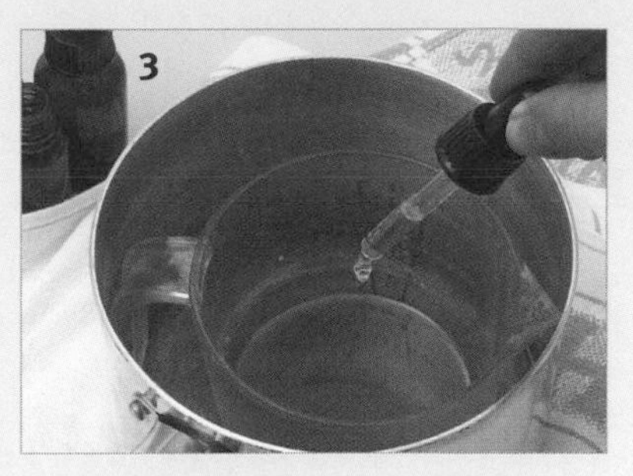

2. Añade los ingredientes que hayas elegido de las columnas 3 y 4 y deja que se derritan del todo.

3. Retira la mezcla del fuego y añade tu elección de aceites esenciales de la columna 5 (el paso de añadir aceites esenciales es opcional).

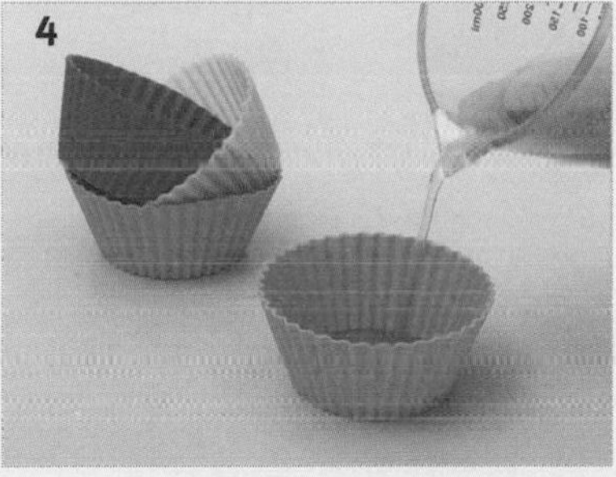

4. Vierte con cuidado la mezcla caliente en los moldes de silicona y espera a que se endurezcan completamente y se enfríen hasta alcanzar la temperatura ambiente.

5. Extrae las barras de loción de los moldes y guárdalas en latas, envases metálicos o de cristal a temperatura ambiente.

Columna 1	Columna 2	Columna 3	Columna 4	Columna 5
Elegir 5 cucharadas de esta lista:	**Usar 3 cucharadas de esta lista:**	**Elegir 3 cucharadas de esta lista:**	**Elegir 5 cucharadas de esta lista:**	**Usar hasta 120 gotas de aceites esenciales (opcional):**
• Cera de abeja • Cera de candelilla (usar solo 3 cucharadas de esta cera) • Cera de carnaúba • Cera de soja	• Manteca de cacao	• Manteca de illipse • Manteca de kokum • Manteca de mango • Manteca de karité	• Aceite de almendra • Aceite de aguacate • Aceite de baobab • Aceite de coco • Aceite de semilla de uva • Aceite de avellana • Aceite de semilla de cáñamo • Aceite básico con infusión de hierbas • Aceite de nuez de macadamia • Aceite de oliva • Aceite de sésamo • Aceite de girasol	Sugerencias: **Mezcla insomnio:** 18 gotas de manzanilla romana, 30 gotas de lavanda, 16 gotas de naranja dulce, 12 gotas de ylang ylang **Mezcla euforia:** 12 gotas de limón, 24 gotas de lima, 12 gotas de menta piperita, 25 gotas de petitgrain, 25 gotas de romero **Mezcla feliz:** 25 gotas de lavanda, 25 gotas de absoluto de vainilla, 30 gotas de absoluto de rosa, 13 gotas de absoluto de jazmín

Recetas:
Cinco de las mejores hidratantes corporales

198

Loción corporal de lavanda y sándalo

Para unos 220 ml
Indicado para todo tipo de pieles

Su dosis doble de lavanda hace que sea la opción perfecta antes ir a dormir para conciliar bien el sueño.

¼ de taza y 1 cucharada de agua floral de lavanda (hidrolato)
2 cucharaditas de glicerina vegetal
2 cucharadas de aceite de almendra dulce
1 cucharadita de ácido esteárico
1 cucharadita de lecitina líquida
2 cucharaditas de cera emulsionante NF
1 cucharadita de aceite de vitamina E
60 gotas de aceite esencial de lavanda
40 gotas de aceite esencial de sándalo australiano

1. Verter el agua floral de lavanda y la glicerina vegetal en una taza de cristal y meterla en un cazo con agua hirviendo a fuego suave.
2. Verter el aceite de almendra dulce, el ácido esteárico, la lecitina líquida y la cera emulsionante en una taza de cristal y meterla en un cazo con agua hirviendo a fuego suave.
3. Una vez han alcanzado los 71 °C, retirarlas del fuego.
4. Verter con cuidado la mezcla de aceite en un cuenco resistente al calor y mezclar con una batidora manual a velocidad media.
5. Añadir poco a poco el agua floral y la glicerina y seguir mezclando otros 5 minutos.
6. Añadir el aceite de vitamina E y los aceites esenciales y mezclar bien.
7. Transferir la loción a un frasco desinfectado con dispensador de bomba o tapa. Guardar en el frigorífico y usar antes de 15 días.

199

Manteca corporal hidratante aterciopelada

Para unos 200 ml
Indicada para todo tipo de pieles

Elaborada con manteca de karité y manteca de mango, esta receta dará una sensación aterciopelada a tu piel. Se trata de una fórmula altamente hidratante y protectora.

½ taza de agua destilada
1 cucharada de aceite de aguacate
1 cucharada de aceite de coco
1 cucharada de manteca de karité
1 cucharada de manteca de mango
2 cucharaditas de ácido esteárico
1 cucharada de cera emulsionante NF
1 cucharadita de aceite de vitamina E

1. Verter el agua destilada en una taza de cristal y meterla en un cazo con agua hirviendo a fuego suave.
2. Verter el aceite de aguacate, el aceite de coco, la manteca de karité, la manteca de mango, el ácido esteárico y la cera emulsionante en una taza de medir de cristal e introducirla en una cacerola con unos centímetros de agua hirviendo a fuego suave.
3. Una vez han alcanzado los 71 °C, retirarlas del fuego.
4. Verter la mezcla de aceite en un cuenco resistente al calor y mezclar con una batidora manual a velocidad media.
5. Añadir poco a poco el agua destilada y continuar mezclando durante otros 5 minutos.
6. Añadir el aceite de vitamina E y mezclar bien.
7. Transferir la crema a un tarro de cristal previamente desinfectado. Guardar en el frigorífico y usar antes de 15 días.

200

Bálsamo corporal calmante de caléndula y palmarosa

Para unos 130 ml
Indicado para todo tipo de pieles

El aceite con infusión de caléndula es suave y calmante para la piel, y ayuda a mejorar el aspecto de las pieles secas y agrietadas, la inflamación, los granitos y otros problemas cutáneos.

⅓ de taza y 1 ½ cucharaditas de aceite básico con infusión de caléndula
1 cucharada y 1 ½ cucharaditas de cera de abeja
20 gotas de aceite esencial de palmarosa
15 gotas de aceite esencial de geranio

1. Verter el aceite esencial con infusión de caléndula y la cera de abeja en una taza de cristal y meterla en un cazo con agua hirviendo a fuego suave.
2. Una vez que el aceite y la cera se han derretido, retirar del fuego.
3. Añadir los aceites esenciales removiendo al mismo tiempo.
4. Pasar el bálsamo corporal a un tarro de cristal o una lata metálica.
5. Tapar y dejar que se enfríe. Usar antes de 6 meses.

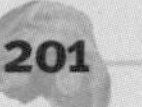

201

Aceite corporal nutritivo de lavanda

Para unos 120 ml
Indicado para todo tipo de pieles

Ligeramente perfumado con aceite esencial de lavanda pura, esta receta es la opción perfecta para un masaje hidratante.

2 cucharadas de aceite de jojoba
2 cucharadas de aceite de almendra dulce
2 cucharadas de aceite de girasol
2 cucharadas de aceite de aguacate
1 cucharadita de aceite de vitamina E
50 gotas de aceite esencial de lavanda

1. Mezclar todos los ingredientes en un frasco con dispensador de bomba o con tapa. Masajear una cantidad generosa sobre la piel. Usar antes de 6 meses.

202

Crema corporal extra untuosa de semilla de zanahoria y flor de papel

Para unos 240 ml
Indicada para todo tipo de pieles

Esta es la receta de crema corporal definitiva. Elaborada con tres lujosos aceites (manteca de karité y aceites esenciales de semilla de zanahoria y flor de papel), de efectos rejuvenecedores para la piel, esta crema corporal transformará las pieles secas y agrietadas en pieles radiantes y elásticas.

⅔ de taza de agua floral de rosa
1 ½ cucharaditas de glicerina vegetal
1 cucharada de aceite de oliva
1 cucharada de aceite de argán
1 cucharada de aceite de semilla de granada
1 cucharada de manteca de karité
2 cucharaditas de ácido esteárico
1 cucharada de cera emulsionante NF
1 cucharadita de aceite de vitamina E
45 gotas de aceite esencial de semilla de zanahoria
25 gotas de aceite esencial de flor de papel

1. Verter el agua floral de rosa y la glicerina vegetal en una taza de cristal y meterla en un cazo con agua hirviendo a fuego suave.
2. Verter el aceite de oliva, el aceite de argán, el aceite de semilla de granada, la manteca de karité, el ácido esteárico y la cera emulsionante en una taza de cristal y meterla en un cazo con agua hirviendo a fuego suave.
3. Una vez alcanzados los 71 °C, retirarlas del fuego.
4. Verter la mezcla de aceite en un cuenco resistente al calor y mezclar con una batidora manual a velocidad media.
5. Añadir el agua floral y la glicerina y seguir mezclando otros 5 minutos.
6. Añadir el aceite de vitamina E y los aceites esenciales y mezclar bien.
7. Transferir la crema a un tarro de cristal previamente desinfectado. Guardar en el frigorífico y usar antes de 15 días.

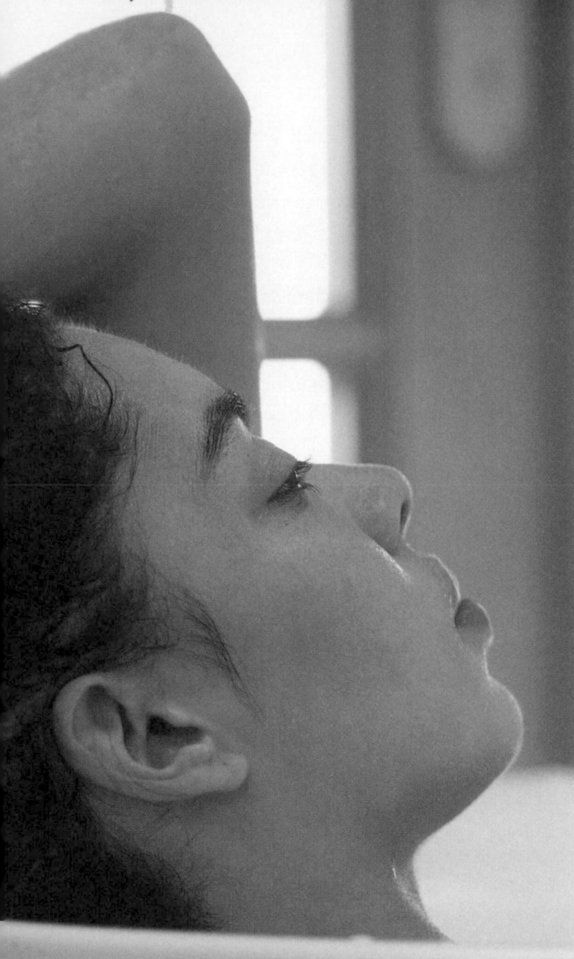

Tratamientos para el baño

Mima tu piel, apacigua tu alma y disfruta con todos tus sentidos gracias a estas recetas para el baño ricas en nutrientes que limpian, reviven y calman suavemente tu cuerpo. Puedes elegir entre sales, bombas, tés y leches de baño.

203

Uso de sales de baño

Generalmente se elaboran con sales como las de Epsom, las del mar Muerto y las sales de baño del Himalaya, junto con otros ingredientes como hierbas en polvo, arcillas y aceites esenciales. Sumergirse en una bañera que contiene sales de baño especiales activa el sistema inmune, energiza el cuerpo e incluso alivia los músculos cansados. También son un regalo perfecto si se envuelven en bonitos paquetes.

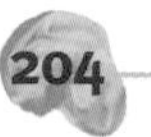

204

Uso de aceites de baño

Los aceites de baño resultan maravillosos para la piel, especialmente para las pieles secas o sensibles. Los reconfortantes aceites básicos y los aromáticos aceites esenciales protegen e hidratan en profundidad. Los aceites de baño están altamente concentrados y se recomienda añadir tan solo unas cucharaditas a la bañera. Añade siempre el aceite de baño a la bañera después de haberla llenado de agua para evitar que los aceites esenciales se evaporen rápidamente.

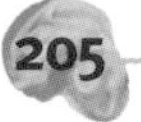

205

Uso de tés de baño

Como su propio nombre indica, los tés de baño son una mezcla de hierbas y flores que se envuelven en bolsitas y, en el interior de la bañera, convierten el agua en un tratamiento terapéutico capaz de relajar los músculos doloridos, calmar los nervios, aliviar la piel seca e irritada y ayudar a reducir la congestión. El mejor modo de utilizar un té de baño es introducir 1 taza de té de baño en una bolsita de muselina de algodón fuertemente cerrada y añadirla a la bañera mientras esta se llena de agua. Deja que el té haga infusión en el agua mientras te bañas. Las hierbas pueden desecharse y la bolsita de algodón puede lavarse y volver a utilizarse.

206

Uso de leches de baño

Hacen del baño un tratamiento de belleza gracias a la hidratante leche, que contiene ácido láctico para ayudar a embellecer la piel y a exfoliar las células muertas. Simplemente llena la bañera y añade la leche de baño, remueve el agua para que se mezcle y relájate durante 20 o 30 minutos. La leche de vaca y la de cabra son los ingredientes más comunes, pero también puedes optar por leches vegetales como la de almendra, la de soja y la de cáñamo. Puedes usar leche fresca si vas a utilizar la leche de baño ese mismo día, o usar leche en polvo para las mezclas que no requieren refrigeración o si vas a hacer un regalo. Emplea 3 cucharadas de leche en polvo por cada taza de leche fresca y ½ taza de crema en polvo para el café en lugar de 1 taza de nata.

Precaución: Las superficies pueden volverse resbaladizas al emplear leches o aceites de baño, de modo que debe tenerse especial cuidado al entrar y al salir de la bañera.

207

Prepara tu propia bomba de baño

¡Haz que la hora del baño sea más divertida! Los ingredientes secretos de las bombas de baño son el bicarbonato sódico y el ácido cítrico que, al mezclarse con el agua, comienzan a burbujear. Las bombas de baño pueden personalizarse con hidratantes aceites básicos, hierbas y flores en polvo, aceites esenciales y colorantes naturales. Para prepararlas, necesitarás ingredientes secos y húmedos (elige una combinación de ingredientes de recetas que mostramos a continuación), además de moldes adecuados para dar forma a tus bombas, como son los de silicona, los de dulces, una bandeja para cubitos de hielo, un molde para magdalenas o para pastillas de jabón.

Columna 1	Columna 2	Columna 3	Columna 4	Columna 5	Columna 6	Columna 7	Columna 8
Usar 1 taza de:	**Usar ½ taza de:**	**Usar ½ taza de uno de los siguientes:**	**Usar hasta 1 cucharada de uno de los siguientes:**	**Usar 2 cucharaditas de uno de los siguientes:**	**(Opcional) Usar 2 gotas de:**	**(Opcional) Usar 60 gotas de:**	**Usar hasta 1 cucharada de los siguientes para humedecer los ingredientes secos:**
• Bicarbonato sódico	• Ácido cítrico	• Sales de Epsom finas • Sales del mar Muerto finas • Sales de baño del Himalaya finas • Sal marina gris fina	• Pétalos de rosa en polvo • Flores de lavanda • Hierbas en polvo • Pieles de frutas en polvo	• Aceite de almendra dulce • Aceite de oliva • Aceite de semilla de uva • Aceite de sésamo • Aceite de girasol • Aceite de jojoba	• Colorante alimentario natural	• Aceites esenciales (mezcla tus favoritos hasta un total de 60 gotas)	• Hamamelis • Agua floral • Extracto de vainilla • Vodka • Agua destilada • Tinturas o extractos herbales

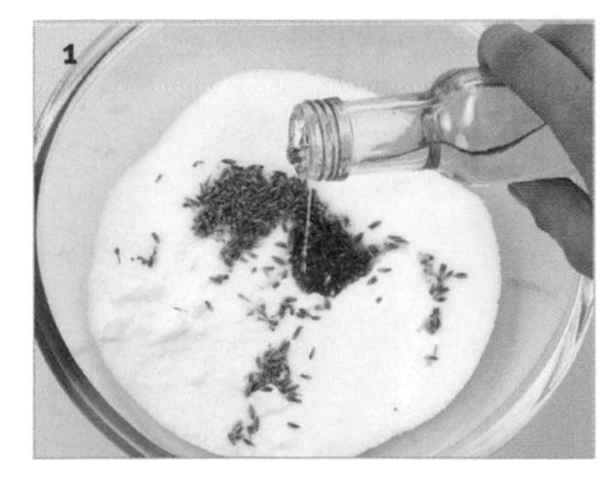

1. Combina tu elección de ingredientes secos en un cuenco grande. Lentamente, vierte tu elección de aceite, aceites esenciales y colorante alimentario (si lo vas a usar) y mezcla bien.

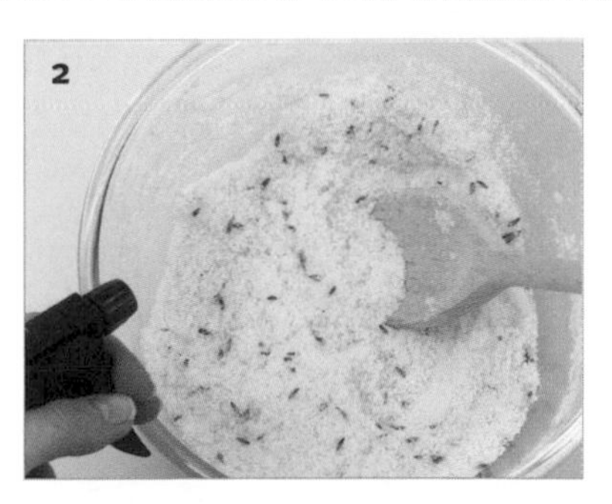

2. Pon los ingredientes húmedos —el ácido cítrico y tu elección de ingrediente para hidratar la mezcla— en un frasco con atomizador y rocíalos lentamente sobre los ingredientes secos, removiendo constantemente para que los ingredientes no entren en efervescencia.

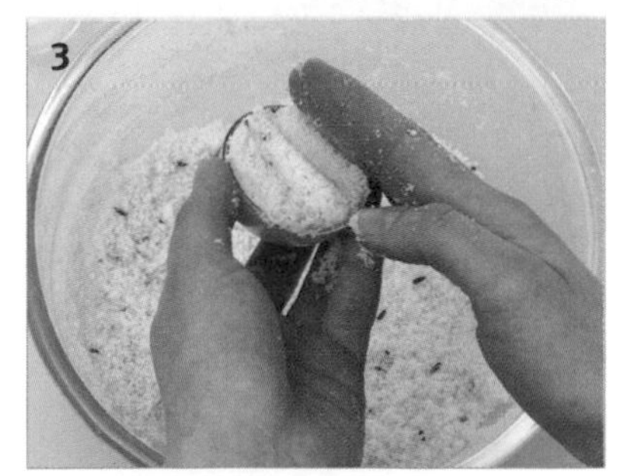

3. Una vez que los ingredientes estén húmedos, presiona la mezcla en el interior de los moldes.

4. Sécalas 3-4 horas antes de desmoldarlas. Ponlas en un envase hermético para que no se activen con la humedad ambiental. Úsalas antes de 4 meses.

Modo de uso: Llena la bañera y sumérgete en ella. Añade 1-2 bombas de baño (dependiendo del tamaño) y disfruta.

Recetas: Ocho de los mejores tratamientos para el baño

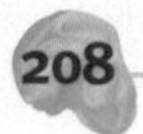

208 Té de baño «en el séptimo cielo»

Para 1 baño

Sumérgete en la serenidad con esta receta capaz de eliminar la tensión.

4 cucharadas de flores de jazmín
4 cucharadas de pétalos de rosa triturados
4 cucharadas de flores de manzanilla
1 cucharada de hierba limón finamente picada
1 cucharadita de ralladura de limón
1 cucharadita de ralladura de naranja
2 cucharaditas de jengibre fresco finamente rallado

1. Mezclar las hierbas e introducirlas en una bolsita de muselina de algodón.

Modo de uso: Introducir la bolsita en la bañera mientras esta se llena de agua. Dejar que el té de baño haga infusión en el agua mientras te relajas.

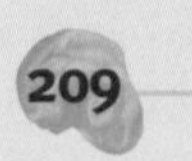

209 Té de baño para calmar la piel

Para 1 baño

Calma y reconforta tu piel sensible gracias a la harina de avena y la relajante caléndula.

3 cucharadas de harina de avena
2 cucharadas de flores de caléndula
2 cucharadas de raíz de malvavisco
2 cucharadas de Stellaria media (o hierba gallinera)
2 cucharadas de lavanda seca
2 cucharadas de flores de manzanilla secas

1. Mezclar las hierbas e introducirlas en una bolsita de muselina de algodón.

Modo de uso: Introducir la bolsita en la bañera mientras esta se llena de agua. Dejar que el té de baño haga infusión en el agua mientras te relajas.

210 Aceite de baño con aroma cítrico

Para unos 60 ml

Un refrescante y vigorizante aceite de baño que despertará tus sentidos y nutrirá tu piel.

1 cucharada de aceite de semilla de uva
1 cucharada de aceite de girasol
1 cucharada de aceite de hueso de albaricoque
1 cucharadita de lecitina líquida
1 cucharadita de aceite de ricino
1 cucharadita de aceite de vitamina E
30 gotas de aceite esencial de naranja dulce
30 gotas de aceite esencial de limón
30 gotas de aceite esencial de lima
15 gotas de aceite esencial de bergamota

1. Mezclar todos los ingredientes en un frasco de cristal y agita bien.

Modo de uso: Llenar la bañera, añadir 2-3 cucharaditas de aceite de baño y remover para mezclar.

Nota: Se puede añadir 90 gotas de aceite esencial de lavanda en lugar de los aceites cítricos para obtener un efecto relajante.

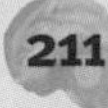
211

Leche de baño con chocolate

Para 1 baño
Indicada para todo tipo de pieles

Disfruta del delicioso aroma del chocolate, ¡pero sin las calorías! También puede ser un divertido capricho para el baño de los niños.

1 taza de nata para montar espesa
1 taza de leche entera
½ taza de cacao en polvo
1 cucharada de extracto de vainilla

1. Mezclar todos los ingredientes en un cuenco pequeño.

Modo de uso: Llenar la bañera, verter la leche de baño en el agua y remover con la mano para mezclar. Sumergirse y relajarse durante 30 minutos. Aclarar bien después de vaciar la bañera.

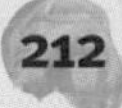
212

Baño embellecedor de suero de leche

Para 1 baño

El suero de leche te ayudará a mantener tu piel suave y elástica, y esta receta te dejará un dulce aroma a rosa.

1 taza de suero de leche en polvo
1 taza de leche entera
¼ de taza de miel
2 cucharaditas de aceite de vitamina E
5 gotas de aceite esencial de neroli
5 gotas de aceite esencial de rosa búlgara

1. Mezclar todos los ingredientes en un cuenco pequeño.

Modo de uso: Llenar la bañera, verter la leche de baño en el agua y remover con la mano para mezclar. Sumergirse y relajarse durante 30 minutos. Aclarar bien después de vaciar la bañera.

213

Leche de baño de la abeja reina

Para 1 baño
Indicada para todo tipo de pieles

Tu piel quedará suave e hidratada tras sumergirte en este cremoso baño de leche.

1 taza de leche entera
½ taza de nata para montar espesa
¼ de taza de miel
¼ de taza de harina de avena fina
1 cucharada de extracto de vainilla

1. Mezclar todos los ingredientes en un cuenco pequeño.

Modo de uso: Llenar la bañera, verter la leche de baño en el agua y remover con la mano para mezclar. Sumergirse y relajarse durante 30 minutos. Aclarar bien después de vaciar la bañera.

214

Baño relajante de lavanda

Para 1 baño

Un baño con esta receta con infusión de lavanda hará que concilies el sueño sin problemas.

1 taza de sales del mar Muerto de grano medio
¼ de taza de leche en polvo
1 cucharada de glicerina vegetal
20 gotas de aceite esencial de lavanda

1. Verter las sales del mar Muerto y la leche en polvo en un cuenco pequeño de cristal y remover bien para mezclarlo todo.
2. Añadir la glicerina vegetal y remover bien para combinarla.
3. Añadir el aceite esencial de lavanda y mezclar bien.

Modo de uso: Añadir la mezcla al agua de la bañera y disfrutar durante 30 minutos.

215

Sales de baño superdesintoxicantes

Para 1 baño

Una fantástica receta para relajar los músculos doloridos y desodorizar tu piel.

½ taza de sales de baño del Himalaya de grano entre fino y medio
½ taza de sales de Epsom
1 cucharada de arcilla de bentonita
1 cucharada de alga kelp en polvo
1 cucharadita de Matcha en polvo (hojas de té verde finamente trituradas)
1 cucharadita de aceite de vitamina E
10 gotas de aceite esencial de romero
10 gotas de aceite esencial de lavanda

1. Verter las sales del Himalaya y las de Epsom, la arcilla de bentonita, el alga kelp en polvo y el Matcha en polvo en un cuenco pequeño de cristal y remover bien para combinarlo todo.
2. Añadir el aceite de vitamina E y volver a remover para mezclarlo.
3. Añadir los aceites esenciales y mezclar bien.

Modo de uso: Verter la mezcla en la bañera y sumergirse durante 30 minutos.

Precaución: Las superficies pueden volverse resbaladizas al emplear estas recetas, de modo que se debe tener especial cuidado al entrar y al salir de la bañera.

Desodorantes

Los desodorantes naturales actúan para contrarrestar el desarrollo de bacterias, eliminar los olores corporales desagradables y equilibrar la sensible zona de la axila sin obstruir los poros. Muchos desodorantes y antitranspirantes tradicionales contienen aluminio, además de muchos otros ingredientes agresivos y poco naturales que pueden ser potencialmente más dañinos que beneficiosos. Si preparas tu propio desodorante podrás personalizarlo con aceites esenciales para crear tu mezcla exclusiva.

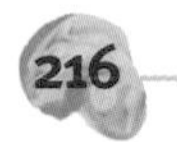

Ingredientes comunes de los desodorantes naturales

Alcohol: Líquido antibacteriano y elemento básico para los aceites esenciales y los extractos en las recetas de desodorantes líquidos.
Gel de aloe vera: Base líquida calmante para las recetas de desodorantes líquidos.
Arrurruz en polvo: Ayuda a absorber la humedad. Procede de una planta llamada *Maranta arundinacea* y se emplea en fórmulas sólidas y en polvo.
Bicarbonato sódico: Ayuda a absorber la transpiración y a neutralizar las desagradables moléculas del mal olor.
Manteca de cacao: Espesa las recetas de desodorantes líquidos e hidrata la piel.
Aceite de coco: Espesa las recetas de desodorantes líquidos e hidrata la piel.
Almidón de maíz: Ayuda a absorber la humedad. Se emplea en fórmulas sólidas y en polvo.
Aceites esenciales: Aportan un agradable aroma a las axilas y proporcionan protección antibacteriana contra las bacterias causantes del mal olor. Las axilas son zonas muy sensibles, por lo que la proporción diluida en que deben añadirse los aceites esenciales a las recetas para desodorantes es de 1,5 % o menos.
Arcilla de caolín: Ayuda a absorber la humedad de la piel. Se emplea en fórmulas para desodorantes sólidos y en polvo.
Manteca de karité: Espesa las recetas de desodorantes sólidos e hidrata la piel.
Glicerina vegetal: Calmante de base líquida que sirve para unir otros ingredientes e hidratar la piel.
Aceite de vitamina E: Acondicionador y antioxidante para la piel que ayuda a la conservación de otros ingredientes de las recetas para desodorantes.
Extracto de hamamelis: Líquido antibacteriano y elemento básico para aceites esenciales y extractos en las recetas de desodorantes líquidos.

Piedras de sal

Las piedras de sal, un mineral natural, se usan con frecuencia como desodorantes naturales. Están hechas de depósitos de sal mineral y se pulen hasta que adquieren una superficie suave y redondeada. Para usarlas hay que humedecerlas con agua y pasarlas por las axilas. Resultan muy efectivas, y una piedra de unos 90 gramos puede llegar a durar hasta un año entero.

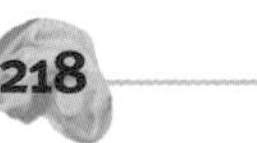

Vuelve a aplicarlo

Los desodorantes naturales no son antitranspirantes, por lo que es posible que necesites volver a aplicarlos durante el día para controlar el olor corporal.

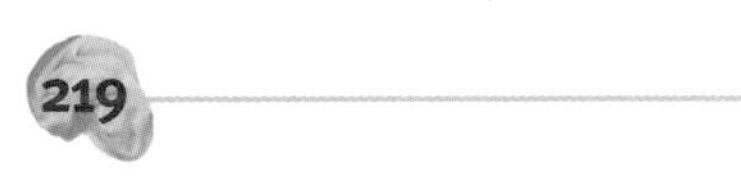

Dale tiempo

Puede que te lleve unos días acostumbrarte a los desodorantes naturales cuando dejes de usar los que normalmente se comercializan en tiendas. Solo recuerda que los desodorantes naturales producen una sensación diferente y actúan de modo distinto a como estás acostumbrado. Dale un poco de tiempo a tu cuerpo y a tu mente para habituarte y te alegrarás de haber optado por una alternativa más saludable.

4 Recetas: Cuatro de los mejores desodorantes naturales

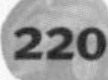
220

Desodorante natural en crema sin fragancia

Para unos 90 ml
Indicado para todo tipo de pieles

Puedes introducir esta receta en un tubo de desodorante vacío antes de que se enfríe para facilitar su aplicación.

1 cucharada de manteca de karité
1 cucharada de aceite de coco
1 cucharada de manteca de cacao
1 cucharada y 1 cucharadita de bicarbonato sódico
1 cucharada de arrurruz en polvo
½ cucharadita de arcilla de caolín
½ cucharadita de aceite de vitamina E

1. Verter la manteca de karité, el aceite de coco y la manteca de cacao en una taza de medir de cristal e introducirla en una cacerola con unos centímetros de agua hirviendo a fuego suave hasta que se derritan.
2. Retirar del fuego y añadir el bicarbonato sódico, el arrurruz en polvo, la arcilla de caolín y el aceite de vitamina E removiendo hasta que adquiera una consistencia suave.
3. Transferir a un tubo vacío de desodorante o a un tarro pequeño.

Modo de uso: Aplicar una pequeña cantidad en cada axila. Puede volver a aplicarse después de una transpiración abundante o tras hacer ejercicio.

221

Desodorante en polvo de rosa y sándalo

Para unos 60 gramos
Indicado para todo tipo de pieles

Una ligera aplicación de polvo en las axilas te ayudará a oler bien durante todo el día. También ayuda a absorber la humedad.

1 cucharada de almidón de maíz
1 cucharada de arrurruz en polvo
1 cucharadita de arcilla de caolín
1 cucharadita de bicarbonato sódico
10 gotas de aceite esencial de sándalo
5 gotas de aceite esencial de rosa o de aceite absoluto de rosa

1. Pasar el almidón de maíz, el arrurruz en polvo, la arcilla de caolín y el bicarbonato sódico a través de un colador y verterlos en un cuenco pequeño.
2. Verter los aceites esenciales removiendo al mismo tiempo con una batidora de varillas.
3. Volver a pasar todo por el colador para deshacer los posibles grumos que se hayan podido formar al añadir los aceites esenciales.
4. Para lograr los mejores resultados, guardar el polvo en un salero pequeño.

Modo de uso: Espolvorear una pequeña cantidad de desodorante sobre cada axila. Puede aplicarse después de usar una hidratante corporal para fijarla.

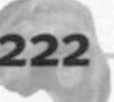
222

Desodorante en espray refrescante a base de menta piperita

Para unos 75 ml
Indicado para todo tipo de pieles

¡El desodorante perfecto para el calor!

1 cucharada de extracto de hamamelis
1 cucharada de gel de aloe vera
2 cucharadas de agua floral de menta piperita
1 cucharadita de glicerina vegetal
5 gotas de aceite esencial de menta piperita

1. Mezclar todos los ingredientes en un frasco pequeño con atomizador.

Modo de uso: Agitar bien y rociar sobre las axilas cuando sea necesario a lo largo del día.

223

Espray desodorante de limón y salvia

Para unos 60 ml
Indicado para todo tipo de pieles

Rocíalo sobre las axilas cuando lo consideres necesario a lo largo del día.

3 cucharadas de extracto de hamamelis
2 cucharaditas de tintura de salvia (extracto)
1 cucharadita de glicerina vegetal
10 gotas de aceite esencial de árbol del té
15 gotas de aceite esencial de limón

1. Mezclar todos los ingredientes en un frasco pequeño con atomizador.

Modo de uso: Agitar bien y rociar sobre las axilas conforme sea necesario a lo largo del día.

Manicura y pedicura

Es muy sencillo cuidar las manos estropeadas con fórmulas naturales a base de plantas capaces de calmar, suavizar y nutrir la piel. No te costará tener unas uñas fuertes y sanas, unas manos suaves e hidratadas y unos pies suaves y elásticos si sigues una rutina regular de manicura y pedicura en casa. Existen fórmulas naturales para aliviar tanto las cutículas secas como las manos agrietadas o los pies cansados.

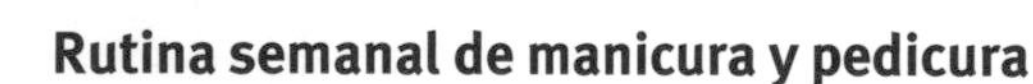

224

Rutina semanal de manicura y pedicura

Prueba a cuidar tus manos y pies una vez a la semana siguiendo estas sencillas instrucciones:

1. Retirar el esmalte de uñas si es necesario.
2. Llenar un cuenco grande con agua templada o baño para pies (consulta la página 125). Sumergir los pies durante 15-20 minutos para limpiar y suavizar la piel. Aclarar con agua templada si se usa un baño para pies.
3. Llenar un cuenco pequeño con agua templada. Añadir ½ cucharadita de jabón de manos y ½ cucharadita de glicerina vegetal, y remover con la mano para mezclar. Sumergir las puntas de los dedos en el agua durante 5 minutos para suavizar las cutículas y eliminar la suciedad y las manchas superficiales. Aclarar bien con agua templada.
4. Aplicar un exfoliante a base de azúcar o sal y masajear las manos y los dedos ejerciendo una suave presión, para exfoliar e hidratar. Aclarar bien con agua templada. Repetir este paso con los pies. Los exfoliantes son excelentes para eliminar manchas, suciedad y células muertas.
5. Aplicar una pequeña cantidad de crema para cutículas o aceite básico (como aceite de oliva o aceite de almendra dulce) sobre las cutículas y el inicio de las uñas. Empujar suavemente las cutículas con un palillo de manicura. No cortar nunca las cutículas con cortaúñas o tijeras.
6. Recorta tus uñas con un cortaúñas hasta la longitud deseada.
7. Usar un pulidor especial para suavizar la superficie de las uñas.
8. Limar suavemente las puntas de las uñas con una lima hasta la longitud deseada.
8. Masajear las manos y los pies con crema de manos. No aclarar.

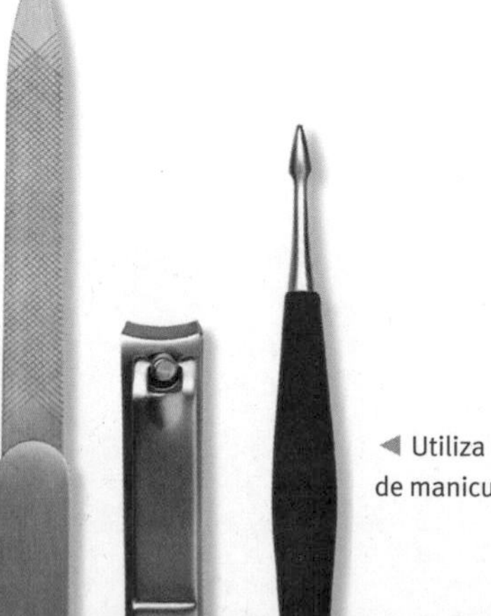

◀ Utiliza una lima de uñas, un cortaúñas y un palillo de manicura para el cuidado de tus manos y pies.

HAZ LA PRUEBA

- Masajea una cantidad generosa de crema en tus manos o pies y ponte un par de guantes o calcetines de algodón fino para ir a dormir. ¡Despertarás con unas manos y pies supersuaves!
- Aplica una pantalla solar natural sobre las áreas expuestas de tus pies para que no se quemen durante el verano.

225

Cuida tus cutículas

Si están secas o agrietadas, mantenlas suaves y elásticas frotando un poco de aceite de oliva varias veces al día.

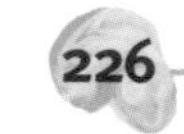

226

Hidratantes multiusos

Utiliza las lociones y cremas de manos en todo el cuerpo para mantener tu piel hidratada y elástica.

227

Mima tus pies

Tus pies trabajan duro y se estropean con facilidad. Tal vez has caminado demasiado, has usado zapatos ajustados, has permanecido de pie todo el día o se han calentado mucho. Por eso, merecen un descanso refrescante para relajarse y recuperarse. Las recetas para la pomada de manos, la loción de manos y la crema de manos que incluimos en las siguientes páginas también son ideales para los pies.

UN TRUCO

Es posible que tu loción o crema caseras resulten muy líquidas nada más prepararlas. Espera a que se enfríen del todo durante al menos una hora para que puedan espesarse y alcanzar la textura y consistencia adecuadas.

228

Cómo preparar una crema fortificante para cutículas y uñas con aceite de argán y granada

Una crema untuosa y rica que mimará tus uñas y cutículas y las dejará acondicionadas y protegidas.

1 cucharada de manteca de karité
1 cucharada de aceite de lanolina
1 cucharada colmada de cera de abeja
1 cucharada de aceite de semilla de granada
1 cucharada de aceite de argán
¼ de cucharadita de aceite de vitamina E
3 gotas de absoluto de rosa
Para unos 45 ml

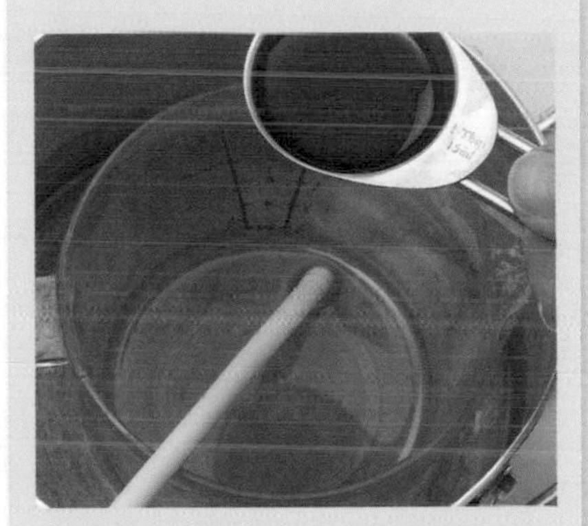

1. Verter la manteca de karité, el aceite de lanolina y la cera de abeja en una taza de medir de cristal e introducirla en una cacerola con unos centímetros de agua hirviendo a fuego suave, removiendo ocasionalmente hasta que los ingredientes se hayan derretido.
2. Apartar del fuego y, con la taza de medir todavía en el agua caliente, añadir el aceite de semilla de granada, el aceite de argán, el aceite de vitamina E y el absoluto de rosa.
3. Retirar la taza de medir del agua y usar una toalla para eliminar la humedad del exterior.
4. Verter con cuidado la mezcla en un tarro de cristal o lata pequeños.

Modo de uso: Aplicar una pequeña cantidad en la base de cada uña y masajear sobre la cutícula y la uña.

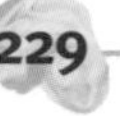
229

Cómo elegir el mejor producto para mantener tus manos en perfecta forma

Puedes escoger entre una amplia variedad de productos de belleza caseros para tratar tus manos y tus uñas, entre ellos:

Exfoliantes de manos: Suelen elaborarse a base de sal o de azúcar combinados con aceites básicos acondicionadores para eliminar células muertas, suciedad, manchas y olores, y dejar la piel de las manos sedosa, elástica y suave. Si tienes manos sensibles, lo mejor es elegir un exfoliante a base de azúcar, porque los exfoliantes a base de sal dañan o irritan la piel delicada. Pueden utilizarse varias veces a la semana.
Desinfectantes de manos: El mejor desinfectante para las manos es la fórmula que contiene al menos un 65 % de etanol. Muchos de los otros desinfectantes de manos que se comercializan contienen productos químicos de dudosos beneficios que pueden poner en riesgo la salud. Basta con un poco de glicerina vegetal y unas gotas de aceite esencial añadido, junto con el etanol, para conseguir una fórmula hidratante y aromática.
Aceites para uñas y cutículas: Estos productos se usan para revitalizar las uñas secas, quebradizas y agrietadas. Están compuestos de ricos aceites básicos y aceites esenciales. Estos aceites cuidan de las cutículas y potencian unas uñas fuertes y sanas. Basta con masajear un gota de aceite en cada uña antes de ir a dormir. Estos tratamientos también se aplican para suavizar las cutículas durante la manicura.
Lociones, cremas y pomadas para manos: Actúan eliminando la sequedad de las manos y protegiéndolas. Las pomadas se preparan a base de aceites con infusión de hierbas. Para obtener los mejores resultados, aplica las lociones, cremas y pomadas cada vez que te las laves y antes de ir a dormir.

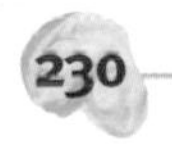
230

Simplemente añade aceite

Puedes añadir hasta 50 gotas de aceite esencial a todas estas recetas. A continuación, unas cuantas mezclas para que las pruebes:

- **Mezcla para piel seca**: 30 gotas de aceite esencial de lavanda, 10 gotas de aceite esencial de palmarosa, 5 gotas de aceite esencial de manzanilla alemana y 5 gotas de aceite esencial de semilla de zanahoria.
- **Mezcla para sanar la piel**: 20 gotas de aceite esencial de lavanda, 10 gotas de aceite esencial de árbol del té, 10 gotas de aceite esencial de flor de papel y 5 gotas de aceite esencial de manzanilla alemana.
- **Mezcla de aroma celestial**: 10 gotas de aceite esencial de rosa geranio, 5 gotas de absoluto de rosa, 5 gotas de absoluto de jazmín, 5 gotas de aceite esencial de ylang ylang, 5 gotas de aceite esencial de vetiver y 5 gotas de aceite esencial de sándalo australiano.

231

Cómo preparar una pomada para manos personalizada

Necesitarás preparar previamente un aceite con infusión de hierbas (consulta las páginas 26-27), ya que es uno de los ingredientes de la pomada para manos, antes de elegir los demás ingredientes de la lista siguiente.
Para unos 325 ml

1. Verter el aceite básico con infusión de hierbas y la cera elegida en una taza de medir de cristal e introducir en una cacerola con unos centímetros de agua hirviendo a fuego suave, removiendo ocasionalmente, hasta que la cera se haya derretido.
2. Apartar del fuego.
3. Añadir el aceite de vitamina E y los aceites esenciales removiendo al mismo tiempo.
4. Verter cuidadosamente la mezcla en un tarro de cristal o lata pequeños.

Modo de uso: Aplicar el bálsamo sobre las manos y masajear según sea necesario.

Aceites básicos con infusión de hierbas **Usar ½ taza de aceite básico (elegir una combinación de tantos aceites diferentes como se desee):**	**Cera** **Usar 2 cucharadas colmadas de una de las siguientes opciones:**	**Aceite de vitamina E** **Usar ¼ de cucharadita de:**	**Aceites esenciales** **Elegir un total de 10 gotas de:**
• Aceite básico con infusión de bardana (*Arctium lappa*) • Aceite básico con infusión de caléndula (*Calendula officinalis*) • Aceite básico con infusión de hoja/raíz de consuelda (*Symphytum officinale*) • Aceite básico con infusión de raíz de malvavisco (*Althaea officinalis*) • Aceite básico con infusión de hoja de barbasco (*Verbascum*) • Aceite básico con infusión de hoja de ortiga (*Urtica dioica*) • Aceite básico con infusión de plátano macho (*Plantago major*) • Aceite básico con infusión de hoja/flor de milenrama (*Achillea millefolium*)	• Cera de abeja (rallada) • Cera de carnaúba (en copos)	• Aceite de vitamina E	• Sándalo australiano • Jara • Eucalipto • Olíbano • Geranio • Manzanilla alemana • Flor de papel • Lavanda • Manzanilla marroquí • Mirra • Pachuli • Menta piperita • Romero • Árbol del té • Otros aceites esenciales

232

Cómo preparar una crema de manos personalizada

Crea tu propia crema de manos que proporcione una hidratación y protección intensas incluso a las pieles más secas y agrietadas. Estas directrices para preparar fórmulas dan como resultado cremas muy espesas, que necesitarás guardar en un bote o tarro y después extraer con una cuchara.
Para unos 120 ml

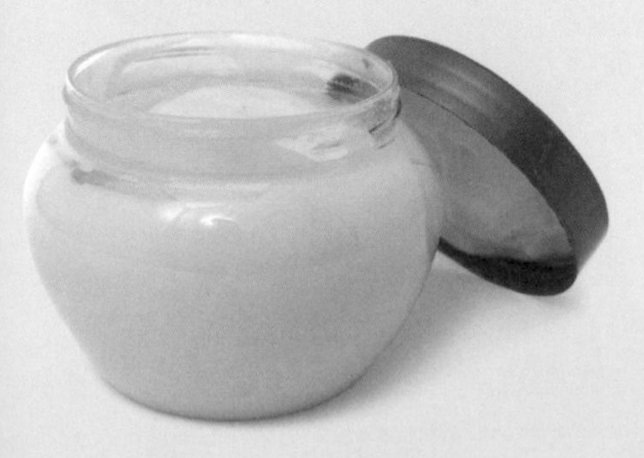

1. Verter los ingredientes elegidos de las columnas A, B, C y D de la página siguiente en una taza de cristal y meterla en un cazo con agua hirviendo a fuego lento, removiendo ocasionalmente, hasta que todo se haya derretido y la temperatura sea de 71 °C.
2. Verter los ingredientes elegidos de la columna E en otra taza y meterla en un cazo de agua hirviendo a fuego lento y calentar hasta los 71 °C.
3. Retirar con cuidado ambas tazas de medir del agua hirviendo.
4. Verter la mezcla de aceite y cera lentamente en un cuenco resistente al calor y comenzar a mezclar con una batidora manual a velocidad media.
5. Añadir la mezcla de agua y mezclar otros 5 minutos.
6. Una vez que la mezcla se haya enfriado por debajo de los 38 °C, mezclar cualquier otro ingrediente opcional de la columna F.
7. Transferir la loción a un envase previamente desinfectado y dejar que se enfríe completamente y espese. Guardar la crema en el frigorífico y usar antes de 2 semanas.

233

Cómo preparar una loción de manos personalizada

Crea tu propia loción ligera de manos de rápida absorción capaz de nutrir, suavizar e hidratar tu piel. Esta fórmula es ligera y esponjosa, de modo que puede guardarse en un frasco con dosificador de bomba. Elige los ingredientes para tu loción de entre los que aparecen en la siguiente tabla.

Para unos 120 ml

1. Verter los ingredientes elegidos de las columnas A, B, C y D en una taza de medir de cristal y meterla en un cazo con agua hirviendo a fuego lento, removiendo, hasta que se derrita y alcance los 71 °C.

2. Verter los ingredientes elegidos de la columna E en otra taza de medir de cristal, introducirla en una cacerola de agua hirviendo a fuego lento y calentar hasta que alcance una temperatura de 71 °C.

3. Retirar con cuidado ambas tazas de medir del agua hirviendo.

4. Verter la mezcla de aceite y cera lentamente en un cuenco resistente al calor y comenzar a mezclar con una batidora manual a velocidad media.

5. Añadir con cuidado la mezcla de agua y continuar batiendo otros 5 minutos.

6. Una vez que la mezcla se haya enfriado por debajo de los 38 °C, incorporar cualquier otro ingrediente opcional de la columna F.

7. Transferir la loción a un envase previamente desinfectado y dejar que se enfríe y espese. Guardar la loción en el frigorífico y usar antes de 2 semanas.

Columna A	Columna B	Columna C	Columna D	Columna E	Columna F
Elegir 2 ½ cucharaditas de cualquiera de las siguientes opciones:	**Elegir 2 ½ cucharaditas de cualquiera de las siguientes opciones:**	**Elegir ½ cucharadita de cualquiera de las siguientes opciones:**	**Usar todo lo siguiente:**	**Elegir ⅓ de taza de cualquiera de las siguientes opciones:**	**Elegir cualquiera de las siguientes opciones:**
• Aceite de hueso de albaricoque • Aceite de coco • Aceite de semilla de uva • Aceite de avellana • Aceite de jojoba • Aceite de nuez de kukui • Aceite de girasol	• Aceite de almendra • Aceite de semilla de cáñamo • Aceite de semilla de Limnanthes alba • Aceite de semilla de calabaza • Aceite de escaramujo • Aceite de nuez	• Lanolina • Lecitina líquida • Glicerina vegetal	• ½ cucharadita de ácido esteárico • 2 cucharaditas colmadas de cera emulsionante NF	• Gel de aloe vera • Agua destilada • Agua floral (hidrolato)	• ½ cucharadita de aceite de vitamina E • Hasta 50 gotas de aceite esencial • 1 cucharadita de tintura herbal (extracto)

Columna A	Columna B	Columna C	Columna D	Columna E	Columna F
Elegir 2 ½ cucharaditas de cualquiera de las siguientes opciones:	**Elegir 2 ½ cucharaditas de cualquiera de las siguientes opciones:**	**Elegir ¾ de cucharadita de cualquiera de las siguientes opciones:**	**Usar todo lo siguiente:**	**Elegir ¼ de taza y 2 cucharaditas de cualquiera de las siguientes opciones:**	**Elegir cualquiera de las siguientes opciones:**
• Aceite de aguacate • Aceite de ricino • Aceite de coco • Lanolina • Aceite de nuez de macadamia • Aceite de oliva • Aceite de sésamo	• Manteca de cacao • Manteca de mango • Manteca de karité	• Lanolina • Lecitina líquida • Glicerina vegetal	• 1 cucharadita de cera de abeja • ¾ de cucharadita de ácido esteárico • 2 ¼ cucharaditas colmadas de cera emulsionante NF	• Gel de aloe vera • Agua destilada • Agua floral (hidrolato)	• ½ cucharadita de aceite de vitamina E • Hasta 50 gotas de aceite esencial • 1 cucharadita de tintura herbal (extracto)

6 Recetas: Seis de los mejores tratamientos para manos y pies

234

Exfoliante para manos a base de sal marina con vainilla y miel

Para unos 300 ml

Este rico exfoliante tiene un cálido y delicioso aroma a vainilla gracias a la combinación de semillas de vainilla en polvo y absoluto de vainilla.

¼ de taza de sal marina de grano fino
¼ de taza de aceite de almendra dulce
2 cucharadas de miel
1 cucharadita de semillas de vainilla en polvo
10 gotas de absoluto de vainilla

1. Combinar todos los ingredientes en un cuenco pequeño de cristal y mezclar bien.

Modo de uso: Lavar las manos y, estando todavía húmedas, masajear una cucharada de exfoliante sobre ellas, ejerciendo una suave presión, hasta que la sal se haya disuelto. Aclarar con agua templada.

235

Exfoliante para manos de arándano azul y azúcar moreno

Para unos 325 ml

Esta receta se aprovecha de los arándanos azules desecados y congelados en polvo y del dulce azúcar moreno para exfoliar, suavizar y dar brillo a la piel de las manos.

¾ de taza de azúcar moreno compacto
3 cucharadas de aceite de oliva
2 cucharadas de aceite de almendra dulce
2 cucharadas de arándanos azules desecados y congelados en polvo

1. Combinar todos los ingredientes en un cuenco pequeño de cristal y mezclar bien.

Modo de uso: Lavar las manos y, estando todavía húmedas, masajear una cucharada de exfoliante sobre ellas, ejerciendo una suave presión, hasta que el azúcar se haya disuelto. Aclarar con agua templada.

236

Nebulizador refrescante con menta piperita para pies

Para unos 45 ml

Rocía este espray desodorante y refrescante sobre tus pies cansados para obtener una sensación inmediata de frescor.

¼ de cucharadita de almidón de maíz
1 cucharada de extracto de hamamelis
1 cucharada de agua floral de menta piperita
30 gotas de aceite esencial de menta piperita
15 gotas de aceite esencial de árbol del té

1. Introducir todos los ingredientes en un frasco pequeño con atomizador y agitar bien. Guardar en el frigorífico y usar antes de 2 semanas.

Modo de uso: Agitar bien y rociar sobre los pies.

► Tomillo seco triturado, miel y almendras

237

Baño de pies revitalizante con hierbas y sal

Para 1 aplicación

Vivifica tus pies cansados gracias al energizante aceite esencial de menta piperita.

1 taza de sales de Epsom
1 cucharadita de menta piperita seca
1 cucharadita de tomillo seco triturado
1 cucharadita de aceite de oliva
10 gotas de aceite esencial de menta piperita
10 gotas de aceite esencial de árbol del té
10 gotas de aceite esencial de aceite esencial de eucalipto
5 gotas de aceite esencial de romero

1. Combinar todos los ingredientes en un cuenco pequeño y mezclar bien.
2. Poner la mezcla en una bolsita de muselina de algodón e introducirla en un cuenco grande o palangana en los que quepan los pies.
3. Llenar el recipiente con agua caliente (aunque no excesivamente).
4. Introducir los pies y los tobillos en el agua y dejarlos durante 15-20 minutos.
5. Secar los pies con una toalla antes de empezar a caminar.

Nota: Si padeces alguna afección médica (especialmente diabetes, hipertensión o cualquier otra dolencia) consulta con un médico antes de realizar un baño de pies.

238

Exfoliante para pies de árbol del té y menta piperita

Para unos 325 ml

Purifica tus pies con este exfoliante, que además elimina el olor.

½ taza de sales del mar Muerto de grano fino
½ taza de sal rosa del Himalaya de grano fino
1 cucharada de arcilla de tierra de batán
¾ de taza de aceite de coco (y un poco más si es necesario)
60 gotas de aceite esencial de árbol del té
40 gotas de aceite esencial de menta piperita
20 gotas de aceite esencial de romero

1. Combinar todos los ingredientes en un cuenco pequeño de cristal y mezclar bien. Si se precisa más aceite de coco, añadirlo en incrementos de 1 cucharadita hasta que se forme una pasta suave.

Modo de uso: Lavar los pies y, todavía estando húmedos, masajear una cucharada de exfoliante ejerciendo una ligera presión sobre ambos pies para desodorizar y exfoliar. Dejar actuar durante un máximo de 10 minutos y a continuación aclarar los pies con jabón y agua templada. Es preciso tener cuidado al empezar a caminar, porque los pies pueden estar resbaladizos.

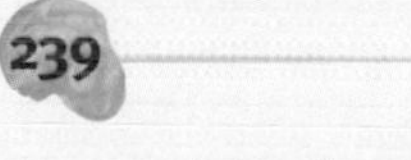

239

Espray desodorante para pies de vetiver y pachuli

Para unos 30 ml

Esta fórmula desodorante en espray hará que tus pies huelan de maravilla.

1 cucharada de agua floral de rosa
1 cucharada de agua de flor de azahar
10 gotas de aceite esencial de pachuli
10 gotas de aceite esencial de vetiver
10 gotas de aceite esencial de sándalo australiano

1. Introducir todos los ingredientes en un frasco pequeño con atomizador y agitar bien. Guardar en el frigorífico y usar antes de 2 semanas.

Modo de uso: Agitar bien y rociar sobre los pies para obtener una protección frente al olor que dure todo el día.

6 Perfumes y aromaterapia

Sumérgete en el embriagador mundo de la aromaterapia y la mezcla de perfumes alcanzando nuevos niveles en tus fórmulas de belleza. Aprende a crear mezclas equilibradas y armoniosas con notas fuertes, intermedias y básicas; desarrolla ese aroma distintivo para ese alguien tan especial; o crea un aroma en difusor para ambientar tu hogar. Descubre los maravillosos poderes de los aceites de aromaterapia y las mezclas que te relajarán, te darán energía, te ayudarán a concentrarte o harán que disfrutes de un sueño reparador. Una vez comprendas lo más básico, podrás crear productos de belleza que olerán bien y harán que te sientas mejor.

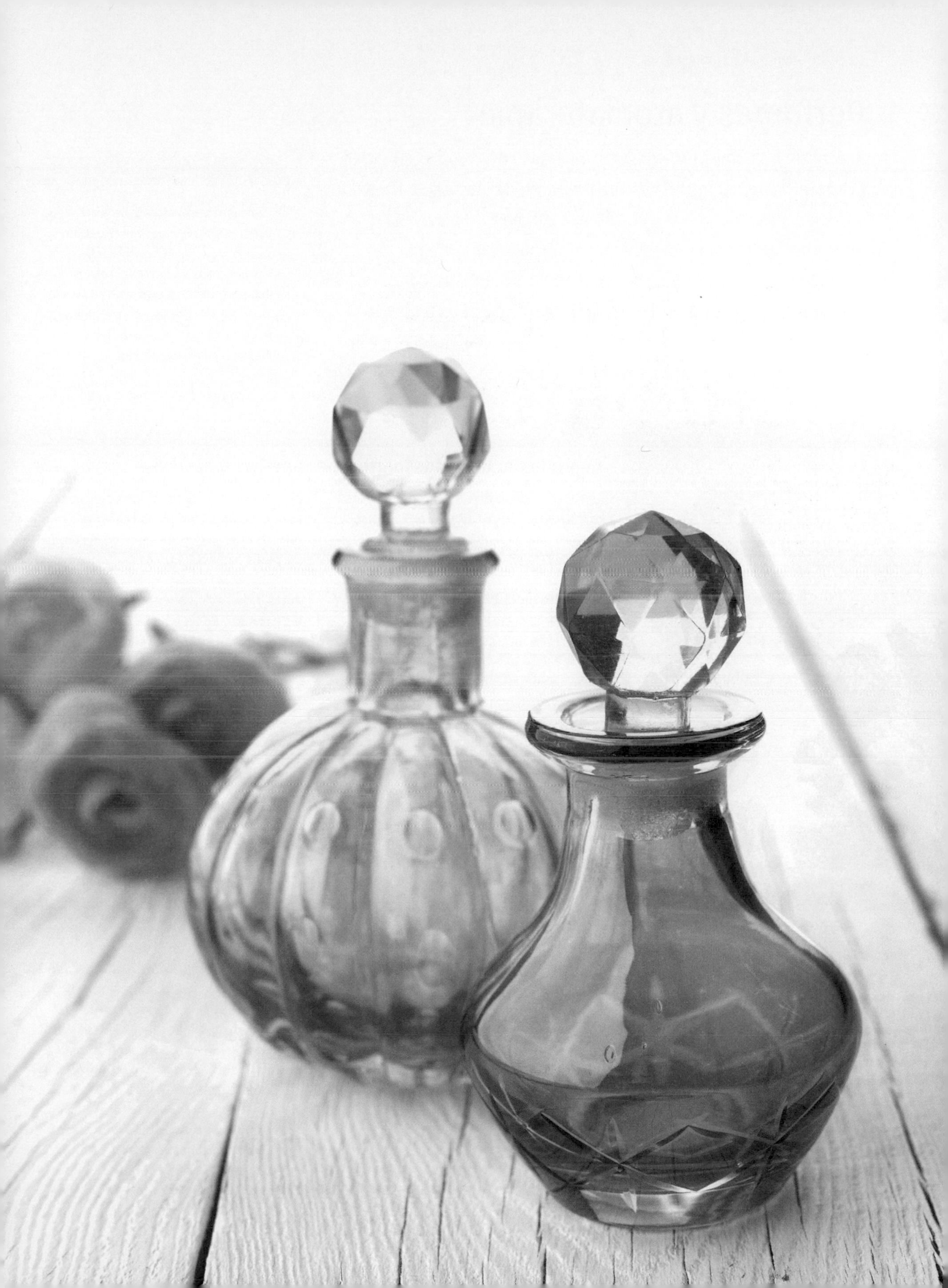

Perfumes y aromaterapia

El arte de mezclar perfumes naturales es comparable con el de preparar flores en ramos exquisitamente perfumados. No existe una ciencia exacta ni una estrategia correcta o incorrecta a la hora de mezclar perfumes; es un arte que se mejora con la experimentación y la práctica. Sin embargo, existen algunos «secretos comerciales» que te ayudarán a crear excelentes perfumes naturales. Observa la Rueda de las fragancias de la página 138; te resultará de mucha utilidad.

UN TRUCO

Muchos absolutos son espesos y viscosos por lo que, si se encuentran en estado concentrado, puede ser difícil trabajarlos. Muchas empresas ofrecen absolutos preconcentrados que, además de ser más baratos que las versiones concentradas, resultan más fáciles de mezclar con perfumes con base de aceite.

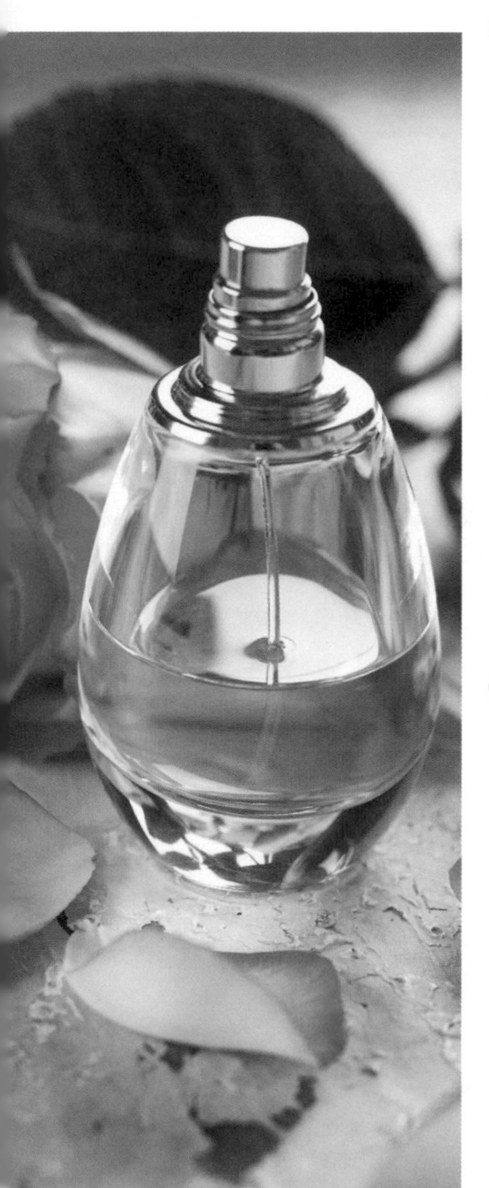

240

Comprender las notas fuertes, intermedias y básicas

Los aceites esenciales, los absolutos y los extractos de CO_2 se categorizan en notas fuertes, intermedias y básicas, según el grado de evaporación del aceite.

Notas fuertes: Suponen entre el 5 % y el 20 % de la mezcla de perfume. Los aceites de esta categoría son los que más rápidamente se evaporan y los primeros que experimentarás cuando huelas una mezcla de perfume. Los aromas de estas notas son «intensos», «insistentes» y «agudos».

Notas intermedias: Suponen entre el 50 % y el 80 % de la mezcla de perfume. Los aceites de esta categoría te ayudarán a sincronizar la mezcla del perfume y no se evaporan tan rápidamente como los aceites de notas fuertes. Se considera que estos aceites son el «núcleo» de la mezcla del perfume.

Notas básicas: Suponen entre el 5 % y el 20 % de la mezcla del perfume. Los aceites de esta categoría sirven de fijador para la mezcla del perfume y ayudan a prolongar el tiempo que sigue oliendo sobre la piel. Estos aceites en concreto tienen una tasa de evaporación pausada, y normalmente son espesos y viscosos. A veces, puede resultar un desafío trabajar con ellos. Tu olfato conocerá bien estos aromas en los remanentes del perfume o aproximadamente veinte minutos después de aplicarlo.

241

Cómo ahorrar sándalo

El sándalo (*Santalum album*) procede de la región india de Mysore y actualmente está casi extinguido por las cosechas incontroladas, por lo que tal vez no te resulte fácil encontrarlo. La elección más sostenible a la hora de decidirse por una esencia de aceite de sándalo son variadas: el sándalo de Australia, el sándalo de Nueva Caledonia o el sándalo de Hawái.

Nota: Algunos aceites esenciales, absolutos y extractos de CO_2 que se mencionan en la tabla de la derecha pueden ser fotosensibles o no adecuados para niños pequeños, embarazadas y mujeres que estén dando el pecho, así como para las personas con enfermedades y/o que estén tomando medicación. Estos aceites están muy concentrados y requieren ser manejados con respeto y cuidado. Nunca los uses sobre la piel en estado concentrado. Se recomienda que busques minuciosamente aceites específicos antes de utilizarlos para determinar las instrucciones concretas de seguridad de cada uno.

242

Ingredientes que se usan normalmente en la mezcla de perfumes

Esta tabla te informará de los aceites esenciales, absolutos y extractos de CO_2 que más se utilizan en la mezcla de perfumes. Los aceites, absolutos y extractos aparecen ordenados por su clasificación de nota (alto, intermedio o básico; véase la columna de la izquierda) y también encontrarás las palabras clave para su aroma que te ayudarán a encontrar las esencias perfectas para tu mezcla.

Clasificación de la nota	Notas del aroma	Aceite esencial / Absoluto / Extracto
Nota fuerte e intermedia	Amaderado, especiado	**Semilla de cilantro** (*Coriandrum sativum*)
Nota fuerte e intermedia	Amaderado, dulce	**Ciprés, azul** (*Callitris columellaris*)
Nota fuerte	Herbáceo, limón	**Té de limonero** (*Leptospermum scoparium*)
Nota fuerte e intermedia	Herbáceo, dulce	**Melisa** (*Melissa officinalis*)
Nota fuerte e intermedia	Dulce, especiado	**Albahaca** (*Ocimum basilicum*)
Nota fuerte e intermedia	Dulce, especiado	**Hinojo dulce** (*Foeniculum vulgare*)
Nota fuerte e intermedia	Dulce, floral, anaranjado	**Clementina roja** (*Citrus reticulate*)
Nota fuerte	Dulce, cítrico de naranja	**Naranja dulce** (*Citrus sinensis*)
Nota fuerte	Dulce, mentolado	**Hierbabuena** (*Mentha spicata*)
Nota fuerte	Floral, dulce	**Rosa geranio** (*Pelargonium roseum*)
Nota fuerte e intermedia	Floral, fresco, dulce, herbáceo	**Lavanda** (*Lavandula angustifolia*)
Nota fuerte	Floral, suave	**Palmarosa** (*Cymbopogon martinii*)
Nota fuerte	Floral, rico, dulce	**Absoluto de ylang ylang** (*Cananga odorata*)
Nota fuerte	Floral, rico, dulce	**Ylang ylang extra** (*Cananga odorata*)
Nota fuerte	Floral, rico, dulce	**Ylang ylang I** (*Cananga odorata*)
Nota fuerte	Floral, rico, dulce	**Ylang ylang II** (*Cananga odorata*)
Nota fuerte	Floral, rico, dulce	**Ylang ylang III** (*Cananga odorata*)
Nota fuerte	Fresco, verde	**Gálbano** (*Ferula galbaniflua*)
Nota fuerte e intermedia	Fresco, limón, dulce	**Hierba limón** (*Cymbopogon flexuosus*)
Nota fuerte	Fresco, mentolado, dulce	**Menta piperita** (*Mentha piperita*)
Nota fuerte	Fresco, verde, ácido	**Verbena** (*Lippia citriodora*)
Nota fuerte	Cítrico, dulce, verde	**Bergamota** (*Citrus aurantium var. Bergamia*)
Nota fuerte	Cítrico, fresco	**Citronela** (*Cymbopogon nardus*)
Nota fuerte	Cítrico, dulce	**Eucalipto de limón** (*Eucalyptus citriodora*)
Nota fuerte	Cítrico, dulce	**Pomelo, rosa** (*Citrus paradisi*)
Nota fuerte	Cítrico, dulce	**Toronja roja** (*Citrus paradisi*)
Nota fuerte	Cítrico, dulce	**Pomelo blanco** (*Citrus paradisi*)
Nota fuerte	Cítrico, fresco	**Limón** (*Citrus limon*)
Nota fuerte	Cítrico, dulce, fresco	**Lima (destilada)** (*Citrus aurantifolia*)
Nota fuerte	Cítrico, afrutado, ácido	**Lima (prensada)** (*Citrus aurantifolia*)
Nota fuerte	Cítrico, dulce, verde	**Naranja amarga** (*Citrus aurantium var. Amara*)
Nota fuerte	Cítrico, dulce	**Sanguina** (*Citrus sinensis*)
Nota fuerte e intermedia	Cítrico, dulce, sensual	**Tagetes** (*Tagetes bipinata*)
Nota fuerte	Cítrico, enérgico, parecido al limón	**Yuzu** (*Citrus junos*)

NOTAS INTERMEDIAS

Clasificación de la nota	Notas del aroma	Aceite esencial / Absoluto / Extracto
Nota intermedia	Dulce, balsámico	**Abeto balsámico** (*Abies balsamea*)
Nota intermedia y básica	Herbáceo, cálido	**Absoluto de alga** (*Fucus vesiculosus*)
Nota intermedia	Aroma a chocolate	**Absoluto de cacao** (*Theobroma cacao*)
Nota intermedia	Dulce, cera de abeja, miel	**Absoluto de cera de abeja**
Nota intermedia	Especiado, floral, verde	**Absoluto de clavel** (*Dianthus caryophyllus*)
Nota intermedia	Floral, profundo	**Absoluto de flor de azahar** (*Citrus aurantium*)
Nota intermedia	Dulce, afrutado, con un poco de aroma a bosque	**Absoluto de flor de grosella negra** (*Ribes nigrum*)
Nota intermedia	Herbáceo, fresco	**Absoluto de geranio** (*Pelargonium x asperum*)
Nota intermedia	Aroma a café	**Absoluto de grano de café** (*Coffea arabica L.*)
Nota intermedia y básica	Floral, dulce	**Absoluto de jazmín** (*Jasminum grandiflorum*)
Nota intermedia	Floral, dulce	**Absoluto de jazmín sambac** (*Jasminum sambac*)
Nota intermedia	Floral, verde, fresco	**Absoluto de lavanda** (*Lavandula angustifolia*)
Nota fuerte	Sabor a campo, floral, verde	**Absoluto de loto blanco** (*Nelumbo nucifera*)
Nota fuerte	Sabor a campo, floral, verde	**Absoluto de loto rosa** (*Nelumbo nucifera*)
Nota intermedia	Amaderado, verde, cítrico	**Absoluto de petitgrain** (*Citrus aurantium*)
Nota intermedia y básica	Floral, intenso, con aroma a rosa	**Absoluto de rosa** (*Rosa damascena*)
Nota intermedia	Floral, suave, con aroma a rosa	**Absoluto de rosa de Provenza** (*Rosa centifolia*)
Nota intermedia	Dulce, similar a la vainilla	**Absoluto de semilla de tonka** (*Dipteryx odorata*)
Nota intermedia y básica	Floral, afrutado, dulce	**Absoluto de tuberosa** (*Polianthes tuberosa*)
Nota intermedia y fuerte	Dulce, especiado	**Albahaca** (*Ocimum basilicum*)
Nota intermedia	Herbáceo, dulce	**Amaro** (*Salvia sclarea*)
Nota intermedia	Dulce, especiado	**Brote de clavo** (*Eugenia caryophyllata*)
Nota intermedia	Especiado, fresco, dulce	**Cardamomo** (*Elettaria cardamomum*)
Nota intermedia y básica	Amaderado, dulce	**Cedro de Virginia** (*Juniperus virginiana*)
Nota intermedia y fuerte	Amaderado, dulce	**Ciprés azul** (*Callitris columellaris*)
Nota intermedia	Dulce, con aroma a bosque	**Clementina petitgrain** (*Citrus reticulate*)
Nota intermedia	Dulce, floral, sabor a naranja	**Clementina roja** (*Citrus reticulate*)
Nota intermedia	Especiado, amaderado	**CO_2 de alcaravea** (*Carum carvi*)
Nota intermedia	Amaderado, fresco	**CO_2 de baya de enebro** (*Juniperus communis*)
Nota fuerte e intermedia	Herbáceo, verde	**CO_2 de caléndula** (*Calendula officinalis*)

NOTAS BÁSICAS

Clasificación de la nota	Notas del aroma	Aceite esencial / Absoluto / Extracto
Nota básica e intermedia	Herbáceo, salado, con aroma a musgo	**Absoluto de alga** (*Fucus vesiculosus*)
Nota básica	Dulce, verde	**Absoluto de casia** (*Acacia farnesiana*)
Nota básica	Herbáceo, dulce	**Absoluto de heno** (*Foin coupe*)
Nota básica	Floral, suave, verde	**Absoluto de hoja de violeta** (*Viola odorata*)
Nota básica e intermedia	Floral, dulce	**Absoluto de jazmín** (*Jasminum grandiflorum*)
Nota básica	Dulce, cálido, profundo	**Absoluto de ládano** (*Cistus ladaniferus*)
Nota básica	Aroma a bosque, aroma a musgo, profundo	**Absoluto de musgo de roble** (*Evernia prunastri*)
Nota básica	Floral, dulce, afrutado	**Absoluto de osmanthus** (*Osmanthus fragrans*)
Nota básica	Dulce, ahumado, cálido	**Absoluto de tabaco** (*Nicotania tabacum*)
Nota básica e intermedia	Floral, dulce, afrutado	**Absoluto de tuberosa** (*Polianthes tuberosa*)
Nota básica	Dulce, rico, cálido	**Absoluto de vainilla** (*Vainilla planifolia*)
Nota básica	Amaderado, ahumado	**Aceite de ámbar** (*Oleum succini / Anbar*)
Nota básica	Dulce, suave, aroma a vainilla	**Aceite de resina de benjuí** (*Styrax tonkinensis*)
Nota básica	Amaderado	**Amyris** (*Amyris balsamifera*)
Nota básica e intermedia	Dulce, aroma a vainilla	**Bálsamo del Perú** (*Myroxylon pereirae*)
Nota básica e intermedia	Amaderado, dulce	**Cedro de Virginia** (*Juniperus virginiana*)
Nota básica	Amaderado, cálido	**Cedro del Atlas** (*Cedrus atlantica*)
Nota básica	Dulce, rico, cálido	**CO_2 de bourbon de vainilla** (*Vainilla planifolia*)

Clasificación de la nota	Notas del aroma	Aceite esencial /Absoluto /Extracto
Nota intermedia y básica	Floral, dulce	**CO_2 de jazmín** (*Jasminum grandiflorum*)
Nota intermedia	Floral, especiado	**CO_2 de magnolia champaca** (*Michelia champaca*)
Nota intermedia	Aroma a mantequilla	**CO_2 de mantequilla**
Nota intermedia y básica	Amaderado, verde	**CO_2 de raíz de Angelica** (*Angelica archangelica*)
Nota intermedia	Floral, dulce	**Concreto de jazmín** (*Jasminum grandiflorum*)
Nota intermedia	Especiado, cálido	**Corteza de canela** (*Cinnamomum zeylanicum*)
Nota intermedia	Herbáceo, sensual, especiado	**Davana** (*Artemisia pallens*)
Nota intermedia	Especiado, fresco, cítrico	**Elemí** (*Canarium luzonicum*)
Nota fuerte	Sabor a campo, herbáceo	**Flor de papel** (*Helichrysum italicum*)
Nota intermedia y fuerte	Dulce, limón, fresco	**Hierba limón** (*Cymbopogon flexuosus*)
Nota intermedia y fuerte	Dulce, especiado	**Hinojo dulce** (*Foeniculum vulgare*)
Nota intermedia	Herbáceo, fresco	**Hoja de ciprés** (*Cupressus sempervirens*)
Nota intermedia	Especiado, cálido	**Jengibre** (*Zingiber officinale*)
Nota intermedia y fuerte	Floral, fresco, dulce, herbáceo	**Lavanda** (*Lavandula angustifolia*)
Nota intermedia	Amaderado, sensual	**Lirio de jengibre** (*Hedychium spicatum*)
Nota intermedia	Dulce, herbáceo, cálido	**Manzanilla azul** (*Matricaria chamomilla*)
Nota intermedia	Dulce, afrutado	**Manzanilla romana** (*Anthemis nobilis*)
Nota intermedia	Herbáceo, especiado	**Mejorana** (*Origanum majorana*)
Nota intermedia y fuerte	Dulce, herbáceo	**Melisa** (*Melissa officinalis*)
Nota intermedia	Herbáceo, sensual	**Mirto verde** (*Myrtus communis*)
Nota intermedia	Amaderado, dulce	**Palo santo** (*Bursera graveolens*)
Nota intermedia	Especiado, fresco	**Pimienta negra** (*Piper nigrum*)
Nota intermedia	Especiado, dulce	**Pimienta rosada** (*Schinus molle*)
Nota intermedia y básica	Herbáceo, especiado	**Romero** (*Rosmarinus officinalis*)
Nota intermedia	Dulce, floral, similar a la rosa	**Rosa Otto** (*Rosa damascena*)
Nota intermedia y fuerte	Herbáceo, cálido	**Salvia** (*Salvia officinalis*)
Nota intermedia y fuerte	Especiado, amaderado	**Semilla de cilantro** (*Coriandrum sativum*)
Nota intermedia y fuerte	Dulce, cálido, cítrico	**Tagetes** (*Tagetes bipinata*)

Clasificación de la nota	Notas del aroma	Aceite esencial /Absoluto /Extracto
Nota básica e intermedia	Floral, dulce	**CO_2 de jazmín** (*Jasminum grandiflorum*)
Nota básica	Con aroma a bosque, amaderado	**CO_2 de madera de agar** (*Aquilaria agallocha*)
Nota básica	Aroma a bosque, rico, profundo, dulce, intenso	**CO_2 de pachuli** (*Pogostemon cablin*)
Nota básica	Amaderado, verde	**CO_2 de raíz de angélica** (*Angelica archangelica*)
Nota básica	Almizclado	**CO_2 de semilla de hibisco** (*Hibiscus abelmoschus*)
Nota básica e intermedia	Dulce, con aroma a vino	**Coñac verde** (*Vitis vinifera*)
Nota básica	Herbáceo, cálido	**Jara** (*Cistus ladaniferus*)
Nota básica	Aroma a bosque, resinoso	**Mirra** (*Commiphora myrrha*)
Nota básica	Aroma a bosque, dulce, amaderado	**Nardo** (*Nardostachys jatamansi*)
Nota básica	Amaderado, dulce	**Olíbano** (*Boswellia carterii*)
Nota básica	Aroma a bosque, rico, profundo, dulce, intenso	**Pachuli** (*Pogostemon cablin*)
Nota básica	Amaderado, cálido	**Sándalo** (*Santalum album*) Véase página 128
Nota básica	Amaderado, cálido, dulce	**Sándalo australiano** (*Santalum spicatum*)
Nota básica e intermedia	Amaderado, cálido, dulce	**Sándalo de Hawái** (*Santalum paniculatum*)
Nota básica	Aroma a bosque, ahumado, oscuro	**Vetiver** (*Vetiveria zizanioides*)

Cómo usar las herramientas del mercado

Existen recipientes básicos que te resultarán muy útiles cuando empieces a mezclar fórmulas para crear perfumes, estos son unos ejemplos:

Frascos pequeños de cristal: Disponibles en tamaños con capacidad de entre 2 y 4 ml con cuentagotas o tapón, estos frascos son perfectos para almacenar mezclas concentradas mientras maduran. Si puedes, elige vidrio color ámbar o azul cobalto. **Consejo:** Evita guardar aceites cítricos en frascos pequeños de cristal con cuentagotas de caucho, ya que los aceites cítricos pueden dañar el caucho.

Pipetas desechables: Disponibles en tamaños con capacidad entre 1 y 3 ml. Se utilizan para medir los líquidos en gotas o en volúmenes.

Tiras de olor: Estas tiras estrechas de papel se utilizan para crear una mezcla de perfumes. Puedes colocar gotitas de aceite en los extremos de las tiras individuales de prueba para comprobar los aromas de los aceites de forma independiente o con otras tiras de prueba con aceite para hacerte una idea de cómo interactuarán y se combinarán los distintos aceites. Se venden en paquetes de 100 unidades.

Frascos de perfume decorativos: Puedes almacenar mezclas diluidas de perfume en viales, frascos con aplicador tipo *roll-on*, frascos de perfume decorativos, atomizadores de perfume y jarras o latas para mezclas sólidas de perfume. Los hay distintos tamaños, desde 10 ml hasta 60 ml.

Crear y almacenar perfumes

En cuanto hayas creado una mezcla de perfume, deja que madure y se suavice durante 10 días antes de diluirlo con un elemento básico. Te sorprenderá gratamente observar cómo se transforma la mezcla y lo encontrarás aromáticamente fascinante. Después, necesitarás almacenar o diluir la mezcla de perfume, siguiendo las instrucciones que indicamos a continuación:

Almacenar mezclas de perfume: Para obtener mejores resultados, almacena tu mezcla en un frasco de vidrio color ámbar o de un color oscuro con una tapa que cierre bien. La mezcla deberá estar protegida del calor y de la luz directa del sol.

Diluir mezclas de perfume: Puedes escoger entre diluir tu mezcla en un aceite básico sin olor, como de jojoba, coco fraccionado, girasol o vegetal. También puedes usar alcohol de perfumería, que es un etanol de alta graduación que contiene desnaturalizantes. Si solo tú vas a usar esa mezcla, podrías utilizar vodka de 190 grados que encontrarás en algunas licorerías. También puedes crear un perfume sólido diluyendo tu mezcla de perfume en un aceite básico y espesándola con cera de abeja. Para evitar reacciones cutáneas a los aceites esenciales, los absolutos y/o los extractos de CO_2 de la mezcla del perfume, no deberías utilizar más del 10 % de la mezcla en el básico que hayas elegido. Por ejemplo, si estás preparando un frasco de perfume de 15 ml, solo necesitarás añadir un máximo de 40 gotas de tu mezcla de perfume al aceite básico o a la base de alcohol.

245

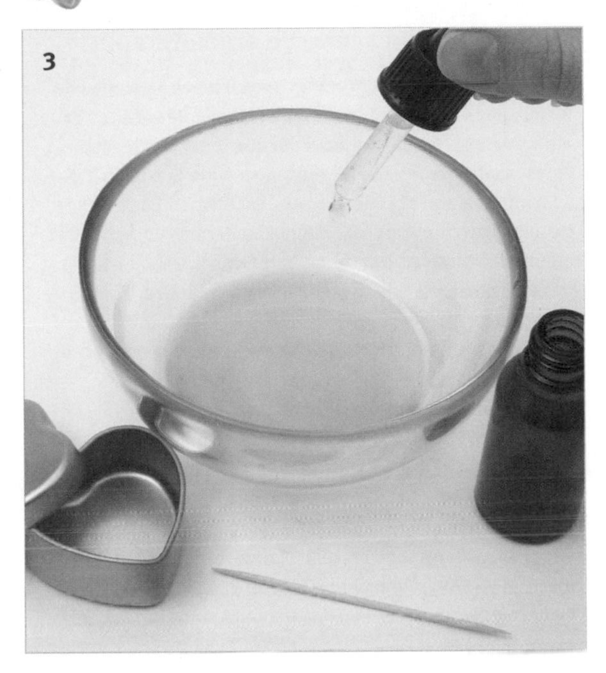

Cómo crear un perfume básico sólido

1 cucharada de aceite de jojoba, aceite de coco fraccionado o aceite de semilla de girasol (este es el aceite básico)
2 cucharaditas de cera de abeja rallada
Entre 50 y 55 gotas de mezcla de perfume
Para unos 45 ml

1. Verter el aceite básico y la acera de abeja en un vaso de tamaño pequeño resistente al calor.
2. Introducir el vaso en una cacerola con agua hirviendo a fuego suave hasta que se fundan el aceite y la cera.
3. Retirar del agua, añadir la mezcla de perfume y remover bien con un palillo.
4. Verter la mezcla en un tarro o lata de tamaño pequeño (con tapa).
5. Colocar la tapa y dejar que se enfríe hasta que se solidifique.

Modo de uso: Aplicar sobre la piel según sea necesario, evitando los ojos y las zonas sensibles de la piel.

246

Cómo crear un perfume básico con base de alcohol

2 cucharadas de alcohol de perfumería o vodka de 190 grados (etanol)
Entre 40 y 45 gotas de mezcla de perfume
Para unos 30 ml

1. Colocar el alcohol en un frasco de cristal con atomizador de 30 ml
2. Añadir la mezcla de perfume.

Modo de uso: Agitar bien y rociar sobre la piel según sea necesario, evitando los ojos y las zonas sensibles de la piel

Advertencia: Esta mezcla es altamente inflamable y no debe usarse cerca de una fuente de calor o llama. Antes de enviar un perfume con base de alcohol a modo de regalo, comprueba en tu oficina de correos más cercana cuáles son las normas exactas para enviar líquidos inflamables.

247

Cómo crear un perfume básico con base de aceite

2 cucharadas de aceite de jojoba, aceite de coco fraccionado o aceite de semillas de girasol (este será el aceite básico)
Entre 40 y 45 gotas de mezcla de perfume
Para unos 30 ml

1. Colocar el aceite básico en un frasco con aplicador tipo *roll-on*.
2. Añadir la mezcla de perfume.
3. Colocar la tapa y agitar bien.

Modo de uso: Aplicar el perfume con el *roll-on* sobre la piel según sea necesario, evitando los ojos y las zonas sensibles de la piel.

HAZ LA PRUEBA

Vierte tu perfume sólido en recipientes para bálsamo labial y así podrás llevarlo a todas partes y aplicarlo con facilidad.

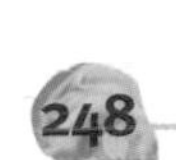
248

Tómatelo con calma

Cuando mezcles perfumes, es importante que empieces combinando pocas gotas de los aceites a la vez. Espera unas horas para que los aceites se equilibren y después inhala la mezcla para comprobar cómo progresas. Añade más aceites, gota a gota, y sigue hasta que consideres que has conseguido la mezcla correcta. Asegúrate de anotar la receta exacta de la mezcla del perfume; así tendrás notas útiles para las siguientes veces.

249

Excelentes mezclas para perfumes con base de aceite

Para elaborar cualquiera de los siguientes perfumes con base de aceite, mezcla los aceites esenciales en un frasco de tamaño pequeño y deja que madure durante al menos 10 días. Dilúyelo con 1 cucharada de aceite de jojoba o de girasol en un frasco decorativo de perfume y después aplícalo como desees en los puntos del pulso.

Perfume herbal
16 gotas de aceite esencial de lavanda
4 gotas de aceite esencial de gálbano
12 gotas de aceite esencial de romero
7 gotas de aceite esencial de amaro
1 cucharada de aceite de jojoba o de girasol

Perfume con aroma a bosque
3 gotas de aceite esencial de pachuli
3 gotas de aceite esencial de vetiver
4 gotas de aceite esencial de semillas de zanahoria
1 gota de absoluto de musgo de roble
1 cucharada de aceite de jojoba o de girasol

Perfume floral
3 gotas de aceite esencial de ylang ylang
3 gotas de absoluto de jazmín
8 gotas de absoluto de rosa
8 gotas de aceite esencial de sándalo
4 gotas de CO_2 de lirio de jengibre
4 gotas de aceite esencial de lavanda
1 cucharada grande de aceite de jojoba o de girasol

Perfume afrutado
5 gotas de absoluto de brote de grosella negra
2 gotas de aceite esencial de manzanilla romana
6 gotas de aceite esencial de Litsea cubeba
4 gotas de aceite esencial de mandarina
2 gotas de aceite esencial de bergamota
5 gotas de aceite esencial de hierba limón
4 gotas de absoluto de vainilla
4 gotas de aceite de resina de benjuí
1 cucharada de aceite de jojoba o de girasol

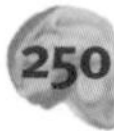

250

Cómo elegir un aceite de aromaterapia

Cuando quieras crear diferentes sensaciones o estados de ánimo, elige entre cualquiera de los siguientes aceites de aromaterapia. Por favor, recuerda que tendrás que diluir estos aceites de forma apropiada (consulta la página 37). Esta información solo tiene fines educativos y no pretende diagnosticar, tratar o curar ninguna enfermedad. Si tienes alguna enfermedad o estás embarazada o dando el pecho, deberás consultar con tu médico antes de utilizar aceites esenciales.

Para conseguir equilibrio: Aceite esencial de amaro, aceite esencial de rosa y/o aceite esencial de geranio.
Para relajarte: Aceite esencial de lavanda, aceite esencial de mejorana, aceite esencial de manzanilla romana, aceite esencial de mandarina petitgrain y/o aceite esencial de geranio.
Para encender la pasión: Absoluto de jazmín, aceite esencial de pachuli y/o aceite esencial de ylang ylang.
Para crear energía: Aceite esencial de menta piperita, aceite esencial de ciprés, aceite esencial de pino, aceite esencial de eucalipto, aceite esencial de naranja dulce y/o aceite esencial de limón.
Para meditar: Aceite esencial de olíbano, aceite esencial de mirra, aceite esencial de sándalo, aceite esencial de vetiver y/o aceite esencial de nardo.
Para un sueño reparador: Aceite esencial de lavanda, manzanilla romana, CO_2 y/o de lúpulo y/o aceite esencial de milenrama.

251

Cómo preparar un espray corporal refrescante

½ taza de agua floral de rosas
7 gotas de absoluto de rosa
4 gotas de aceite esencial de lavanda
2 gotas de aceite de resina de benjuí
Para unos 120 ml

1. Combinar todos los ingredientes en un frasco con atomizador. Mezclar bien y rociar sobre el cuerpo para refrescar la piel. Evitar los ojos. Guardar en el frigorífico y usar antes de 2 semanas.

HAZ LA PRUEBA

Crea un aceite para masaje corporal con aromaterapia añadiendo 15 gotas de mezcla de aceite esencial a 2 cucharadas de un aceite básico como el de albaricoque, almendra dulce o jojoba.

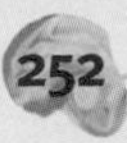

252

Mezclas para difusores aromáticos

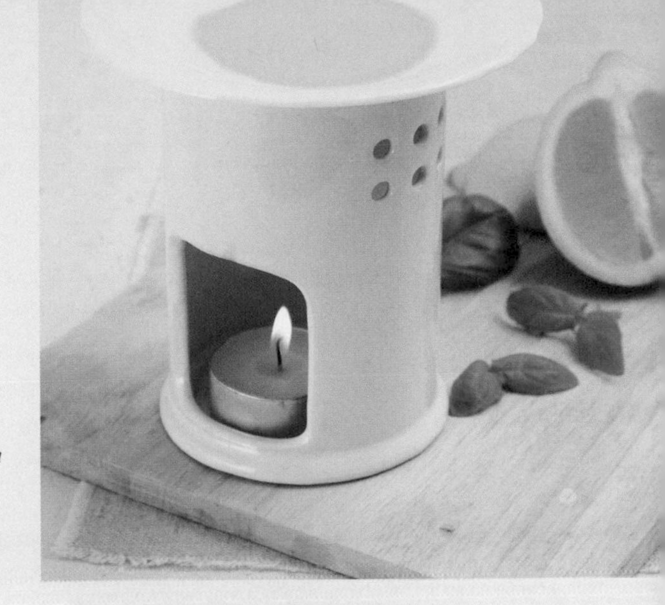

Para difundir las propiedades curativas y los aromas deliciosos de los aceites esenciales por el ambiente utiliza difusores de cerámica o ultrasónicos. Para ello, debes verter en el difusor agua mineral con una cantidad pequeña de aceites esenciales y después, según el tipo de difusor, puedes encender una pequeña vela debajo o conectarlo. Para preparar un espray ambientador, diluye 45 gotas de la mezcla del difusor en un frasco con atomizador que contenga 60 ml de agua destilada. Agita bien el frasco anes de esparcir su contenido.

1. Mezcla tu selección de aceites esenciales en un frasco de tamaño pequeño, eligiendo entre las diferentes mezclas de la derecha.
2. Sigue las instrucciones de tu difusor sobre cómo esparcir los aceites por el ambiente y cuántas gotas de la mezcla para el difusor debes usar.

Mezcla que invita a meditar
25 gotas de aceite esencial de incienso
25 gotas de aceite esencial de mirra
50 gotas de aceite esencial de bergamota

Mezcla para relajarse
25 gotas de aceite esencial de naranja dulce
10 gotas de aceite esencial de albahaca dulce
10 gotas de aceite esencial de manzanilla romana
25 gotas de aceite esencial de lavanda

Mezcla que purifica el aire
30 gotas de aceite esencial de lavanda
15 gotas de aceite esencial de tomillo
15 gotas de aceite esencial de romero
20 gotas de aceite esencial de árbol de té
20 gotas de gotas de aceite esencial de limón

Mezcla para crear un ambiente soleado
25 gotas de aceite esencial de limón
10 gotas de gotas de aceite esencial de neroli
50 gotas de aceite esencial de lavanda

Mezcla para crear un ambiente navideño
20 gotas de gotas de aceite esencial de clavo
15 gotas de gotas de aceite esencial de corteza de canela
15 gotas de aceite esencial de jengibre
10 gotas de aceite esencial de mandarina

253

Equilibra tus chakras

Según la filosofía en que se sustenta el yoga, el cuerpo humano tiene siete puntos de energía espiritual. Cada chakra representa un epicentro o concentración de la energía en el cuerpo humano. «Chakra» significa «rueda» en sánscrito. Durante las sesiones de chakra yoga y/o meditación chakra se usan aceites esenciales para conseguir el equilibrio entre la mente, el cuerpo y el alma.

Chakra corona: vetiver, sándalo, palisandro, rosa, agua de azahar, lavanda, flor de papel, gálbano, olíbano.

Chakra tercer ojo: vetiver, sándalo, pachuli, mejorana, olíbano, elemí, amaro.

Chakra de la garganta: hierbabuena, menta piperita, manzanilla romana, bergamota.

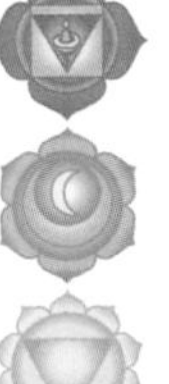

Chakra del corazón: rosa, bergamota, geranio, ciprés, limón, neroli, ylang ylang, sándalo.

Chakra del plexo solar: romero, limón, olíbano, mirra, clavo, enebro, hierba limón, petitgrain, hierbabuena, ciprés, clavo, canela, pimienta negra.

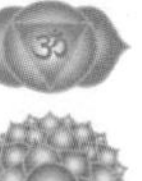

Chakra sacral: jazmín, ylang ylang, sándalo, cardamomo, geranio, amaro, pachuli, neroli.

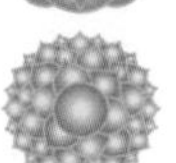

Chakra raíz: vetiver, olíbano, mirra, pachuli, jengibre, raíz de angélica.

8 Recetas: Ocho de las mejores mezclas de aromaterapia

254

Mezcla para masaje «adiós dolor de cabeza»

Para unos 15 ml

Consigue aliviar la tensión que provocan las cefaleas con esta mezcla calmante.

1 cucharada de aceite de almendra dulce
4 gotas de aceite esencial de flor de papel
2 gotas de aceite esencial de lavanda
2 gotas de aceite esencial de menta piperita
1 gota de aceite esencial de manzanilla romana
1 gota de aceite esencial de hierbabuena

1. Mezclar todos los ingredientes en un frasco de tamaño pequeño.

Modo de uso: Aplicar una pequeña cantidad sobre el rostro, las sienes, la nuca y el pecho. Respirar profundamente y masajear la zona. Evitar la zona del contorno de ojos.

255

Mezcla para evitar el insomnio con un baño

Para unos 15 ml

Los efectos sedantes de la mejorana, el neroli y el vetiver te ayudarán a conciliar el sueño con esta mezcla relajante para la hora del baño.

1 cucharada de nata para montar o leche entera
3 gotas de aceite esencial de petitgrain
2 gotas de aceite esencial de mejorana
2 gotas de aceite esencial de neroli
2 gotas de aceite esencial de ylang ylang
1 gota de aceite esencial de vetiver

1. Mezclar bien todos los ingredientes.

Modo de uso: Después de llenar la bañera con agua caliente, añade toda la mezcla y remueve. Disfruta del agua caliente, mientras respiras profundamente para relajarte. Ten cuidado al salir de la bañera, ya que puedes resbalar a causa de la nata/leche.

256

Mezcla para masaje liberador del estrés

Para unos 15 ml

Recupera la concentración rápidamente con esta mezcla para masaje antiestrés elaborada con equilibrante rosa y vivificante sándalo de Australia.

1 cucharada de aceite de almendra dulce
1 gota de absoluto de jazmín
1 gota de aceite esencial de bergamota
1 gota de aceite esencial de naranja dulce
1 gota de aceite esencial de rosa
2 gotas de aceite esencial de ylang ylang
2 gotas de aceite esencial de sándalo australiano

1. Mezclar todos los ingredientes en un frasco de tamaño pequeño.

Modo de uso: Aplicar una pequeña cantidad sobre el rostro, las sienes, la nuca y el pecho. Respirar profundamente y masajear la zona. Evitar la zona del contorno de ojos.

▶ Flores de lavanda secas, almendras, y romero

▶ Rosa y eucalipto

257

Mezcla para aliviar la tristeza

Para unos 15 ml

¿Te sientes triste? Cambia tu estado de humor animando tu corazón con esta mezcla que contiene la felicidad en un frasco.

1 cucharada de aceite de almendra dulce
2 gotas de absoluto de vainilla
1 gota de absoluto de jazmín
2 gotas de aceite esencial de rosa
2 gotas de aceite esencial de ylang ylang

1. Mezclar todos los ingredientes en un frasco de tamaño pequeño.

Modo de uso: Aplicar una pequeña cantidad sobre el rostro, las sienes, la nuca y el pecho. Respirar profundamente y masajear la zona.

258

Mezcla «¡Ayúdame a recordar!» para la concentración y la buena memoria

Para unos 15 ml

Masajea esta mezcla de aceites esenciales sobre tus sienes antes de estudiar o realizar una prueba y tu mente estará en plena forma.

1 cucharada de aceite de almendra dulce
3 gotas de aceite esencial de romero
3 gotas de aceite esencial de limón
1 gota de aceite esencial de enebro
1 gota de aceite esencial de jengibre
2 gotas de aceite esencial de clavo

1. Mezclar todo en un frasco pequeño.

Modo de uso: Aplicar una pequeña cantidad sobre el rostro, las sienes, la nuca y el pecho. Respirar profundamente y masajear la zona.

259

Mezcla para desinfectar el ambiente

Para unos 30 ml

Purifica tu espacio personal con unas pocas atomizaciones de esta mezcla anti gérmenes.

2 cucharadas de alcohol isopropílico
6 gotas de aceite esencial de tomillo rojo
6 gotas de aceite esencial de eucalipto
5 gotas de aceite esencial de limón
5 gotas de aceite esencial de árbol del té
5 gotas de aceite esencial de romero

1. Verter el alcohol isopropílico en un frasco con atomizador y añadir los aceites esenciales.

Modo de uso: Rociar la mezcla purificante por tu espacio personal siempre que lo necesites. Es inflamable, así que evita esparcirlo cerca de fuentes de calor.

260

Pomada de eucalipto para el pecho

Para unos 30 ml

¡Respira mejor con esta pomada de eucalipto! No usar en niños pequeños.

2 cucharadas de manteca de karité (a temperatura ambiente)
10 gotas de aceite esencial de eucalipto
4 gotas de aceite esencial de aguja de abeto
2 gotas de aceite esencial de mirto
6 gotas de aceite esencial de lavanda

1. Mezclar todos los ingredientes en un envase pequeño con tapa.

Modo de uso: Frotar sobre el pecho y el cuello y respirar a fondo.

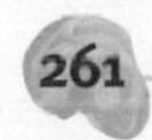

261

Aceite de masaje para yoga

Para unos 60 ml

Estos equilibrantes aceites te ayudarán en tus sesiones de yoga.

4 cucharadas de aceite de almendra dulce o de jojoba
8 gotas de aceite esencial de olíbano
7 gotas de aceite esencial de cedro del Atlas
2 gotas de aceite esencial de jara
2 gotas de aceite esencial de mirra
5 gotas de aceite esencial de sándalo australiano

1. Mezclar todos los ingredientes en un frasco con tapa.

Modo de uso: Masajear sobre el cuerpo antes de una sesión de yoga.

La Rueda de las Fragancias

Michael Edwards diseñó esta Rueda de las Fragancias en 1983, y es un gráfico que resulta muy útil para la elaboración de perfumes. Explica dónde se enmarcan los distintos aceites esenciales y absolutos con las familias base: floral, oriental, amaderado y fresco. Por ejemplo, utilizando la Rueda de las Fragancias, entenderás que la esencia de pachuli se enmarca en la categoría de «amaderado oriental» y que el aceite esencial de bergamota posee una nota «cítrica».

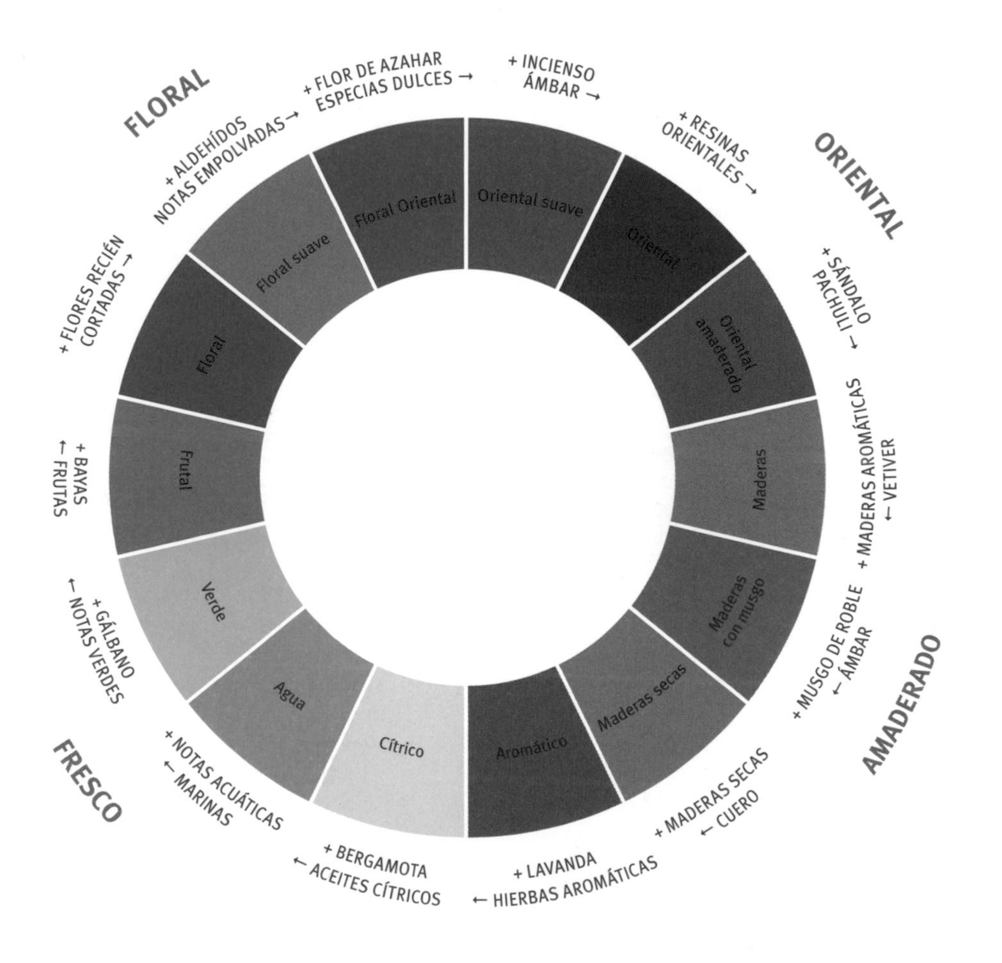

Índice alfabético

A

B

C

D

E

F

G

N

O

P

Agradecimientos

Para obtener más información sobre Shannon Buck, visita su blog en FreshPickedBeauty.com

Muchas gracias a Mountain Rose Herbs y G Baldwin & Co. por proporcionar generosamente todos los ingredientes empleados en el libro y en el desarrollo de las recetas.

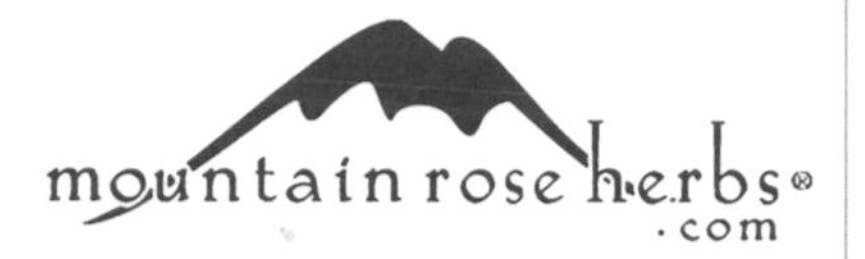

PO Box 50220
Eugene, OR 97405
EE.UU.
Teléfono gratuito EE.UU. (800) 879-3337
Desde fuera de EE.UU. (541) 741-7307
www.MountainRoseHerbs.com
customerservice@mountainroseherbs.com

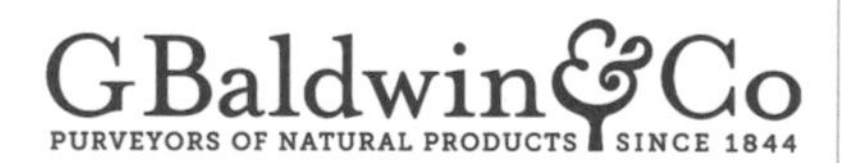

171/173 Walworth Road
London SE17 1RW
Reino Unido
020 7703 5550
www.baldwins.co.uk
sales@baldwins.co.uk

La autora desea agradecer a:

Robert Tisserand, autor de *Essential Oil Safety Second Edition* (Rodney Young coautor) por su experta ayuda con la terminología en torno a los aceites esenciales.

Mountain Rose Herbs por la información sobre los perfiles de los aceites esenciales.

Gracias a mi maravilloso y alentador marido y a mis hijos.

Quarto desearía agradecer a las siguientes personas y organizaciones por proporcionar las imágenes incluidas en este libro:

Alex Studio, Shutterstock.com, p.13ab.d.
AlexSmith, Shutterstock.com, p.36ab.
Alfio, Scisetti, Shutterstock.com, p.27ar.d.
ANCH, Shutterstock.com, p.90c
Aniszewski, Paul, Shutterstock.com, p.129
Anna, Subbotina, pp.62iz., 63d.
Antmagn, Shutterstock.com, p.93ar.
Asharkyu, Shutterstock.com, p.131
AXL, Shutterstock.com, p.125ar.
Barbone, Marilyn, Shutterstock.com, pp.29ar., 34, 40-41ar.
Barna, Gyorgy, Shutterstock.com, p.127
Botamochy, Shutterstock.com, p.37
Carol.anne, Shutterstock.com, p.118iz.
Catherine311, Shutterstock.com, p.56ar.iz.
Corbis, pp.74, 92, 114iz.
Cosijn, Ysbrand, Shutterstock.com, p.69d.
Daffodilred, Shutterstock.com, 119ar.d.
Dutina, Igor, Shutterstock.com, p.32, 36ar.
Fa Chong, Shutterstock.com, p.21ar.d.
FomaA, Shutterstock.com, p.27ar.d.
Fragrances of the World, www.fragrancesoftheworld.com, p.138
Freya-Photographer, Shutterstock.com, p.31d.
Furman, Artem, Shutterstock.com, pp.103, 120a.
Getty Images, p.66ar., 73
Haraldmuc, Shutterstock.com, p.26ar.
Hitdelight, Shutterstock.com, p.94iz.
Ivanova, Inga, Shutterstock.com, p.121ar.
Jocic, Shutterstock.com, p.61ar.
Jung, Christian, Shutterstock.com, p.27c.iz.
Khorzhevska, Vita, Shutterstock.com, p.53
KK-Foto, Shutterstock.com, p.68ar.
Konstantin, Yuganov, Shutterstock.com, p.105
Korrr, Shutterstock.com, p.91ar.d.
Kucherova, Anna, Shutterstock.com, p.23
LianeM, Shutterstock.com, p.90ar.iz.
Macniak, Kamil, Shutterstock.com, p.96ar.
Malyshchyts, Viktar, Shutterstock.com, p.25
Mama Mia, Shutterstock.com, p.60
Marcinski, Piotr, Shutterstock.com, pp.84iz., 85d.
Miltsova, Olga, Shutterstock.com, p.76iz.
MJTH, Shutterstock.com, 112-113ar.
Natalia, Zadorozhna, Shutterstock.com, p.24
Nazzu, Shutterstock.com, p.133ar.
O lympus, Shutterstock.com, p.134
Oksix, Shutterstock.com, p.64iz.
Panda3800, Shutterstock.com, p.57
Pezzotta, Mauro, Shutterstock.com, p.21ar.d.
Reika, Shutterstock.com, p.33
Sarsmis, Shutterstock.com, p.128ar.
Shutoff, Linda, Shutterstock.com, pp.62ar., 68ar.
Takayuki, Shutterstock.com, p.56tr
van der Steen, Sandra, Shutterstock.com, p.38ar.
Vipman, Shutterstock.com, p.123ar.
VladGavriloff, Shutterstock.com, p.106
Vladimira, Shutterstock.com, p.77ar.
Volkov, Valentyn, Shutterstock.com, pp.22, 78ar.
Volosina, Shutterstock.com, pp.99ar.d., 130
Waters, Peter, Shutterstock.com, p.93c

Todas las imágenes de elaboraciones paso a paso y todas las demás son propiedad de Quarto Publishing plc.

Aunque nos hemos esforzado al máximo por agradecer a todas las personas que han contribuido en este libro, Quarto quisiera disculparse en caso de haber cometido alguna omisión o error, y estará más que encantado de realizar las correcciones oportunas en futuras ediciones del libro.